Kliniktaschenbücher

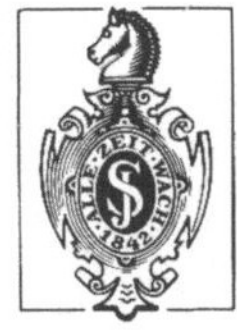

V. Friedberg (Hrsg.)

# Medikamentöse Therapie in der Gynäkologie

Mit 7 Abbildungen und 62 Tabellen

Springer-Verlag
Berlin Heidelberg New York
London Paris Tokyo
Hong Kong Barcelona
Budapest

Professor Dr. med. Volker Friedberg
em. Direktor der Universitäts-Frauenklinik Mainz
In den alten Gärten 20
W-7770 Überlingen-Hödingen, FRG

CIP-Titelaufnahme der Deutschen Bibliothek
Medikamentöse Therapie in der Gynäkologie : mit 62 Tabellen / V. Friedberg (Hrsg.). – Berlin ; Heidelberg ; New York ; London ; Paris ; Tokyo ; Hong Kong ; Barcelona ; Budapest : Springer, 1991
(Kliniktaschenbücher)
ISBN-13: 978-3-540-53220-0     e-ISBN-13: 978-3-642-95627-0
DOI: 10.1007/ 978-3-642-95627-0
NE: Friedberg, Volker [Hrsg.]



Die Wiedergabe von Gebrauchsnamen, Handelsnamen, Warenbezeichnungen usw. in diesem Werk berechtigt auch ohne besondere Kennzeichnung nicht zu der Annahme, daß solche Namen im Sinne der Warenzeichen- und Markenschutz-Gesetzgebung als frei zu betrachten wären und daher von jedermann benutzt werden dürften.

Produkthaftung: Für Angaben über Dosierungsanweisungen und Applikationsformen kann vom Verlag keine Gewähr übernommen werden. Derartige Angaben müssen vom jeweiligen Anwender im Einzelfall anhand anderer Literaturstellen auf ihre Richtigkeit überprüft werden.

Satz: Appl, Wemding
21/3145-543210 – Gedruckt auf säurefreiem Papier

# Vorwort

Arzneimittel gehören neben den operativen Eingriffen zu den wichtigsten therapeutischen Instrumenten des Gynäkologen. Das Angebot an Medikamenten zur Behandlung gynäkologischer Erkrankungen ist aber oft auch für den Experten kaum noch überschaubar, und die rasche Entwicklung der modernen medikamentösen Therapie verlangt von dem in der Praxis oder Klinik tätigen Facharzt ständig die Aufnahme neuer Informationen und Erfahrungen. Für diese aktuelle Information reichen die zahlreichen Lehrbücher für Studenten sicher nicht aus. In den sog. Handbüchern sind die Informationen schon bald nach dem Erscheinen überholt und die wegen des in der Regel bestehenden Zeitdrucks in der Praxis erforderliche rasche Orientierung „auf einen Blick" ist darin kaum möglich. Deshalb soll mit diesem Buch versucht werden, die neuesten Arzneimitteltherapien bei den verschiedenen gynäkologischen Erkrankungen möglichst kurz, aber doch vollständig abzuhandeln. Die Auswahl der Medikamente beruhte dabei nicht zuletzt auf der persönlichen Erfahrung der einzelnen Autoren. Da dieses Buch sich in erster Linie an den Facharzt für Frauenheilkunde wendet, dem die einzelnen Krankheitsbilder geläufig sind, wurde auf eine ausführliche Beschreibung ihrer Ätiologie, Pathophysiologie und Diagnostik weitgehend verzichtet bzw. diese nur stichwortartig erwähnt. Dagegen wird ihre medikamentöse Behandlung ausführlich geschildert, wobei die Wirkung und Dosierung der in Frage kommenden Pharmaka beschrieben wird, vor allem aber auch ihre unerwünschten Nebenwirkungen und Kontraindikationen, deren Risiken der Arzt gegen den angestrebten therapeutischen Nutzen im Einzelfall abwägen muß. Mit zunehmendem Schweregrad der Erkrankung wird ein höheres Risiko der Therapie in Kauf genommen, wie beispielsweise bei der Tumorbehandlung, während bei

geringem Krankheitsrisiko nur ein sehr geringes Therapierisiko
gerechtfertigt ist. Dieses Buch soll demnach dem Facharzt helfen,
die verschiedenen gynäkologischen Erkrankungen durch eine
medikamentöse Therapie rationell und wirksam zu behandeln. Für
Verbesserungsvorschläge, die dieses Buch bereichern könnten, ist
der Herausgeber deshalb dankbar.

Mein herzlicher Dank gilt allen Mitarbeitern, die an diesem
Buch mitgewirkt haben, und dem Springer-Verlag, der in vorbildlicher Kooperation das Entstehen dieser Publikation ermöglicht hat.

Überlingen, im Juni 1991                                   V. Friedberg

# Inhaltsverzeichnis


**Hormonelle Störungen** *(H. P. Zahradnik)* . . . . . . . . . . . . . . 1

1    Einführung . . . . . . . . . . . . . . . . . . . . . . . 1

2    Blutungsstörungen . . . . . . . . . . . . . . . . . . . 2
2.1  Regeltempostörungen . . . . . . . . . . . . . . . . . . 2
2.2  Regeltypusstörungen . . . . . . . . . . . . . . . . . . 9

3    Dysmenorrhö . . . . . . . . . . . . . . . . . . . . . . 14
3.1  Primäre Dysmenorrhö . . . . . . . . . . . . . . . . . . 14
3.2  Sekundäre Dysmenorrhö . . . . . . . . . . . . . . . . . 17
3.3  Nutzen-Risiko-Relation der Therapie . . . . . . . . . . 19

4    Unerfüllter Kinderwunsch . . . . . . . . . . . . . . . . 20
4.1  Grundsätzliches . . . . . . . . . . . . . . . . . . . . 21
4.2  Einzelne Störungen und ihre Therapie . . . . . . . . . 24

5    Schwangerschaftsverhütung . . . . . . . . . . . . . . . 35
5.1  Grundsätzliches . . . . . . . . . . . . . . . . . . . . 35
5.2  Hormonale Kontrazeptiva . . . . . . . . . . . . . . . . 36
5.3  Intrauterine Antikonzeption . . . . . . . . . . . . . . 47

6    Klimakterium . . . . . . . . . . . . . . . . . . . . . . 50
6.1  Physiologie und Pathologie . . . . . . . . . . . . . . 50
6.2  Therapie und ihre Nebenwirkungen . . . . . . . . . . . 52
6.3  Blutungsstörungen und Schwangerschaftsverhütung . . . 58

Literatur . . . . . . . . . . . . . . . . . . . . . . . . . 59

**Erkrankungen des äußeren Genitales** *(K. Jahn)* . . . . . . . . . . 61

1    Einleitung . . . . . . . . . . . . . . . . . . . . . . . 61

2    Dermatosen . . . . . . . . . . . . . . . . . . . . . . . 61
2.1  Erytheme . . . . . . . . . . . . . . . . . . . . . . . . 62

2.2 Bullöse Dermatosen . . . . . . . . . . . . . . . . . . . . . . . . . 63
2.3 Ekzeme . . . . . . . . . . . . . . . . . . . . . . . . . . . . . . . . 66

3 Vulvitis . . . . . . . . . . . . . . . . . . . . . . . . . . . . . . . . 67
3.1 Unspezifische Vulvitis . . . . . . . . . . . . . . . . . . . . . . . 67
3.2 Spezifische Vulvitis . . . . . . . . . . . . . . . . . . . . . . . . . 69

4 Vulvaatrophie/Vulvadystrophie . . . . . . . . . . . . . . . . . 80
4.1 Definition . . . . . . . . . . . . . . . . . . . . . . . . . . . . . . . 80
4.2 Klinik . . . . . . . . . . . . . . . . . . . . . . . . . . . . . . . . . 81
4.3 Therapie . . . . . . . . . . . . . . . . . . . . . . . . . . . . . . . . 82

5 Zusammenfassung . . . . . . . . . . . . . . . . . . . . . . . . . 83

Literatur . . . . . . . . . . . . . . . . . . . . . . . . . . . . . . . . 84

**Entzündliche Erkrankungen des inneren Genitales** *(K. Friese)* . . 86

1 Kolpitis (Vaginitis) . . . . . . . . . . . . . . . . . . . . . . . . . 86
1.1 Definition . . . . . . . . . . . . . . . . . . . . . . . . . . . . . . . 86
1.2 Ätiologie . . . . . . . . . . . . . . . . . . . . . . . . . . . . . . . . 86
1.3 Klinisches Bild . . . . . . . . . . . . . . . . . . . . . . . . . . . . 87
1.4 Diagnostik . . . . . . . . . . . . . . . . . . . . . . . . . . . . . . . 87
1.5 Therapie . . . . . . . . . . . . . . . . . . . . . . . . . . . . . . . . 88

2 Bakterielle Vaginose (Synonym: Aminokolpitis) . . . . . . 94
2.1 Definition . . . . . . . . . . . . . . . . . . . . . . . . . . . . . . . 94
2.2 Ätiologie . . . . . . . . . . . . . . . . . . . . . . . . . . . . . . . . 95
2.3 Klinisches Bild . . . . . . . . . . . . . . . . . . . . . . . . . . . . 95
2.4 Diagnostik . . . . . . . . . . . . . . . . . . . . . . . . . . . . . . . 95
2.5 Therapie . . . . . . . . . . . . . . . . . . . . . . . . . . . . . . . . 95

3 Zervizitis . . . . . . . . . . . . . . . . . . . . . . . . . . . . . . . . 97
3.1 Definition . . . . . . . . . . . . . . . . . . . . . . . . . . . . . . . 97
3.2 Ätiologie . . . . . . . . . . . . . . . . . . . . . . . . . . . . . . . . 97
3.3 Klinisches Bild . . . . . . . . . . . . . . . . . . . . . . . . . . . . 97
3.4 Diagnostik . . . . . . . . . . . . . . . . . . . . . . . . . . . . . . . 97
3.5 Therapie . . . . . . . . . . . . . . . . . . . . . . . . . . . . . . . . 98

4 Endometritis, Endomyometritis . . . . . . . . . . . . . . . . . 102
4.1 Definition . . . . . . . . . . . . . . . . . . . . . . . . . . . . . . . 102
4.2 Ätiologie . . . . . . . . . . . . . . . . . . . . . . . . . . . . . . . . 102
4.3 Klinisches Bild . . . . . . . . . . . . . . . . . . . . . . . . . . . . 102
4.4 Diagnostik . . . . . . . . . . . . . . . . . . . . . . . . . . . . . . . 103
4.5 Therapie . . . . . . . . . . . . . . . . . . . . . . . . . . . . . . . . 103

5      Salpingitis . . . . . . . . . . . . . . . . . . . . . . . . 103
5.1    Definition . . . . . . . . . . . . . . . . . . . . . . . . 103
5.2    Ätiologie . . . . . . . . . . . . . . . . . . . . . . . . 103
5.3    Klinisches Bild . . . . . . . . . . . . . . . . . . . . . 104
5.4    Diagnostik . . . . . . . . . . . . . . . . . . . . . . . 104
5.5    Therapie . . . . . . . . . . . . . . . . . . . . . . . . 105

6      Tuboovarialabszeß, Pelveoperitonitis . . . . . . . . . 108
6.1    Definition . . . . . . . . . . . . . . . . . . . . . . . . 108
6.2    Ätiologie . . . . . . . . . . . . . . . . . . . . . . . . 108
6.3    Klinisches Bild . . . . . . . . . . . . . . . . . . . . . 109
6.4    Diagnostik . . . . . . . . . . . . . . . . . . . . . . . 109
6.5    Therapie . . . . . . . . . . . . . . . . . . . . . . . . 110

Literatur . . . . . . . . . . . . . . . . . . . . . . . . 112


**Endometriose** *(W. Distler)* . . . . . . . . . . . . . . . . . . . 113

1      Definition . . . . . . . . . . . . . . . . . . . . . . . . 113

2      Ätiologie und Pathogenese . . . . . . . . . . . . . . . 113

3      Klinisches Bild . . . . . . . . . . . . . . . . . . . . . 114

4      Diagnose . . . . . . . . . . . . . . . . . . . . . . . . 114

5      Differentialdiagnose . . . . . . . . . . . . . . . . . . 115

6      Prognose . . . . . . . . . . . . . . . . . . . . . . . . 115

7      Therapie . . . . . . . . . . . . . . . . . . . . . . . . 116
7.1    Gestagene . . . . . . . . . . . . . . . . . . . . . . . . 116
7.2    Danazol . . . . . . . . . . . . . . . . . . . . . . . . . 118
7.3    GnRH-Agonisten . . . . . . . . . . . . . . . . . . . . . 120

8      Empfehlungen zur Endometriosebehandlung . . . . . . . 122

Literatur . . . . . . . . . . . . . . . . . . . . . . . . 124


**Gutartige Erkrankungen der Mamma** *(A. E. Schindler)* . . . . . 125

1      Entzündliche Veränderungen . . . . . . . . . . . . . . 125
1.1    Puerperale Mastitis . . . . . . . . . . . . . . . . . . . 125
1.2    Nonpuerperale Mastitis . . . . . . . . . . . . . . . . . 127

2       Nichtentzündliche Veränderungen . . . . . . . . . . . . . . . 132
2.1     Mastodynie . . . . . . . . . . . . . . . . . . . . . . . 132
2.2     Fibrozystische Mastopathie . . . . . . . . . . . . . . . . 141

Literatur . . . . . . . . . . . . . . . . . . . . . . . . . . . . . 148


**Chemo- und Hormontherapie maligner Erkrankungen**
*(R. Kreienberg)* . . . . . . . . . . . . . . . . . . . . . . . . . 152

1       Chemotherapie . . . . . . . . . . . . . . . . . . . . . . 152
1.1     Definition . . . . . . . . . . . . . . . . . . . . . . . 152
1.2     Verschiedene Zytostatika . . . . . . . . . . . . . . . . . 152
1.3     Nebenwirkungen der zytostatischen Chemotherapie . . . 153
1.4     Therapie spezieller Nebenwirkungen
        der systemischen Zytostatikatherapie . . . . . . . . . . . 156

2       Systemische Hormontherapie . . . . . . . . . . . . . . . 162
2.1     Definition . . . . . . . . . . . . . . . . . . . . . . . 162
2.2     Verschiedene Hormone . . . . . . . . . . . . . . . . . . 163
2.3     Nebenwirkungen . . . . . . . . . . . . . . . . . . . . . 164

3       Mammakarzinom . . . . . . . . . . . . . . . . . . . . . 165
3.1     Definition . . . . . . . . . . . . . . . . . . . . . . . 165
3.2     Ätiologie . . . . . . . . . . . . . . . . . . . . . . . . 166
3.3     Diagnostik und Klinik . . . . . . . . . . . . . . . . . . 166
3.4     Behandlungsstrategien und Indikationsstellung . . . . . . 169
3.5     Systemische Therapie
        des metastasierten Mammakarzinoms . . . . . . . . . . . 176

4       Ovarialkarzinom . . . . . . . . . . . . . . . . . . . . . 181
4.1     Definition, Inzidenz und Mortalität . . . . . . . . . . . 181
4.2     Ätiologie . . . . . . . . . . . . . . . . . . . . . . . . 181
4.3     Diagnostik und Klinik . . . . . . . . . . . . . . . . . . 182
4.4     Behandlungsstrategien und Indikationsstellung . . . . . . 184
4.5     Chemotherapie des Ovarialkarzinoms . . . . . . . . . . . 185
4.6     Hormontherapie des Ovarialkarzinoms . . . . . . . . . . 190
4.7     Chemotherapie bei Keimzelltumoren der Frau . . . . . . 192

5       Zervixkarzinom . . . . . . . . . . . . . . . . . . . . . 194
5.1     Definition . . . . . . . . . . . . . . . . . . . . . . . 194
5.2     Ätiologie . . . . . . . . . . . . . . . . . . . . . . . . 194
5.3     Diagnostik und Klinik . . . . . . . . . . . . . . . . . . 194
5.4     Behandlungsstrategie und Indikationsstellung . . . . . . 196

5.5   Chemotherapie beim Zervixkarzinom . . . . . . . . . . . . 197
5.6   Hormontherapie beim Zervixkarzinom . . . . . . . . . . . 199

6     Korpuskarzinom . . . . . . . . . . . . . . . . . . . . . . . 199
6.1   Definition . . . . . . . . . . . . . . . . . . . . . . . . . . 199
6.2   Ätiologie . . . . . . . . . . . . . . . . . . . . . . . . . . . 199
6.3   Diagnostik und Klinik . . . . . . . . . . . . . . . . . . . . 200
6.4   Behandlungsstrategie und Indikationsstellung . . . . . . . 201
6.5   Chemotherapie beim Korpuskarzinom . . . . . . . . . . . 202
6.6   Hormontherapie beim Korpuskarzinom . . . . . . . . . . 203

7     Tubenkarzinom . . . . . . . . . . . . . . . . . . . . . . . . 204
7.1   Definition . . . . . . . . . . . . . . . . . . . . . . . . . . 204
7.2   Ätiologie . . . . . . . . . . . . . . . . . . . . . . . . . . . 204
7.3   Diagnostik und Klinik . . . . . . . . . . . . . . . . . . . . 204
7.4   Behandlungsstrategien und Indikationsstellung . . . . . . 205
7.5   Chemotherapie beim Tubenkarzinom . . . . . . . . . . . . 205
7.6   Hormontherapie beim Tubenkarzinom . . . . . . . . . . . 206

8     Vulvakarzinom . . . . . . . . . . . . . . . . . . . . . . . . 206
8.1   Definition . . . . . . . . . . . . . . . . . . . . . . . . . . 206
8.2   Ätiologie . . . . . . . . . . . . . . . . . . . . . . . . . . . 206
8.3   Diagnostik und Klinik . . . . . . . . . . . . . . . . . . . . 207
8.4   Behandlungsstrategie und Indikationsstellung . . . . . . . 208
8.5   Chemotherapie beim Vulvakarzinom . . . . . . . . . . . . 208
8.6   Hormontherapie beim Vulvakarzinom . . . . . . . . . . . 209

9     Vaginalkarzinom . . . . . . . . . . . . . . . . . . . . . . . 209
9.1   Definition . . . . . . . . . . . . . . . . . . . . . . . . . . 209
9.2   Ätiologie . . . . . . . . . . . . . . . . . . . . . . . . . . . 209
9.3   Diagnostik und Klinik . . . . . . . . . . . . . . . . . . . . 210
9.4   Behandlungsstrategie und Indikationsstellung . . . . . . . 211
9.5   Chemotherapie des Vaginalkarzinoms . . . . . . . . . . . 211
9.6   Hormontherapie des Vaginalkarzinoms . . . . . . . . . . . 212

10    Trophoblasttumoren . . . . . . . . . . . . . . . . . . . . . 212
10.1  Definition und Inzidenz . . . . . . . . . . . . . . . . . . . 212
10.2  Ätiologie . . . . . . . . . . . . . . . . . . . . . . . . . . . 212
10.3  Diagnostik und Klinik . . . . . . . . . . . . . . . . . . . . 213
10.4  Behandlungsstrategien und Indikationsstellung . . . . . . 215
10.5  Chemotherapie der Throphoblasttumoren . . . . . . . . . 215
10.6  Hormontherapie der Trophoblasttumoren . . . . . . . . . 219

11    Sarkome . . . . . . . . . . . . . . . . . . . . . . . . . . . . 219
11.1  Definition . . . . . . . . . . . . . . . . . . . . . . . . . . 219

11.2 Ätiologie . . . . . . . . . . . . . . . . . . . . . . . 219
11.3 Diagnostik und Klinik . . . . . . . . . . . . . . . . 220
11.4 Behandlungsstrategien und Indikationsstellung . . . . . . 221
11.5 Chemotherapie der Sarkome . . . . . . . . . . . . . . 221
11.6 Hormontherapie der Sarkome . . . . . . . . . . . . . . 222

12   Gebräuchliche Zytostatika und Hormonpräparate
     in der heutigen Krebstherapie . . . . . . . . . . . . . 223
12.1 Zytostatika. Einteilung nach Stoffklassen
     entsprechend ihrer molekularbiologischen Wirkung . . . 223
12.2 Hormonpräparate . . . . . . . . . . . . . . . . . . . . 227

Literatur . . . . . . . . . . . . . . . . . . . . . . . . . 230


**Der Schock in der Gynäkologie** *(V. Friedberg)* . . . . . . . . . . 232

1    Definition . . . . . . . . . . . . . . . . . . . . . . . 232

2    Ätiologie . . . . . . . . . . . . . . . . . . . . . . . . 232

3    Klinisches Bild . . . . . . . . . . . . . . . . . . . . . 233

4    Diagnostik . . . . . . . . . . . . . . . . . . . . . . . 233

5    Prognose . . . . . . . . . . . . . . . . . . . . . . . . 234

6    Therapie . . . . . . . . . . . . . . . . . . . . . . . . 235
6.1  Allgemeine Maßnahmen . . . . . . . . . . . . . . . . 235
6.2  Hypovolämischer Schock . . . . . . . . . . . . . . . . 235
6.3  Septischer Schock . . . . . . . . . . . . . . . . . . . 242
6.4  Anaphylaktischer Schock . . . . . . . . . . . . . . . . 246

Literatur . . . . . . . . . . . . . . . . . . . . . . . . . 248


**Gynäkologische Urologie** *(E. Petri)* . . . . . . . . . . . . . . . . 250

1    Entzündliche Erkrankungen . . . . . . . . . . . . . . . 250
1.1  Ätiologie . . . . . . . . . . . . . . . . . . . . . . . . 250
1.2  Terminologie . . . . . . . . . . . . . . . . . . . . . . 252
1.3  Diagnostik . . . . . . . . . . . . . . . . . . . . . . . 252
1.4  Therapie . . . . . . . . . . . . . . . . . . . . . . . . 253

2    Blasenentleerungsstörungen . . . . . . . . . . . . . . . 259
2.1  Reizzustände der Harnblase . . . . . . . . . . . . . . . 260


XII

2.2  Streßinkontinenz . . . . . . . . . . . . . . . . . . . . 265
2.3  Blasenentleerungsstörungen . . . . . . . . . . . . . . 268
2.4  Zusammenfassung . . . . . . . . . . . . . . . . . 272

Literatur . . . . . . . . . . . . . . . . . . . . . . . . 273


**Schmerztherapie bei gynäkologischen Erkrankungen**
*(H. von Matthiessen)* . . . . . . . . . . . . . . . . . . . 274

1    Einleitung . . . . . . . . . . . . . . . . . . . 274

2    Schmerzentstehung und Therapie mit Analgetika . . . . . 275

3    Therapie akuter und chronischer Schmerzen . . . . . . . 281
3.1  Zyklusabhängige Schmerzen . . . . . . . . . . . . . 283
3.2  Zyklusunabhängige Schmerzen . . . . . . . . . . . . 285

4    Schmerztherapie bei Karzinomen . . . . . . . . . . . . 286
4.1  Tumorbedingte Schmerzen . . . . . . . . . . . . . . 286
4.2  Schmerzen aufgrund von Metastasen . . . . . . . . . . 292

5    Patientenführung . . . . . . . . . . . . . . . . . . 294

6    Hinweise zur Verschreibung von Morphin und
     Buprenorphin . . . . . . . . . . . . . . . . . . 295

Literatur . . . . . . . . . . . . . . . . . . . . . . . . 297


**Sachverzeichnis** . . . . . . . . . . . . . . . . . . . 298

# Mitarbeiterverzeichnis

*Prof. Dr. W. Distler*
Oberarzt der Universitäts-Frauenklinik,
Moorenstr. 5, W-4000 Düsseldorf, FRG

*Prof. Dr. V. Friedberg*
In den alten Gärten 20, W-7770 Überlingen-Hödingen, FRG

*Dr. K. Friese*
Oberarzt der Universitäts-Frauenklinik Mannheim,
Theodor-Kutzer-Ufer, W-6800 Mannheim, FRG

*Frau Dr. K. Jahn*
wissenschaftliche Assistentin, Universitäts-Frauenklinik,
Moorenstr. 5, W-4000 Düsseldorf, FRG

*Prof. Dr. R. Kreienberg*
Oberarzt der Universitäts-Frauenklinik,
Langenbeckstr. 1, W-6500 Mainz, FRG

*Prof. Dr. H. von Matthiesen*
Chefarzt der Frauenklinik des Evang. Krankenhauses,
Wertgasse 30, W-4330 Mühlheim a. d. Ruhr, FRG

*Priv.-Doz. Dr. E. Petri*
Chefarzt der Geburtshilflich-gynäkologischen Abteilung,
Städtische Krankenanstalten, W-6580 Idar-Oberstein, FRG

*Prof. Dr. A. E. Schindler*
Direktor der Universitäts-Frauenklinik, W-4300 Essen, FRG

*Prof. Dr. H. P. Zahradnik*
Oberarzt der Universitäts-Frauenklinik,
Hugstetterstr. 55, W-7800 Freiburg, FRG

# Hormonelle Störungen

*H. P. Zahradnik*

## 1 Einführung

Hormone sind Substanzen, die biologische Abläufe beeinflussen (wörtlich: bewegen). Sie sind Signalüberträger, die die nervöse Informationsvermittlung ergänzen und modulieren. Ihre Synthese, Freisetzung und Wirkung wird durch äußere Faktoren und durch körpereigene Zustände bestimmt. Ihre physiologische Aufgabe ist im Rahmen der Lebenserhaltung und Fortpflanzung zu sehen. Der Organismus befindet sich insgesamt in einem hormonellen Gleichgewicht.

Überschreiten die äußeren Einflüsse eine bestimmte Toleranzschwelle, so wird das System der hormonellen Informationsübertragung insgesamt gestört (pathologisch).

Hormone sind chemische Wirkstoffe, die in Organen, Organteilen und Zellen produziert und dann über Körperflüssigkeiten, Gewebsflüssigkeiten, bzw. das Zytoplasma an ihren eigentlichen Wirkungsort transportiert werden. Durch eine spezifische (Rezeptoren) oder unspezifische Bindung an Zellstrukturen können sie dann ihre biologische Aufgabe erfüllen.

Grundsätzlich muß man zwischen 3 verschiedenen hormonellen Informationsübertragungssystemen unterscheiden:

- Hormone, von sogenannten Hormondrüsen gebildet, auf dem Blutwege zum Zielorgan transportiert, dort an Rezeptoren gebunden, üben eine *endokrine Regulation* aus.
- Die hormonelle Beeinflussung benachbarter Organabschnitte, Gewebe oder Zellen wird als *parakrine Regulation* bezeichnet.
- Synthese und Wirkung eines Hormons innerhalb derselben Zelle nennt man *autokrine Regulation*.

Diese Vorgänge sind an verschiedenen Angriffspunkten pharmakologisch beeinflußbar:

- Die Hormonsynthese und Freisetzung in den Drüsen kann medikamentös gesteigert oder gehemmt werden.
- Der Transport zum Erfolgsorgan kann moduliert werden.
- Die Rezeptorbindung des Hormons im Erfolgsorgan ist durch Medikamente steuerbar.
- Und schließlich kann man in den Hormonabbau eingreifen.

Eine Normalisierung gestörter parakriner Wechselwirkungen ist in gleicher Weise möglich.

Während die pharmakologische Einflußnahme auf endokrine und parakrine Mechanismen zum medizinischen Alltag gehört, steht man bei der medikamentösen Steuerung autokriner Vorgänge am Beginn äußerst interessanter Erkenntnisse. Es ist ohne weiteres möglich, daß manche der von uns bereits gehandhabten pharmakologischen Praktiken hauptsächlich hier ansetzen, und es ist denkbar, daß künftige Therapiemaßnahmen sich vor allem an der Regulation autokrin wirkender Hormone orientieren werden.

Es wäre nun grundsätzlich falsch, anzunehmen, daß jedes der oben angeführten Systeme ihr biochemisches Eigenleben führen würde. Selbstverständlich stehen auch die Hormondrüsen unter der Kontrolle übergeordneter neuraler wie endokrin aktiver Organe, die in der Drüse selbst parakrine Vorgänge modulieren und autokrine Mechanismen steuern.

# 2 Blutungsstörungen

## 2.1 Regeltempostörungen

### 2.1.1 Ätiologie und Pathogenese

Wenn zu Beginn des 18. Lebensjahres noch keine Regelblutung eingetreten ist, so spricht man von einer *primären Amenorrhö*. Die Ursache der Störung kann im Hypothalamus-Hypophysen-System, in den Ovarien, auf uteriner Ebene oder extragenital liegen.

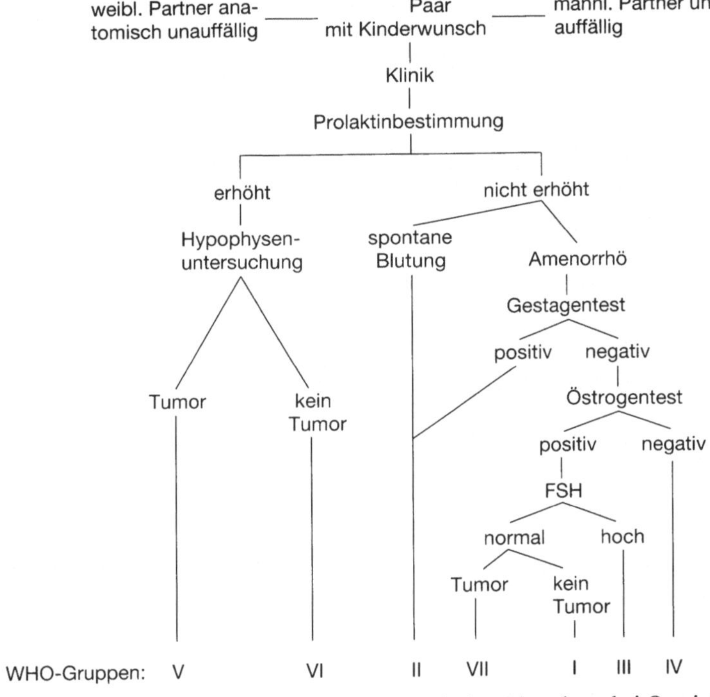



**Abb. 1.** Schematische Einteilung des diagnostischen Vorgehens bei Ovarialinsuffizienz und der damit erkennbaren Prognosegruppen für eine Therapie. (Entsprechend der WHO-Klassifikation von 1976)

Zur Verbesserung der Kommunikation und zur Vereinheitlichung der diagnostischen und therapeutischen Ansätze bei primärer Amenorrhö hat die WHO eine Gruppeneinteilung vorgenommen (s. Abb. 1). Eine hypothalamisch-hypophysäre Insuffizienz wird der Gruppe I zugeordnet, eine hypothalamisch-hypophysäre Dysfunktion gehört in die Gruppe II. Gruppe III bezeichnet eine primäre Ovarialinsuffizienz, Gruppe IV meint Anomalien des Genitaltrakts, der Gruppe V werden Prolaktinome zugeordnet, während eine funktionelle Hyperprolaktinämie als Gruppe VI bezeichnet wird. In der Gruppe VII sind Tumoren im hypothalamisch-hypophysären Bereich zusammengefaßt.

Therapeutisch wichtig ist darüber hinaus die Zuteilung hormoneller Parameter. Während eine hypogonadotrope Amenorrhö in den WHO-Gruppen I und möglicherweise auch VII vorkommen kann, ist eine normogonadotrope Amenorrhö bei zentraler Dysregulation (WHO II), aber auch bei einer uterinen Amenorrhö (WHO VI) zu finden. Zur hypergonadotropen Amenorrhö (WHO III) kommt es beim Versagen der Ovarialfunktion. Eine Hyperprolaktinämie ist bei den WHO-Gruppen V und VI zu finden.

Bleibt bei normal menstruierenden Frauen die Regelblutung länger als 3 Monate aus, so spricht man von einer *sekundären Amenorrhö*. Auch hier ist wie bei der primären Form der Regeltempostörung die Gruppeneinteilung der WHO anwendbar.

In den meisten Fällen ist die Ursache einer sekundären Amenorrhö psychogen-emotional. Diagnostisch ist hierbei die sorgfältige Anamnese von entscheidender Bedeutung. Zum Beispiel können bestimmte intensive sportliche Aktivitäten durch Unterdrükkung der Ovarialfunktion eine sekundäre Amenorrhö nach sich ziehen. Hiervon zu unterscheiden ist die Anorexia nervosa, die Magersucht, die eine psychoneurotische Störung bezeichnet.

## 2.1.2 Diagnostik

*Primäre Amenorrhö*

Bei der *primären Amenorrhö* ist insbesondere auf Habitus, Körpergröße, Gewicht, allgemeine körperliche Entwicklung sowie den Entwicklungsstand der sekundären Geschlechtsmerkmale zu achten. Weiterhin sollte auf Dysmorphiezeichen, die auf chromosomale Veränderungen hinweisen, geachtet werden. Eine gynäkologische Untersuchung ist unverzichtbar.

Wenn auch der Gestagentest, bei dem 10 Tage lang 10 mg Medroxyprogesteronacetat (MPA) (G-Farlutal; Clinofem) oral gegeben werden, sehr häufig 3–5 Tage nach Absetzen des Gestagens keine Blutung zur Folge hat, ist bei normaler Sexualentwicklung dennoch dieser einfache Test angezeigt. Meistens muß dann die Bestimmung der Gonadotropine, des Prolaktins (PRL), der

Östrogene und der Androgene, aber auch eine Überprüfung der Schilddrüsenfunktion folgen. Bei primärer Amenorrhö ist ferner oft eine Chromosomenanalyse notwendig. In vielen Fällen ist die Durchführung eines Gonadotropin-Releasinghormon(GnRH)-Tests zur Beurteilung der hypophysären Reserve sinnvoll. Die Laparoskopie und die Sonographie sind darüber hinaus ergänzende diagnostische Verfahren, die das therapeutische Vorgehen mitbestimmen werden.

*Sekundäre Amenorrhö*

Während zur Diagnostik der primären Amenorrhö vor allem die allgemeine und spezielle gynäkologische Untersuchung notwendig ist, kann man bei einer *sekundären Amenorrhö* meistens schon durch eine exakte Anamnese die entscheidenden Hinweise für die richtige Therapie bekommen. Es ist nach besonderen psychischen oder körperlichen Belastungen zu fragen, wie auch der Hinweis auf außergewöhnliche Gewichtsschwankungen von großer diagnostischer Bedeutung ist. Die Entwicklung einer Galaktorrhö oder eines Hirsutismus kann wichtige Hinweise für die nachfolgenden therapeutischen Maßnahmen geben.

Am Anfang der Diagnostik einer sekundären Amenorrhö steht die Durchführung eines Gestagentests und die Bestimmung des PRL-Werts. Ist der Gestagentest positiv, wissen wir, daß das Endometrium proliferiert ist, so daß es sekretorisch umgewandelt werden konnte. Das geschieht jedoch nur, wenn in ausreichender Menge Östrogene zur Verfügung gestellt wurden. Diese werden aber nur produziert, wenn im Sinne einer normogonadotropen Regulation das hypothalamisch-hypophysäre System funktioniert.

## 2.1.3 Therapie

*Primäre Amenorrhö*

Wenn hypothalamisch-hypophysäre oder ovarielle Störungen mit einem Östrogenmangel einhergehen, so muß dieser Mängel durch eine Östrogensubstitution ausgeglichen werden. Hierfür eignen sich

*Sequenzpräparate,* besonders sogenannte natürliche oder konjugierte Östrogene mit zyklischem Gestagenzusatz (Cyclo-Progynova; Presomen Compositum).

In bestimmten Fällen kann auch die Gabe eines *niedrigdosierten Ovulationshemmers* (OH), und zwar eines modernen Zwei- oder Dreiphasenpräparats verschrieben werden (s. Tabelle 5). Neben der Nachreifung sekundärer Geschlechtsmerkmale wird hiermit die Amenorrhö beseitigt. Da es sich bei der primären Amenorrhö ja auch um eine Pubertas tarda handeln kann, sollte diese Dauersubstitutionsbehandlung nicht vor dem 14. Lebensjahr eingeleitet werden.

Bei bestehendem Kinderwunsch ist die WHO-Gruppenzugehörigkeit zu beachten. Bei normogonadotroper wie auch bei hypogonadotroper primärer Amenorrhö kommt meistens eine humanes Menopausengonadotropin-/humanes Choriogonadotropin (HMG/hCG)-Behandlung in Frage. Sie soll ausführlicher in Abschn. 4 beschrieben werden. Eine hyperprolaktinämiebedingte primäre oder sekundäre Amenorrhö wird mit *Dopaminagonisten* wie dem Bromergocryptin (Pravidel, 2,5–10 mg/die oral) oder Lisurid (Dopergin, 0,2–0,6 mg/die oral) behandelt. Die Dosierung richtet sich nach dem therapeutischen Erfolg. Es sollte die Normalisierung des Prolaktinspiegels und, falls vorhanden, die Beendigung der Galaktorrhö angestrebt werden. Bei Kinderwunsch ist darüber hinaus das Erreichen eines ovulatorischen Zyklus erklärtes Behandlungsziel (s. S. 28).

*Sekundäre Amenorrhö*

Ist der PRL-Wert normal, der Gestagentest positiv und besteht kein Kinderwunsch, so erübrigt sich eine Behandlung.

Bei Kinderwunsch sind *ovulationsauslösende Medikamente,* z. B. das Clomifen (Dyneric; Pergotime) nach entsprechenden Dosierungsschemata anzuwenden (s. Abschn. 4).

Bei negativem Gestagentest muß zur weiteren Abklärung der Ursache und der daraus resultierenden therapeutischen Maßnahmen FSH, LH, aber auch Testosteron und Dehydroepiandrosteronsulfat (DHEAS) im Plasma bestimmt werden. Dann kann z. B. zwischen einer hyper- und hypogonadotropen sekundären Amenorrhö unterschieden werden. Die hypogonadotrope sekundäre Amenorrhö wird nach den gleichen Richtlinien wie die primäre Amenorrhö behandelt. Bei subnormalen Östrogenspiegeln ist eine Substitutionsbehandlung notwendig.

Die hypergonadotrope Form bedarf unbedingt einer Substitution mit Östrogenen und Gestagenen, wie sie ebenfalls bei der primären Amenorrhö beschrieben wurde (nicht bei Schwangerschaft, nur bedingt in der Postmenopause).

Ob hyperprolaktinämische Störungen der WHO-Gruppe VI mit Dopaminagonisten auch dann behandelt werden müssen, wenn kein Kinderwunsch besteht, ist noch nicht entschieden. Notwendig wird die Behandlung allerdings dann, wenn Kinderwunsch besteht (Pravidel, Dopergin) (s. S. 25).

Ist die sekundäre Amenorrhö mit einer Hyperandrogenämie verbunden, so muß entsprechend der Ursache behandelt werden. Deuten leicht erhöhte Testosteron- und deutlich erhöhte DHEAS-Werte auf eine Überfunktion der Nebennierenrinde (NNR) hin, so kann ein Langzeitdexamethasontest mit täglich, z. B. 2–6 mg Fortecortin, oral über 14 Tage, Auskunft über den Schweregrad der endokrinen Funktionsstörung geben. Bei Normalisierung der Androgenwerte ist durch eine individuell angepaßte *Glukokortikoidsubstitution* eine Normalisierung der Ovarialfunktion zu erreichen. Findet man als Ausdruck der Hyperandrogenämie Testosteronwerte zwischen 0,9 und 1,5 ng/ml Plasma und liegt die DHEAS-Konzentration im Normbereich, so ist eine vermehrte Androgensekretion des Ovars, z. B. bei polyzystischen Ovarien (PCO-Syndrom) und/oder eine Hyperthecosis ovarii, anzunehmen. Besteht kein Kinderwunsch, so läßt sich die Hyperandrogenämie meist durch eine entsprechende Suppression der Ovarialfunktion und *Antiandrogenbehandlung* mit Cyproteronacetat oder Chlormadinonacetat in Kombination mit Ethinylestradiol (EE) (Diane-35; Neo-Eunomin) beseitigen. Bei ausgeprägten Formen, die meist auch mit einem erheblichen Hirsutismus einhergehen, kann beispielsweise während der ersten 10 Diane-35-Einnahmetage noch 10–50 mg Cyproteronacetat oral (Androcur) zusätzlich im Sinne einer umgekehrten Sequenz hinzugegeben werden.

Besteht Kinderwunsch, so hat sich die Down-Regulation mit *GnRH-Analogen* (Buserelin; Decapeptyl) und *gleichzeitige Gabe von FSH-Präparaten* (Fertinorm) oder *HMG/hCG* (Humegon; Pergonal/Predalon; Pregnesin) bewährt.

*Polymenorrhö*

Von einer Polymenorrhö spricht man, wenn die Zykluslänge weniger als 25 Tage beträgt. Die Ursache dieser Regeltempostörung ist dysfunktioneller Natur. Meistens ist die Lutealphase verkürzt, seltener findet man einen anovulatorischen Zyklus. Da diese zentrale Dysregulation vor allem während der Adoleszenz und dem Klimakterium auftritt und keine pathognomonische Bedeutung hat, sind therapeutische Maßnahmen nur selten notwendig.

Sollte eine Patientin dennoch bei nichtbestehendem Kinderwunsch einer Therapie bedürfen, so bietet sich die orale Zufuhr von *Gestagenen,* z. B. MPA (G-Farlutal; Clinofem), Lynestrenol (Orgametril), Medrogeston (Prothil) oder Norethisteronacetat (NETA) (Primolut-Nor), in einer Dosierung von 5–10 mg täglich, vom 16.–26. Zyklustag an. Bei Kontrazeptionswunsch ist natürlich die Verordnung eines niedrigdosierten OH möglich.

Bei bestehendem Kinderwunsch ist allerdings eine adäquate Behandlung zwingend notwendig (s. Kap. 4.2.3).

*Oligomenorrhö*

Ist der Zyklus regelmäßig über 31 Tage verlängert (im Durchschnitt 35 Tage), so handelt es sich um die wohl häufigste dysfunktionelle Regeltempostörung, die Oligomenorrhö. In den meisten Fällen besteht eine hypothalamisch bedingte ovarielle Dysfunktion. Die Oligomenorrhö kommt primär bereits mit der Menarche beginnend oder sekundär, meistens prämenopausal, besonders häufig vor. Da aber auch hyperprolaktinämische und hyperandrogenämische Funktionsstörungen (s. PCO-Syndrom, S. 7) oligomenorrhoische Zyklen bedingen können, sollte sich der behandelnde Arzt dazu veranlaßt fühlen, PRL, Testosteron, DHEAS und eventuell FSH und LH im Plasma zu bestimmen, insbesondere bei weiteren klinischen Hinweisen auf eine der genannten Besonderheiten (Galaktorrhö; Hirsutismus).

Besteht kein Kinderwunsch, ist die klinische Symptomatik unauffällig und sind die Laborwerte normal, so erübrigt sich in den meisten Fällen eine Therapie. Deuten die Klinik und/oder die Laborwerte auf eine Hyperandrogenämie hin und wünscht die Patientin, diesen Zustand behandelt zu wissen, so bietet sich die *kombinierte Therapie mit EE und einem Antiandrogen* (Diane-35; Neo-Eunomin) an. Der antiandrogene Effekt des Cyproteronacetats und des Chlormadinonacetats ist natürlich in dieser Kombination mit einer gleichzeitigen Ovulationshemmung verbunden.

Besteht Kinderwunsch, so ist entsprechend den hierzu notwendigen diagnostischen und therapeutischen Kriterien vorzugehen (s. 4.2.3).

## 2.2 Regeltypusstörungen

Organische und dysfunktionelle Ursachen können zu Typusstörungen der Menstruation führen. Übersteigt der menstruelle Blutverlust 80 ml, so wird er als pathologisch eingestuft, man bezeichnet dies als verstärkte Regelblutung *(Hypermenorrhö)*. Von einer *Menorrhagie* spricht man, wenn eine verlängerte, oft auch verstärkte Menstruation angegeben wird, während die *Hypomenorrhö* durch eine schwache, oft auch kurzdauernde Menstruation charakterisiert ist. Schließlich beschreibt die *Metrorrhagie* azyklische Blutungen.

### 2.2.1 Hypermenorrhö

*Ätiologie und Pathogenese*

Pathogenetisch steht bei der verstärkten Regelblutung die organische, uterine Ursache im Vordergrund. Intramurale und submuköse Myome des Uterus sind Hauptursachen der Hypermenorrhö. Daneben kann aber auch, in nicht genau festlegbarer Größenordnung, eine verminderte uterine Kontraktilität für die verstärkte Menstruation verantwortlich sein. Eine Polyposis uteri, eine Endometritis, eine Lutealinsuffizienz, Gerinnungsstörungen sowie Hypertonie und Intrauterinpessar (IUP) gehen oft mit Hypermenorrhö einher. Die Folge kann eine hypochrome Anämie sowie der

Abgang von Koageln sein. Es werden unter Umständen mehr als 150 ml Blut pro Menstruation verloren, die Frau benötigt oft 20 Tampons bzw. Binden pro Tag.

*Therapie und ihre Nebenwirkungen*

Die Therapie muß sich natürlich nach der Grundkrankheit richten und ist sicherlich oft chirurgisch. Bei mäßiger Ausprägung des Krankheitsbilds kann es genügen, zyklisch vom 5.–26. Zyklustag tgl. oral 10–20 mg Lynestrenol (Orgametril, Exlutona) oder NETA (Primolut-Nor) bzw. MPA (Clinofem; G-Farlutal) zu geben. Bei schwerer Ausprägung dieses Krankheitsbilds ist eine kontinuierliche, *hochdosierte Gabe der Gestagene* über längere Zeit notwendig, einhergehend mit einer ovariellen Suppression. MPA, Lynestrenol und NETA müssen dabei in Dosierungen bis zu 80 mg tgl. eingenommen werden. Der klinische Erfolg ist bei zufriedenstellender Blutungskontrolle annehmbar. Es ist jedoch zu bedenken, daß bei diesen Dosierungen Gestagene, mehr oder weniger ausgeprägt, androgene Partialwirkungen haben. Dies führt notgedrungen zu den für Androgene typischen atherogenen Gefährdungen im kardiovaskulären Bereich.

Es besteht ferner die Möglichkeit, mit Hilfe von *GnRH-Analoga* eine therapeutische, sekundäre Amenorrhö hervorzurufen, die in einer vollkommenen Suppression der Ovarialfunktion ihren Grund hat. Als Präparate kommen hierbei das täglich nasal anwendbare Buserelin sowie das 1mal monatlich i.m. zu applizierende Decapeptyl in Frage. Es ist jedoch zu bedenken, daß hiermit natürlich klimakterische Beschwerden auftreten. Besonders häufig klagen die Frauen über Hitzewallungen, Schlafstörungen und sonstige psychovegetative Störungen. Die maximal auf 6 Monate zu beschränkende Behandlung mit GnRH-Analoga scheint keine kardiovaskulären oder ossären Dauerschäden hervorzurufen, wie die bisherigen Untersuchungen zeigen konnten. Es muß auf diese Möglichkeit aber unbedingt hingewiesen werden. Zur symptomatischen Behandlung der als besonders unangenehm empfundenen Hitzewallungen kann unter Umständen ein Östriolpräparat (Ovestin) in einer Dosierung von 1 mg pro Tag oral verabreicht werden.

10

## 2.2.2 Hypomenorrhö

*Ätiologie und Pathogenese*

Ist die Menstruation nur 1–2 Tage lang oder dauert sie gar nur Stunden, so spricht man von einer Hypomenorrhö. Pathogenetisch kommen endometriale Ursachen in Frage. Insbesondere können chronisch entzündliche Veränderungen oder Atrophisierung nach längerem Gestagengebrauch die Ursache sein. Aber auch intensive Ausschabungen, vor allem nach Aborten und im Wochenbett, können eine Hypomenorrhö nach sich ziehen. Diagnostisch ist eine Strichcurettage sinnvoll, eine hormonelle Abklärung ist in der Regel nur bei gleichzeitiger Sterilität notwendig.

*Therapie und ihre Nebenwirkungen*

In den meisten Fällen *erübrigen sich therapeutische Maßnahmen,* es kann aber eine hochdosierte Östrogentherapie durchgeführt werden. Am besten eignet sich hierzu die i. m.-Applikation von Östradiolvalerat (Progynon-Depot) à 10 mg, 1mal pro Woche, über einen Zeitraum von 3 Wochen, mit anschließender Transformation des Endometriums durch die Gabe einer Östrogen-/Gestagenkombination, bestehend aus 10 mg EE/2 mg NETA (Primosiston), 3mal 1 Tbl. pro Tag, über einen Zeitraum von 10 Tagen, oral eingenommen.

## 2.2.3 Metrorrhagie

*Ätiologie und Pathogenese*

Dieser pathologische Blutungstyp tritt vor allem während der Adoleszenz und in der Zeit des Klimakteriums auf. Die Ursachen sind Follikelreifungsstörungen, Anovulationen und Follikelpersistenz. Hierbei beantwortet das Endometrium die länger dauernde ausschließliche Östrogenüberflutung mit einer überschießenden Proliferation, was zu glandulär-zystischer Hyperplasie führt. Länger dauernde unregelmäßige Durchbruchblutungen sind die Folge.

Die azyklische Blutung vom Typus einer Metrorrhagie ist oft aber auch organisch verursacht, z. B. durch Karzinome, Myome oder Polypen. Auch OH und IUPs können schuld an einer Metrorrhagie sein. Infolgedessen ist mit Ausnahme der juvenilen oder eindeutig iatrogen ausgelösten azyklischen Blutung unbedingt zu fordern, daß jede Metrorrhagie durch eine diagnostische Abrasio mit nachfolgender histologischer Aufarbeitung des Gewebes abgeklärt wird.

*Therapie und ihre Nebenwirkungen*

Definiert man, wie im angloamerikanischen Sprachgebrauch üblich, Metrorrhagie als dysfunktionelle uterine Blutung, die keine organische oder morphologische Ursache aufweist, so besteht die Möglichkeit folgender therapeutischer Ansätze:

Zur Blutstillung kann eine *hochdosierte Östrogen-/Gestagenkombination* gegeben werden (Primosiston, 3mal 1 Tbl./die über 14 Tage), die anschließend zu einer kräftigen Entzugsblutung führt. Intramuskulär applizierbares Östradiolvalerat (Progynon-Depot, 10 mg 2mal 1 Amp., im Abstand von einer Woche) und eine anschließende orale Östrogen-/Gestagenkombination (Primosiston, 3mal 1 Tbl. pro Tag), über einen Zeitraum von 10 Tagen, im Sinne eines sogenannten *Kaufmann-Schemas*, sind häufig erfolgreicher. Der Grund hierfür ist, daß die Östrogen-/Gestagenkombination allein nicht immer einen ausreichend raschen Wachstumsreiz für das Endometrium bewirkt, wie dies bei alleiniger Östrogenbehandlung der Fall ist.

In vielen Fällen metrorrhagischer Blutungen ist allerdings die *alleinige Gestagentherapie* ebenfalls ausreichend. 10 mg Lynestrenol (Orgametril), NETA (Primolut-Nor) oder MPA (Clinofem; G-Farlutal), ab dem 16. Zyklustag für jeweils 10 Tage verabreicht, genügt, um eine ausreichende Transformation des Endometriums zu bewirken. Insbesondere ist dieses therapeutische Vorgehen in der Adoleszenz bei anovulatorischen Zyklen zu empfehlen.

Nach obligatorischer histologischer Abklärung kann in der Zeit der *Prämenopause* eine Metrorrhagie erfolgreich durch die zyklusentsprechende Zufuhr von *Östrogen-/Gestagenkombinationspräparaten, die der Substitution dienen,* behandelt werden. 2 mg Östra-

diolvalerat, anfänglich über 11 Tage allein, gefolgt von zusätzlich
0,5 mg Norgestrel über 10 Tage (Cyclo-Progynova) oder 1,5 mg
konjugierte Östrogene über 10 Tage allein und anschließend in
Kombination mit 5 mg Medrogeston über 10 Tage (Presomen compositum) sind die hierfür besonders geeigneten Präparate.

Eine gesteigerte Aktivität des für die Prostaglandinsynthese notwendigen Enzyms Cyclooxygenase soll bei Metrorrhagie eine pathogenetische Rolle spielen. Deshalb wurde versucht, mit Hilfe von
*cyclooxygenasehemmenden Medikamenten,* z. B. der Mefenaminsäure (Parkemed), diese Blutungsstörungen zu behandeln. Der
Blutverlust wurde um 30% gesenkt, wenn für 3 Tage 3mal tgl.
500 mg Mefenaminsäure gegeben wurde. In gleicher Weise war
man mit der Applikation von Naproxen (Dysmenalgit, Proxen)
(3 Tage 750 mg, dann 5 Tage 250 mg tgl.) erfolgreich. Auch die
Gabe von Diclofenac (Voltaren), 3mal 50 mg/Tag bzw. Ibuprofen
(Urem), 3mal 400 mg/Tag sind bei der medikamentösen Behandlung einer Metrorrhagie sinnvoll.

## 2.2.4 Menorrhagie

Verlängerte, gleichzeitig oft verstärkte Menstruationen sind meist
auf dieselben organischen Ursachen zurückzuführen wie die
Hypermenorrhö. Oft handelt es sich aber auch um funktionell
bedingte menstruelle Vorblutungen, wobei eine Corpus-
luteum(CL)-Insuffizienz diskutiert wird, oder um eine postmenstruelle Nachblutung, die häufig auf einer verzögerten Regeneration
des Endometriums bei Follikelreifungsstörungen oder chronisch
entzündlichen Veränderungen beruhen dürften. Sind die Ursachen
Myome oder Polypen, so muß eine chirurgische Behandlung folgen. Vorblutungen können während der Lutealphase mit einer
*Östrogen-/Gestagenkombination* behandelt werden (Primosiston,
3mal 1 Tbl. vom 16.–26. Zyklustag). Eine postmenstruelle Nachblutung kann durch die tägliche *orale* Einnahme von 0,02–0,04 mg *EE*
(ProgynonC), vom 4.–8. Zyklustag, behoben werden.

# 3 Dysmenorrhö

## 3.1 Primäre Dysmenorrhö

### 3.1.1 Ätiologie und Pathogenese

Die primäre Form dieses Symptoms tritt vorzugsweise bei jüngeren Frauen auf und kommt nur bei ovulatorischen Zyklen vor. Definitionsgemäß sind dysmenorrhoische Beschwerden behandlungsbedürftig. In Abhängigkeit von bestimmten äußeren Faktoren geben bis zu 50% aller jüngeren Frauen dysmenorrhoische Beschwerden an. Hiervon bezeichnen wiederum etwa 70% ihre Schmerzen als leicht, 20% als mittelschwer und 10% als schwer.

Die Diagnose einer primären Dysmenorrhö basiert auf der Schmerzanamnese einer Patientin. Der gynäkologische Untersuchungsbefund ist normal, die Zyklen sind ovulatorisch. Die Schmerzintensität ist während des 1. Zyklustags am stärksten. Der Schmerzbeginn variiert. Er kann kurz vor, während und kurz nach Blutungsbeginn liegen. Ischämie und pathologische Kontraktion sind die wesentlichen Faktoren bei der Schmerzentstehung einer primären Dysmenorrhö. Unabhängig von der weitgehend unbekannten Ätiologie sind Prostaglandine pathogenetisch beteiligt. Diese parakrin wirkende Substanzklasse spielt auch für das therapeutische Vorgehen eine Schlüsselrolle. Ein gewisses Mißverhältnis der an der endokrinen Kontrolle beteiligten Sexualhormone Östradiol und Progesteron im Bereich des Endometriums bewirkt hier eine fehlerhafte Prostaglandinbildung (zuviel Prostaglandin F, zu wenig Prostazyklin).

## 3.2.2 Therapie und ihre Nebenwirkungen

Therapeutische Maßnahmen zur Behandlung der Dysmenorrhö müssen die Aufhebung der pathologischen menstruellen Kontraktionen des Myometriums und die Beseitigung der lokalen Vasokonstriktion zum Ziel haben. Dies gelingt vor allem durch Normalisierung der dysmenorrhoisch veränderten Prostaglandinbildung im Uterus (Tabelle 1).

**Tabelle 1.** Behandlungsrichtlinien bei Dysmenorrhö (Stufenplan)

*Sichere Schwangerschaftsverhütung gewünscht:*

*Hormonale Kontrazeptiva*
    Präparate: Cilest, Diane-35, Femovan, Marvelon; auch möglich, aber
        weniger wirksam: Oviol, Trinovum, Triquilar
    Erfolgsrate: >90%
    Nebenwirkungen: in dieser Altersgruppe minimal

*Progesteron-IUP*
    Präparate: (z. B. Biograviplan/Progestasert)
    Erfolgsrate: ca. 90%
    Nebenwirkungen: die ersten 2 Monate Blutungen; die Uterusgröße
        muß ausreichen; man denke immer an EUG!

*Keine sichere Schwangerschaftsverhütung gewünscht:*

*Nichtsteroidale Antiphlogistika:* Einnahme bei Bedarf, für 2–3 Tage
    Präparate: Sastridex 3mal 200 mg/die; Parkemed 3mal 500 mg/die;
        Ponalar 4mal 250 mg/die
    Erfolgsrate: >90%
    Nebenwirkungen: 6–10% Diarrhö, Überempfindlichkeiten

    Präparate: Dysmenalgit, Proxen, 4- bis 5mal 250 mg/die
    Erfolgsrate: ca. 90%
    Nebenwirkungen: 10–15% gastrointestinale Beschwerden

    Präparate: Anco, Brufen, Dolgit, Urem, 3- bis 4mal 400 mg/die
    Erfolgsrate: 90–95%
    Nebenwirkungen: <10% gastrointestinale Beschwerden

*Gestagene:* Einnahme vom 5./6.–25./26. Zyklustag
    Präparate: Duphaston 10 mg/die; Orgametril 5 mg/die
    Erfolgsrate: 80–90%
    Nebenwirkungen: 10–15% Übelkeit, Blutungsstörungen

*Ungesättigte Fettsäuren:* Einnahme über längere Zeit
    Präparate: Efamol, Gamma elan
    Erfolgsrate: signifikant
    Nebenwirkungen: keine

Durch *diätetische Veränderung der Fettsäurezufuhr* ist das Prostaglandinsynthesemuster zu verändern. Fischöle und Pflanzenfette
(Efamol; Gamma elan) enthalten ungesättigte Fettsäuren und verschieben so das im Organismus und damit auch im Uterus gebildete Prostaglandinmuster. Wenn auch ein akuter Effekt nicht zu

erwarten ist, so sollte diese nebenwirkungslose Behandlungsmethode mehr als bisher berücksichtigt werden.

Eine *exogene Gestagenzufuhr* beeinflußt die uterine Bildung von Prostaglandinen ebenfalls positiv. Die systemische Anwendung von Gestagenen (Orgametril, 5 mg/die, vom 6.-26.-Zyklustag; Duphaston, 10 mg/die, vom 5.-25. Zyklustag oral) oder die lokale Zufuhr von Progesteron, z. B. durch ein Progesteron-IUP (Biograviplan/Progestasert), verringern die Synthese von Prostaglandin $F_2$.

Besteht gleichzeitig der Wunsch nach einer Schwangerschaftsverhütung, so bietet sich die Gabe *hormonaler Kontrazeptiva* an. An Kombinationspräparaten kann z. B. Cilest, Diane-35, Femovan, Marvelon rezeptiert werden. Auch 2-Phasen- (Oviol) oder 3-Phasen-Präparate (Triquilar; Trinovum) sind hierbei möglich, obwohl ihre Wirksamkeit angeblich geringer sein soll als die von Kombinationspräparaten. Die 2- bis 3monatige Behandlung mit einem Ovulationshemmer macht deutlich, ob diese Therapie weitergeführt werden kann oder zugunsten einer anderen Methode abgebrochen werden muß.

Spielt der sichere Kontrazeptionswunsch bei der therapeutischen Entscheidung keine Rolle, so sind die *nichtsteroidalen Antiphlogistika* als Hemmstoffe der uterinen Prostaglandinsynthese die Mittel der Wahl. Sie sind mit wenig Nebenwirkungen behaftet und müssen nur an 2-3 Tagen eines jeden Zyklus eingenommen werden.

*Naproxen* (Dysmenalgit; Proxen, 4- bis 5mal 250 mg/die) führen zu einer annähernd 90%igen Erfolgsrate. Gastrointestinale Nebenwirkungen werden in 10-15% der Fälle angegeben. Sollte der 1. Behandlungszyklus nicht den gewünschten Erfolg bringen, kann unter Umständen die Dosis um 50 oder sogar 100% erhöht werden.

*Ibuprofen* (Anco; Brufen; Dolgit; Urem, 3- bis 4mal 400 mg/die) sind ebenfalls sehr effektiv. Die Nebenwirkungsrate ist mit maximal 10% als äußerst gering einzustufen.

*Flufenaminsäure* (Sastridex, 3mal 200 mg/die) und *Mefenaminsäure* (Parkemed; Ponalar, 3mal 500 bzw. 4mal 250 mg/die) sind in annähernd 100% der Fälle wirksam. Nebenwirkungen kommen in 6-10% aller Anwendungen vor. Bei der Gabe von Mefanaminsäurepräparaten kann es bisweilen zu einer Diarrhö kommen, die auf

16

Überempfindlichkeiten zurückzuführen ist. Bei speziellen Verdachtsmomenten ist deshalb der Gebrauch dieses Medikaments eingeschränkt. Von Vorteil ist allerdings die Anwendung von Flufenaminsäure- und Mefenaminsäurepräparaten deshalb, weil hierdurch nicht nur die Prostaglandinsynthese reduziert wird, sondern auch die Wirkung dieser Substanzklasse am Myometrium durch kompetitive Rezeptorhemmung vermindert wird.

*Acetylsalicylsäure* (Aspirin, 650 mg, alle 4–6 h) wirkt durch die direkte irreversible Azetylierung der aktiven Seite der Cyclooxygenase. Seine Effektivität ist zwar beweisbar, gegenüber anderen Medikamenten jedoch deutlich geringer. In gleicher Weise ist Indomethacin (Amuno; Duramethacin, 3mal 25 mg/die) bei dysmenorrhoischen Beschwerden zwar wirksam, ihre potentielle Toxizität durch die relativ hohe Nebenwirkungsrate (bis zu 56%; Kopfschmerzen, Müdigkeit, gastrointestinale Beschwerden) schließen dieses Medikament von einer Routinebehandlung der Dysmenorrhö jedoch aus.

*Magnesium* (Magnesium Verla, 3mal 1–3 Drg. tgl.; Magnetrans, 3mal 1–4 Filmtbl./die) und *Kalziumantagonisten,* z. B. Nifedipin (Nifecor, 20–40 mg oral), sind ebenfalls in der Lage, innerhalb kurzer Zeit jegliche uterine Kontraktion und damit Schmerzursache zu unterdrücken. Obwohl diese Medikamente an Effektivität und Schnelligkeit des Wirkungseintritts nicht zu übertreffen sind, sind ihrer allgemeinen Anwendung bei der Dysmenorrhö enge Grenzen gesetzt. Vor allem bei Kalziumantagonisten können teilweise schwerwiegende Nebenwirkungen wie Flush und Kopfschmerzen typischerweise auftreten und dürften hauptsächlich auf die Reduktion des kalziumabhängigen Blutgefäßtonus zurückzuführen sein.


## 3.2 Sekundäre Dysmenorrhö

### 3.2.1 Ätiologie und Pathogenese

Zur sekundären Dysmenorrhö kommt es bei pathologischen, organischen Veränderungen des Genitaltrakts. Ein Uterus myomatosus, Endometriumpolypen, Endometriose und eine Retroflexio uteri verursachen schmerzhafte Regelblutungen. Entzündliche Veränderungen des inneren Genitale sind häufig mit dem Auftreten des typischen Beschwerdebilds verbunden. Intrauterine Fremdkörper wie inerte oder Kupfer-IUPs können eine Dysmenorrhö sekundär auslösen. Auch Zervixstenosen oder iatrogene Ursachen (z. B. Zustand nach Konisation) führen zu Schmerzen bei der Periode. Häufig erwähnt, wenn auch relativ selten vorkommend, gehen kongenitale Anomalien wie die Hymenalatresie oder uterine Mißbildungen mit dysmenorrhoischen Schmerzen einher.

Das pathogenetische Gewicht der Prostaglandine bei der primären Dysmenorrhö ist hinlänglich bekannt. Welcher Stellenwert diesen Gewebshormonen bei der sekundär schmerzhaften Regelblutung zukommt, sollte, gerade unter dem Aspekt einer vorübergehenden oder begleitenden Therapie, beachtet werden.

Prostaglandine sind an allen entzündlichen Prozessen beteiligt. Traumatisierung oder Zug und Spannung von Geweben wie bei Adhäsionen im kleinen Becken, bei Polypen oder Myomen gehen mit einer gesteigerten Prostaglandinsynthese einher. Die Peritonalflüssigkeit von Frauen mit Endometriose enthält hohe $PGF_{2\alpha}$-Spiegel. IUPs führen häufig zu einer sekundären Dysmenorrhö. Als Schmerzursache werden die Traumatisierung des Endometriums und die leukozytäre Infiltration im Bereich des IUPs angegeben. Beides ist mit einer vermehrten Prostaglandinsynthese verbunden, die für die Zunahme der myometrialen Aktivität verantwortlich ist.


### 3.2.2 Therapie und ihre Nebenwirkungen

Selbstverständlich muß bei der Therapie eine kausale Behandlung das endgültige Ziel sein. Bis dies jedoch möglich ist, oder in manchen Fällen auch als begleitende Maßnahme, können einige der für die primäre Dysmenorrhö gedachten Therapiekonzepte übernommen werden.

Bis zur chirurgischen Behandlung eines Uterus myomatosus besteht ohne weiteres die Möglichkeit, mit Hilfe von *Gestagenen,* wie bei der primären Dysmenorrhö appliziert, schmerzhafte Regelblutungen zu behandeln. Hormonale Kontrazeptiva sind in diesen

Fällen nicht geeignet. *Nichtsteroidale Antiphlogistika* können ebenfalls schmerzlindernd eingesetzt werden. Das Prinzip der Behandlung einer Endometriose ist die Ovarialsuppression durch Gestagene (Danazol; Orgametril) oder GnRH-Analoga (Buserelin; Decapeptyl). Daß hiermit natürlich auch die sekundäre Dysmenorrhö verschwindet, versteht sich von selbst (s. Kap. Endometriose).

Eine Retroflexio uteri verursacht zwar eine sekundäre Dysmenorrhö, das therapeutische Vorgehen entspricht aber völlig dem bei einer primären schmerzhaften Regelblutung. Im Gefolge der Behandlung einer entzündlichen Erkrankung des inneren Genitale ist es sinnvoll, die schmerzhaften Regelblutungen mit nichtsteroidalen Antiphlogistika zu behandeln, wie sie bei der Therapie der primären Dysmenorrhö beschrieben wurden. Auch vorübergehende dysmenorrhoische Beschwerden, hervorgerufen durch IUPs, sind durch die Hemmung der pathologisch veränderten Prostaglandinsynthese im Endometrium mit Hilfe nichtsteroidaler Antiphlogistika zu beherrschen.

## 3.3 Nutzen-Risiko-Relation der Therapie

Bei geringem akuten, aber möglicherweise zufriedenstellendem dauerhaftem Nutzen ist die diätetische Veränderung der Fettsäurezufuhr mit nur minimalem Risiko für die Patientin verbunden. Bei der exogenen Gestagenzufuhr ist die Dosierung relativ gering. Die Effektivität dieser Behandlungsmethode ist gegeben; das Risiko betreffend, muß an die Leberbelastung und die damit verbundenen Stoffwechseleffekte gedacht werden.

Die intrauterine Progesteronzufuhr ist eine effektive Methode zur Behandlung der primären Dysmenorrhö, Risiken von Seiten des Gestagens als systemisch wirkendes Medikament bestehen praktisch nicht, da das vom IUP abgegebene Progesteron vollständig im Endometrium zu unwirksamen Metaboliten abgebaut wird. Als Nebenwirkungen können allerdings, wie bei allen IUPs, vor allem während der ersten 2–3 Monate, Blutungen auftreten. Ferner ist der antikonzeptive Schutz nur auf das Uteruscavum beschränkt, so daß Extrauteringraviditäten (EUG) möglich sind.

Die Effektivität moderner OH bei dysmenorrhoischen Beschwerden ist optimal. Auch wenn die Nebenwirkungsrate bei den heutzutage zu empfehlenden OH als äußerst gering einzustufen ist, sollte jedoch nie vergessen werden, daß es sich bei hormonalen Kontrazeptiva um Pharmaka handelt, die Stoffwechselveränderungen hervorrufen. Bei der Dysmenorrhö ist allerdings der Nutzen, der durch die Anwendung hormonaler Kontrazeptiva erreicht wird, unverhältnismäßig höher als das Risiko, dem man die Patientin aussetzt.

Der Vorteil nichtsteroidaler Antiphlogistika ist sicherlich darin zu sehen, daß nur bei Bedarf über einen kurzen Zeitraum hinweg, der Schwere der Symptome entsprechend, behandelt wird. Die Effektivität ist in einem sehr hohen Prozentsatz gegeben, die Nebenwirkungsrate ist jedoch bei bestimmten Medikamenten zu beachten. Insgesamt gesehen, kann man jedoch von einer zufriedenstellenden Nutzen-Risiko-Relation sprechen.

Was die Anwendung von Magnesium und Kalziumantagonisten betrifft, so sollten diese Medikamente erst als Mittel 2. oder 3. Wahl verwandt werden, weil hierbei Wirkungen auf den Gesamtorganismus bei den notwendigen Dosierungen festgestellt werden müssen, die nicht immer ein akzeptables Nutzen-Risiko-Verhältnis gewährleisten (s. Tabelle 1).

# 4 Unerfüllter Kinderwunsch

Unter Sterilität versteht man Unfruchtbarkeit von Mann und Frau. Sie führt zu einer zeitweiligen oder dauerhaften Unfähigkeit zur Fortpflanzung.

Die Infertilität meint das Unvermögen, eine Frucht bis zur Lebensfähigkeit auszutragen (Impotentia gestandi). Als Ursachen kommen genetische Störungen, aber auch anatomische Besonderheiten in Frage.

Wenn ein Paar mit Kinderwunsch länger als 2 Jahre regelmäßigen und ungeschützten Verkehr hatte, ohne schwanger geworden zu sein und die Frau bisher noch keine Kinder geboren hat, so spricht man von einer primären Sterilität. Von einer sekundären Sterilität, wenn bereits Kinder geboren wurden. Die Häufigkeit der ungewollten Kinderlosigkeit beträgt in Deutschland derzeit etwa 15%. Die Ursachen für die Fortpflanzungsstörungen liegen zu etwa 40–45% bei der Frau, zu etwa 40% beim Mann, und in den restlichen Fällen sind die Ursachen nicht geklärt. Ferner sind bei etwa einem Drittel aller sterilen Paare die Gründe bei beiden Partnern zu suchen.

Während die Abklärung einer ungewollten Kinderlosigkeit mit einfachsten Mitteln jedem Gynäkologen möglich ist, sollte die Behandlung der weiblichen Sterilität in den Händen derer konzentriert werden, die hierfür schwerpunktmäßig ausgebildet sind. Es wird deshalb im folgenden eingehender auf Diagnostik und Pathophysiologie abgehoben, denn nur Wissen kann zur Selbstbeschränkung führen.


## 4.1 Grundsätzliches

Voraussetzung für die Erkennung einer Sterilität und ihre prognostische Einschätzung ist die *Anamnese*. Die Kinderlosigkeit mancher Verwandter kann ein Hinweis auf eventuell bestehende genetische Varianten sein.

Die natürliche Konzeptionsrate ist bei der Frau um das 24. Lebensjahr herum am höchsten und nimmt danach kontinuierlich wieder ab. Auch die Zeugungsfähigkeit des Mannes ist altersabhängig. Bis zum 25. Lebensjahr besteht eine Konzeptionsrate von annähernd 75% (Eintritt einer Schwangerschaft innerhalb von 6 Monaten). Dieser Prozentsatz beträgt bei einem Mann jenseits des 40. Lebensjahrs weniger als 25%.

Insbesondere ist die berufliche oder familiäre Belastung sowie die Ernsthaftigkeit des vorgetragenen Kinderwunsches zu hinterfragen. Regelmäßiger Alkoholkonsum, Nikotin und Medikamente können ursächlich für die Kinderlosigkeit verantwortlich sein. Auch wenn es banal erscheinen mag, die Frage, ob Östrogen- oder Gestagenpräparate eingenommen werden, ist wichtig. Es muß nach vorangegangenen Entzündungen im Unterleib, nach Operationen im Bereich der Ovarien und der Adnexe und bei sekundärer Sterilität nach Schwangerschaftsverlauf und Geburt gefragt werden.

Da die ungewollte Kinderlosigkeit in jeder Hinsicht immer beide Partner betrifft, so muß die Anamnese grundsätzlich auch den Mann mit einschließen. Die Potentia coeundi sollte erfragt werden. Die Koitusfrequenz und ihre Beziehung zum Zeitpunkt der Ovulation ist eine wichtige Frage. Nach langjähriger Beschäftigung mit dieser Thematik wird man erstaunt sein, wie häufig die alleinige Unterrichtung über den optimalen Konzeptionszeitpunkt eine erfolgreiche „Sterilitätsbehandlung" ausmacht.

Allein die Beurteilung des *Habitus einer Frau* kann eine Sterilitätsbehandlung überflüssig machen. Ein adrenogenitales Syndrom, ein Morbus Addison oder ein Morbus Cushing sind hierfür Beispiele. Fehlt die Achsel- und Schambehaarung (testikuläre Feminisierung), fehlt das Riechvermögen (Kallmann-Syndrom) oder besteht ein dysproportionaler Kleinwuchs, so sind dies wesentliche Hinweise für den weiteren diagnostischen und prognostischen Verlauf. Behaarungstyp, Haarverteilung und Haarstärke sind wichtige Beurteilungskriterien.

Im Rahmen der gynäkologischen Untersuchung kann das *Vaginalepithel* schnell, einfach und sehr kostengünstig als Indikator östrogener und gestagener Wirkungen dienen. Diese diagnostische Möglichkeit sollte auch in kurzfristigen Abständen häufig genutzt werden. Zur Zykluskontrolle ist die Beurteilung der Zervix bzw. des Zervixsekrets unerläßlich.

Östrogene, exogen zugeführt oder endogen produziert, steigern die Zervixschleimmenge und verändern dessen Qualität. Klarheit, Spinnbarkeit und Farnkrautphänomen sind die entsprechenden Beurteilungskriterien. Auch zytologische Faktoren, wie die Relation von Oberflächen-, Parabasal- und Basalzellen zueinander, müssen beachtet werden. Zur Vereinfachung der Diagnostik kann der *Zervixindex* nach Insler herangezogen werden (s. Tabelle 2), der die Menge des Zervixsekrets, die Spinnbarkeit, das Farnkrautphänomen und die makroskopische Beurteilung der Zervix umfaßt, deren Dynamik mit bestimmten Punktezahlen bewertet und daraus die Chancen der Konzeptionsfähigkeit ableitet. Hiermit bekommt man einen indirekten Hinweis auf die Follikelreifung, einen direkten Hinweis auf die Zervixdrüsenfunktion und eine ungefähre Möglichkeit, den Ovulationszeitpunkt zu bestimmen.

Penetrationsstörungen zwischen Spermien und Zervixsekret

**Tabelle 2.** Beurteilung der zyklischen Veränderungen im Zervixsekret und ihre Klassifikation. (Nach Insler et al. 1981)

| Punktezahl | 0 | 1 | 2 | 3 |
|---|---|---|---|---|
| Menge des Zervixsekrets | Kein Sekret | Wenig | Vermehrt | Reichlich |
| Spinnbarkeit | Keine | Leicht | Gut | Sehr gut |
| Farnkrautphänomen | Negativ | Linear | Gut | Vollkommen |
| Zervix | Geschlossen | | Leicht geöffnet | Geöffnet |
| Bewertung | 0–3 Negativ | 4–6 Beginnend | 7–9 Mäßig | 10–12 Optimal |

oder immunologische Reaktionen können durch die *Postkoitaltests* erfaßt werden. Wenn beim Sims-Huhner-Test 6–12 h nach Kohabitation keine oder nur unbewegliche Spermien im präovulatorischen Zervixsekret bei Anwesenheit von Spermien im hinteren Scheidengewölbe zu finden sind, so besteht der Verdacht einer Penetrationsstörung. Erweiterte Testverfahren sind der Kurzrok-Miller-Test und der Kremer-Test, die eine signifikante Korrelation zur Fertilität besitzen. Wenn diese Testverfahren negativ ausfallen, muß eine immunologische Ursache der Kinderlosigkeit angenommen werden. Es kann aber auch bei lokalen Infektionen im unteren Genitaltrakt ein falsch-negatives Ergebnis entstehen.

Zur Kontrolle der Ovarialfunktion steht an 1. Stelle die *Basaltemperaturmessung* zur Verfügung. Bei normalem ovulatorischem Zyklus kommt es progesteronbedingt zu einer Erhöhung der Körperkerntemperatur um 0,3–0,5 °C innerhalb von 1–2 Tagen. Die erhöhte Temperatur bleibt dann über mindestens 12 Tage bestehen. Die 3monatige Messung der Basaltemperaturkurve (BTK) gibt Aufschluß über ovulatorische oder anovulatorische Zyklen, läßt grob eine Follikelreifungsstörung mit mangelhafter CL-Funktion erkennen und ermöglicht erste Hinweise auf die Prognose der weiteren Maßnahmen. Bei Feststellung von Follikelreifungsstörungen sollte eine sonographische Follikulometrie und eventuell eine Serumprogesteronmessung in der Mitte der CL-Phase vorgenommen werden.

Zur Basisuntersuchung einer Frau mit ungewollter Kinderlosigkeit und primärer oder sekundärer Amenorrhö zählt ferner die Durchführung eines *Gestagentests:* 10 Tage lang werden 10 mg MPA (G-Farlutal; Clinofem) oder NETA (Primolut-Nor) oral appliziert. Kommt es innerhalb einer Woche nach der Tabletteneinnahme zur Blutung, so ist der Gestagentest positiv. Dies gibt Aufschluß über das Vorhandensein eines offenen Genitaltrakts, über eine ausreichende proliferativ wirkende ovarielle Östrogensynthese, über die Reaktionsfähigkeit des Endometriums und schließlich über die basale Funktionsfähigkeit der Hypothalamus-Hypophysen-Vorderlappen(HVL)-Ovarial-Achse. Bleibt eine Blutung aus (negativer Gestagentest), so muß nach Fehlbildungen oder anderen Mängeln im Genitaltrakt gesucht werden. Darüber hinaus müssen weitere diagnostische Verfahren zur Abklärung einer ovariellen Insuffizienz angewandt werden.

Mit Hilfe eines *Östrogen-/Gestagentests,* z. B. Verordnung eines Östrogen-/Gestagensequenzpräparats (Oviol) ist eine Differenzierung zwischen uteriner und nichtuteriner Amenorrhö möglich. Der positive Test (Blutung) beweist ein funktionsfähiges Endometrium. Bei negativem Test muß an eine Fehlbildung des Uterus (z. B. Rokitansky-Küster-Mayer-Hauser-Syndrom) oder an ein fehlendes oder funktionsloses Endometrium gedacht werden. Zur weiteren Abklärung sind dann eine Endometriumbiopsie, Hysteroskopie oder Laparoskopie notwendig.

## 4.2 Einzelne Störungen und ihre Therapie

Die Steuerung der normalen Ovarialfunktion wird gewährleistet durch Interaktionen von Zentralnervensystem (ZNS), Hypothalamus, HVL und Ovar. Die Regulationsvorgänge sind äußerst komplex, somit sind Störungen des Kontrollmechanismus leicht vorstellbar.

Da das von der WHO 1976 vorgeschlagene Einteilungsschema ovarieller Funktionsstörungen die Pathophysiologie zur Grundlage hat, muß dieses Schema beachtet werden, wenn eine sinnvolle Therapie funktioneller Ovarialstörungen vorgenommen werden soll (WHO-Schema, s. Abb. 1).

## 4.2.1 Hyperprolaktinämie (WHO V/VI)

*Diagnostik*

Fällt bei einer Frau ein erhöhter PRL-Spiegel auf und ist dieser Befund nicht als physiologische Hyperprolaktinämie (Schwangerschaft, Laktation) einzuordnen, so können hierfür 3 verschiedene Gründe vorliegen:

1. Es kann sich um ein PRL-produzierendes Hypophysenadenom (Proklaktinom) handeln.
2. Es kann eine verminderte hypothalamische Hemmung der laktotrophen Zellen existieren.
3. Ursache kann eine vermehrte hypothalamische Stimulation der laktotrophen Zellen sein.

Bei einem Prolaktinom bis zu 10 mm Durchmesser spricht man von einem Mikroprolaktinom. Makroprolaktinome sind teilweise große, invasive Tumoren. Sind die PRL-Werte über 100 oder 200 ng/ml, so ist meistens auch ein Tumornachweis möglich. Die Höhe des basalen PRL-Spiegels korreliert weitgehend mit der Größe des laktotrophen Adenoms.

Bei einer Hyperprolaktinämie muß vor Behandlungsbeginn eine sorgfältige Medikamentenanamnese erhoben werden. Die in Tabelle 3 aufgeführten Pharmaka können den PRL-Spiegel teilweise erheblich steigern und damit eine Störung der Ovarialfunktion provozieren.

**Tabelle 3.** Pharmaka, die die Prolaktinbildung steigern

| Anwendungsgebiete | Substanzen |
| --- | --- |
| Antidepressiva, Neuroleptika, Psychopharmaka | Amitriptylin, Imipramin, Sulpirid, Haloperidol, Pimocid, Thioxanthene, Phenothiazine |
| Antiemetika | Thiethylperazine, Metoclopramid, Domperidon |
| Antihistaminika $H_1$, $H_2$ | Cimetidin, Meclizine, Tripelenamine |
| Antihypertensiva | $\alpha$-Methyl-Dopa, Reserpin |
| Hormone | Östrogene (hochdosiert), TRH |

Die PRL-Bestimmung dient dem Nachweis einer PRL-Mehr-
sekretion, wobei der basale Hormonspiegel üblicherweise ausreicht.
Ob Suppressions- oder Stimulationstests für die Differentialdiagno-
stik der Hyperprolaktinämie sinnvoll sind, ist fraglich. Bei Basal-
werten über 50–100 ng/ml muß auf jeden Fall der Sellabereich
einer weiteren Diagnostik unterzogen werden.

*Therapie und ihre Nebenwirkungen*

*Dopaminagonisten* wie Bromergocryptin (Pravidel) und Lisurid
(Dopergin) sind die Medikamente, mit denen man die größte klinische Erfahrung bei der Behandlung einer Hyperprolaktinämie hat.
Bromergocryptin entfaltet seine PRL-hemmende Wirkung auf
hypothalamischer wie auch auf hypophysärer Ebene. Sowohl die
Freisetzung als auch die Synthese des PRL wird gehemmt, Lisurid
scheint nur die PRL-Freisetzung zu blockieren. Nach oraler Gabe
der PRL-Hemmer sinkt innerhalb von 3 h der Hormonspiegel ab,
ein Effekt der etwa 6–12 h anhält. Die Pulsatilität von LH normalisiert sich. Bromergocryptin, 2,5 mg, oder Lisurid, 0,2 mg, werden
zunächst 1mal tgl. verabreicht. Die effektive Dosierung ist dann
erreicht, wenn sich die PRL-Spiegel normalisiert haben. Die gleiche
Menge sollte dann kontinuierlich weitergegeben werden, bis eine
Schwangerschaft eingetreten ist. Eine zu starke Verminderung des
PRL-Spiegels kann eine Verschlechterung der Ovarialfunktion
bewirken, weshalb der Normbereich zwischen 5 und 20 ng/ml ein-
gehalten werden sollte.

PRL-Hemmer sind dopaminerge Substanzen. Deshalb kommt
es am Beginn der Behandlung häufig zu Blutdruckabfall, Übelkeit
und Brechreiz. Die Einnahme der Medikamente vor dem Schlafen-
gehen ist deshalb oft hilfreich. Manchmal nützt es auch, das Präparat zu wechseln. Es kommt zu keinen polyfollikulären Reaktionen
des Ovars, nicht häufiger zu Mehrlingen und nicht zu Überstimulationen.

## 4.2.2 Hypogonadotrope normoprolaktinämische Ovarialinsuffizienz (WHO I)

*Diagnostik*

Klinisch fällt eine primäre oder sekundäre Amenorrhö auf. Der Gestagentest ist negativ, der Östrogentest positiv, die FSH- und LH-Serumkonzentrationen sind stark erniedrigt. Die hypophysäre Antwort auf einen GnRH-Test (100 µg GnRH als Bolusinjektion i. v., FSH- und LH-Bestimmung nach 60 und 120 min) kann unterschiedlich ausfallen: Bei präpuberaler Reaktion sieht man ausschließlich einen FSH-Anstieg. Die adulte Form der hypogonadotropen Dysfunktion zeigt einen überwiegenden Anstieg von LH. Beim Ausbleiben jeglichen FSH- und LH-Anstiegs ist ein länger bestehendes völliges GnRH-Defizit anzunehmen.

Zur WHO-Gruppe I zählen die Pubertas tarda, das Kallmann-Syndrom (die olfaktogenitale Dysplasie, die durch ein vermindertes oder aufgehobenes Riechvermögen der Patientin auffällt) und vor allem die Patientinnen mit chronifizierter Anorexia nervosa oder lang persistierender psychogener Amenorrhö.

*Therapie und ihre Nebenwirkungen*

Die Hypophysen- und damit auch Ovarialfunktion einer Patientin mit Kallmann-Syndrom kann durch chronisch intermittierende *GnRH-Zufuhr* normalisiert werden. Eine Stimulation der Ovarien ist auch durch die *Gonadotropinbehandlung* mit HMG (Humegon; Pergonal) in Kombination mit hCG (Predalon, Pregnesin) zu erreichen. Die gleichen Behandlungsrichtlinien sind für die anderen Formen der hier beschriebenen Ovarialinsuffizienz anwendbar.

Wenn sich eine positive LH-Reaktion auf GnRH zeigt, so kann eine chronisch intermittierende Verabreichung von GnRH mittels einer tragbaren, computergesteuerten Pumpe (Cyclomat) erfolgen. Bei intravenöser oder subkutaner Applikation wird in einer Pulsfrequenz von 90 Pulsen/min jeweils zwischen 0,002 und 0,020 mg GnRH verabreicht. Die Behandlung beginnt in den ersten Tagen nach der Blutung und wird bis zum Erreichen eines reifen Follikels fortgesetzt, um dann die Ovulation mit hCG auszulösen.

Unter der Behandlung ist eine sorgfältige, am besten sonographische Kontrolle des Follikelwachstums angezeigt. Die Zervixfaktoren sollten regelmäßig begutachtet werden, und mit Hilfe der Östrogenmessung muß man die Schnelligkeit und die Qualität der Follikelreifung beobachten. Neben der reinen GnRH-Behandlung kann dieses therapeutische Vorgehen noch mit anderen die Ovarialfunktion stimulierenden Maßnahmen kombiniert werden.

Im Rahmen der beabsichtigten Wirkung kommt es häufiger zu Überstimulationen der Ovarien mit der Ausbildung von Zysten und einem Ansteigen der Mehrlingsschwangerschaftsrate.

Die Diagnostik und die Therapie der hypogonadotropen normoprolaktinämischen Ovarialinsuffizienz bedarf einer großen Erfahrung in der Bewertung bestimmter endokrinologischer Funktionstests und im Umgang mit endokrin hochaktiven Medikamenten. Deshalb sollte die Behandlung bestimmten Zentren bzw. Personen mit entsprechender Erfahrung vorbehalten bleiben.

### 4.2.3 Normogonadotrope normoprolaktinämische Ovarialinsuffizienz (WHO II)

*Diagnostik*

Bei normalem PRL-Spiegel wird entweder über spontane uterine Blutungen berichtet (WHO II a) oder man findet eine primäre oder sekundäre Amenorrhö (WHO II b).

Zur WHO-Gruppe II a zählen Störungen wie die CL-Insuffizienz, anovulatorische Zyklen von normaler Länge oder eine anovulatorische Oligomenorrhö. Bei der CL-Insuffizienz ist die Wechselwirkung zwischen ZNS, Hypothalamus, HVL und Ovar gestört.

Im Falle der WHO-Gruppe II b ist der Gestagentest positiv. Zu dieser Gruppe gehören auch jene Ovarialstörungen, die mit einer gesteigerten Androgenproduktion einhergehen und als normogonadotrope hyperandrogenämische Form der Ovarialinsuffizienz umschrieben werden. Hierzu zählen das PCO-Syndrom und die Hyperthecosis ovarii, die häufig mit Virilisierungssymptomatik und Sterilität vergesellschaftet sind. Dieses Syndrom (Amenorrhö, Infertilität und Hirsutismus, verbunden mit vergrößerten polyzystischen Ovarien) wurde von Stein und Leventhal beschrieben.

## Antiöstrogene

Die größte Erfahrung bei der Behandlung normogonadotroper normoprolaktinämischer Ovarialinsuffizienzen hat man mit *Clomifen* (Dyneric), einem Medikament aus der Gruppe der *Antiöstrogene*. Am 3.–5. Zyklustag beginnend werden 50 mg Clomifen an 5 aufeinanderfolgenden Tagen oral eingenommen. Erreicht man hiermit ovulatorische Zyklen, so sollte die Behandlung 2–3 Monate weitergeführt werden. Bei fehlendem oder ungenügendem Ansprechen der Ovarien kann die Dosis auf 100 mg/die erhöht werden. Entscheidungskriterium für die Fortführung der Clomifenbehandlung bzw. die Eskalation der therapeutischen Schritte ist die Beurteilung der Ovarialfunktion mit Hilfe der BTK, Begutachtung der Zervixfaktoren und der sonographischen Follikulometrie. Nach der Clomifeneinnahme ist eine engmaschige Kontrolle der ovariellen Reaktion zwischen dem 12. und 16. Zyklustag dringend erforderlich. Es muß eine Überreaktion der Ovarien rechtzeitig erkannt und eine Gravidität frühzeitig erfaßt werden.

Die Begutachtung des Zervixschleims gibt Aufschluß darüber, ob der antiöstrogene Effekt des Clomifens die Entwicklung optimaler zervikaler Sekretion verhindert. Dem kann durch die zusätzliche Gabe von EE (Progynon-C, 2 mg vom 10.–12. Zyklustag, oral) begegnet werden. Nach Anstieg der BTK gibt die Bestimmung von Progesteron Auskunft über die CL-Funktion. Bei Werten von mehr als 3–10 ng/ml, an 2–3 Tagen während der CL-Phase gemessen, weiß man, daß eine Ovulation stattgefunden hat. Oft vergessen, jedoch besonders wichtig, ist die Kontrolle der Ovarien während der 2. Zyklushälfte. Palpation, aber vor allem Sonographie sind die Methoden, mit denen zystische Ovarialvergrößerungen frühzeitig erkannt werden, so daß rechtzeitig bei einer Überstimulation therapeutische Maßnahmen eingeleitet werden können.

Bei anovulatorischem BTK-Verlauf ist es bisweilen sinnvoll, zusätzlich 5000–10000 Einheiten hCG (Predalon; Pregnesin) zum Zeitpunkt der sonographisch ausreichenden Follikelreifung zu applizieren. Hiermit kann in vielen Fällen eine Ovulation ausgelöst werden.

Obwohl es bei Clomifenbehandlung selten zu schweren Über-

stimulierungen der Ovarien kommt, ist dieses Phänomen immer
äußerst sorgfältig zu beachten. Die Gefahr der Überstimulation
besteht besonders dann, wenn eine Schwangerschaft eingetreten ist
und das endogene hCG des Trophoblasten eine zusätzliche Stimulation der Ovarien bewirkt. Erst wenn sich die Ovarialgröße wieder
normalisiert hat, darf mit einer erneuten Clomifenbehandlung
begonnen werden. Als Risikogruppe für eine Überstimulation muß
die Gruppe der hyperandrogenämischen Patientinnen angesprochen werden. Weitere Nebenwirkungen während der Clomifenthe-
rapie sind: Hitzewallungen, gelegentliche Übelkeit, Schwindel und
Brustschmerzen. Selten werden Sehstörungen angegeben wie
unscharfes Sehen, Flimmern vor den Augen oder Fixierungsschwä-
che. Alle diese Befunde sind als harmlos einzustufen und bedürfen
keiner Behandlung, da sie nach Absetzen der Therapie wieder verschwinden.

Zur gleichen Gruppe der Antiöstrogene zählt das *Cyclofenil*
(Fertodur), das zusätzlich eine schwache östrogene Wirkung hat.
Die klinischen Resultate sind unterschiedlich, insgesamt aber
schlechter als mit Clomifen. Bei Anwendung von Cyclofenil, in
einer Dosierung von 200 mg, 3mal tgl., über 5 Tage, beginnend zwischen dem 3. u. 5. Zyklustag, müssen jedoch die gleichen klinischen
und analytischen Kontrollen wie beim Clomifen vorgenommen
werden. Nebenwirkungen unter der Cyclofeniltherapie sind kaum
beschrieben worden, es wird selten über Überstimulationen und
damit über Mehrlingsschwangerschaften berichtet.

Als weiteres Antiöstrogen ist *Tamoxifen* (Nolvadex; Nourytam,
Tamofen) bekannt. Tamoxifen soll bei oligomenorrhoischen Patientinnen wirksamer sein als Clomifen. Da jedoch die bisherigen
Erfahrungen mit der Gabe von Tamoxifen relativ gering sind, ist
eine Vergleichsaussage zu den anderen ovulationsauslösenden Substanzen nicht möglich.

Tamoxifen, in einer Dosierung von 20–40 mg/die, an 5 Tagen
zu Beginn des Zyklus appliziert, bedarf jedoch der gleichen Kon-
trollmaßnahmen wie eine Clomifenbehandlung.

Der Wirkungsmechanismus von *Epimestrol* (Stimovul) ist bis
heute noch ungeklärt. Die Gabe von 5–15 mg Epimestrol, vom
5.–15. Zyklustag, bewirkt einen Anstieg von LH und FSH sowie
eine Steigerung der LH-Ausschüttung im GnRH-Stimulationstest.

30

Obwohl äußerst selten Nebenwirkungen angegeben werden, muß dennoch mit gleicher Sorgfalt wie bei den anderen stimulierenden Maßnahmen die Ovarialgröße beobachtet werden. Die qualitative Bedeutung von Epimestrol entspricht nicht der des Clomifens. Da die zervikale Sekretion unter Epimestrol aber verbessert wird, ist bei Störung dieser Faktoren der primäre Einsatz dieses Medikaments indiziert. Polyfollikuläre Ovarialreaktionen mit Mehrlingsschwangerschaften und Überstimulationen sind bei dieser Substanz nicht bekannt.

*Gonadotropinbehandlung*
Wie bei der Behandlung der hypogonadotropen Ovarialfunktion bereits angedeutet, kommt bei Versagen der Clomifen-, Cyclofenil-, Tamoxifen- oder Epimestrolbehandlung (nach etwa 6monatiger Behandlungsdauer) die *Gonadotropin* (HMG/hCG)-*Behandlung* in Frage.

Unabhängig von der Pathogenese besteht immer eine Indikation zur HMG/hCG-Behandlung, wenn eine multifollikuläre Reaktion und eine gezielte Auslösung der Ovulation angestrebt wird. Dies ist bei der In-vitro-Fertilisierung, beim intratubaren Gametentransfer und anderen, gleichgelagerten Methoden der Fall.

Da jedoch die HMG/hCG-Therapie umfängliches diagnostisches und apparatives Rüstzeug und eine große therapeutische Erfahrung verlangt, sollte diese Therapieform von entsprechend erfahrenen Gynäkologen in ausgewiesenen Zentren durchgeführt werden.

Die Gabe von HMG/hCG bei der sogenannten idiopathischen Sterilität ist fragwürdig.

Eine HMG/hCG-Behandlung muß immer individuell dosiert werden. Beginnend etwa am 3. Zyklustag wird zunächst eine Ampulle HMG (75 I. E. FSH + 75 I. E. LH) (Humegon; Pergonal) tgl., i. m., an 4–5 aufeinanderfolgenden Tagen appliziert. Bleibt eine Ovarialreaktion aus, was an der Östrogenproduktion und durch Darstellung der sonographisch kontrollierbaren Follikelbildung nachgewiesen werden kann, wird die Dosis um 1 Amp./die gesteigert. Die erhöhte Dosis sollte dann weitere 3–5 Tage beibehalten werden. Das geschilderte Vorgehen muß so lange wiederholt werden, bis sich aufgrund der Östrogenmessung, der Beurteilung der

Zervixfaktoren und der Follikulometrie eine adäquate Reaktion des Ovars zeigt. Die HMG-Gesamtdosen können, in Abhängigkeit von den verschiedenen Diagnosen, erheblich variieren. Bei entsprechenden Zervixfaktoren, adäquater Dauer und Höhe des Östrogenanstiegs, in Relation zu Zahl und Größe der Follikel, wird hCG (Predalon; Pregnesin), in einer Dosierung von 5000–1000 Einheiten, am Tage nach der letzten HMG-Gabe i. m. applizier.t. Nach weiteren 48 h kann unter Umständen eine nochmalige Injektion von hCG zur Unterstützung der CL-Funktion beitragen. Zur Kontrolle dieser Behandlung müssen der Östrogenausgangswert und die Östrogenwerte während der Stimulation kontinuierlich verfolgt werden. Gleichzeitig sollte sonographisch vor Behandlungsbeginn und während der Behandlung auf zystische Strukturen von mehr als 10 mm Durchmesser geachtet werden. Beträgt die Follikelgröße 18–20 mm und erreichen die Östrogenwerte eine entsprechende Größenordnung, so wird das hCG in oben angegebener Dosierung injiziert. Die Patientin muß dann darauf hingewiesen werden, daß die Ovulation nach ca. 36 h stattfinden wird und daß in dieser Zeit ein Konzeptionsoptimum besteht, woraus, wie oben schon angedeutet, entsprechende familiäre Konsequenzen gezogen werden sollten!

Besonders wichtig ist allerdings die postovulatorische bzw. postkonzeptionelle Kontrolle der Ovarialgröße. Man muß ferner die Patientin darauf aufmerksam machen, wie sich Überstimulationssymptome äußern und sie darauf hinweisen, daß sie (auch bei Verdacht) umgehend stationär aufgenommen werden muß. Solche Beschwerden können sein: Übelkeit, Unterleibsschmerzen, vor allem Völlegefühl und gespannter Leib.

Da die HMG/hCG-Behandlung immer mit einer übernormalen Gonadotropindosierung vorgenommen wird, kommt es naturgemäß häufig zu einem polyfollikulären Wachstum der Ovarien. Das Resultat ist eine erhöhte Rate an Mehrlingsschwangerschaften (bis zu 40%), vorwiegend Zwillinge, seltener Drillinge und gelegentlich Vier- oder Fünflinge. Direkte Nebenwirkungen der HMG/hCG-Präparate sind nicht bekannt.

Da bei jeglicher Stimulationsbehandlung dazu noch die Ovarien unphysiologisch reagieren können, soll auf das ovarielle Hyperstimulationssyndrom, seiner Diagnostik und Behandlungsmöglichkeit kurz eingegangen werden. Die Pathogenese dieses Syndroms ist immer noch ungeklärt. Der dominierende pathologische Befund ist die beidseitige multizystische Ovarialvergrößerung. Die Entstehung der Zysten ist auf die HMG- bzw. Gonadotropinbehandlung zurückzuführen, wofür auch die zystische Ovarialvergrößerung bei hydatiformen Molen und beim Chorionepitheliom sprechen. Es gibt eine Flüssigkeitsverschiebung von intravasal in die Bauchhöhle, und es resultiert hieraus eine Hypovolämie mit Hämokonzentration und Hypoproteinämie. Bisweilen entstehen Pleuraergüsse, äußerst selten ist ein Perikarderguß nachweisbar. Blutdruck und Zentralvenendruck fallen ab.

Der Schweregrad eines Überstimulationssyndroms wird in 3 Gruppen eingeteilt. Bei Grad I muß die Patientin häufiger kontrolliert werden, Grad II und III bedürfen unbedingt einer stationären Überwachung. Zur Diagnostik gehören Flüssigkeitsbilanz, Bestimmung des Körpergewichts, Hämatokrit, Hämoglobin, Leukozyten, Thrombozyten, Elektrolyte, Plasmaeiweiß, Harnstoffe, Kreatinin und Gerinnungsstatus. Von Anfang an muß eine Flüssigkeits-, Protein- und Elektrolytsubstitution erfolgen, die sich vor allem am Hämatokrit, Gesamteiweß und an den Elektrolyten zu orientieren hat. Äußerste Vorsicht ist bei der Gabe von Diuretika anzuwenden. Bei extrem stark gespanntem Leib, Zwerchfellhochstand und Atembehinderung kann eine sorgfältige Entlastungspunktion des Aszites oder des Pleuraergusses vorgenommen werden, wobei nie mehr als 2000 ml sehr langsam auf einmal abgelassen werden dürfen.

Besteht keine Schwangerschaft, so bilden sich die Symptome normalerweise bis zum Eintritt der Menstruation zurück. Ist die Frau schwanger, kann es zu einer Verstärkung der Symptomatik durch den Anstieg des endogenen hCG und zu einer verlängerten Krankheitsdauer kommen.

Als Warnhinweise auf die mögliche Entstehung eines Überstimulationssyndroms kann ein Östrogenwert von über

1500–2000 pg/ml Serum gelten. Wird dieser Wert am Tage der geplanten hCG-Gabe festgestellt, dann sollte auf die Auslösung der Ovulation in diesem Zyklus verzichtet werden.

### 4.2.4 Hypergonadotrope Ovarialinsuffizienz (WHO III)

Diese Störung liegt im Ovar selbst begründet. Als Ursachen kommen genetische Faktoren, immunologische Gründe oder exogene Noxen in Frage (z. B. ionisierende Strahlen, Zytostatikabehandlung, beidseitige Ovarektomie). Eine prämature Menopause (Climacterium praecox) führt ebenfalls zu einer hypergonadotropen Ovarialinsuffizienz. Bei all den bisher genannten Ursachen ist jegliche therapeutische Maßnahme zur Behandlung einer ungewollten Kinderlosigkeit zwecklos.

Therapeutisch kommt hier ausschließlich eine *Substitutionstherapie* in Frage, die die häufigen Ausfallserscheinungen auszugleichen hilft.

Eine Sonderform der hypergonadotropen Ovarialinsuffizienz ist das sogenannte „resistent ovary syndrome". Bei dieser seltenen Form der primären Ovarialinsuffizienz gibt es stets erhöhte FSH-Spiegel, bei nur gering angehobenen LH-Konzentrationen. Histologisch findet man normale ovarielle Strukturen mit Follikeln aller Reifegrade. In diesen äußerst seltenen Fällen kann unter Umständen durch verschiedene therapeutische Maßnahmen eine Ovulation erreicht werden.

### 4.2.5 Anatomisch bedingte Amenorrhö (WHO IV)

Diese Amenorrhö und somit die ungewollte Kinderlosigkeit ist auf anatomische Besonderheiten zurückzuführen, eine Ovarialinsuffizienz im eigentlichen Sinne liegt dabei nicht vor. Die Möglichkeit einer medikamentösen Therapie besteht nicht.

### 4.2.6 Raumfordernde Hypophysentumoren (kein Prolaktinom) (WHO VII)

Bei den raumfordernden Hypophysentumoren handelt es sich meistens um ein Kraniopharyngeom, das bei entsprechender Ausbreitung eine Operation mit Entfernung der Hypophyse notwendig macht.

Bei Kinderwunsch einer solchen Patientin ist die *HMG-/hCG-Behandlung* die Therapie der Wahl.

### 4.2.7 Schilddrüsenfunktionsstörungen

Da eine Hypothyreose mit einer vermehrten Thyreotropin-Releasinghormon-(TRH-)Sekretion einhergeht, die wiederum eine Hyperprolaktinämie bedingen kann, ist der Zusammenhang mit einer Ovarialinsuffizienz und der daraus resultierenden Störung der Fortpflanzungsfunktion einsehbar. Auch die sogenannte präklinische Hypothyreose kann in diesem Zusammenhang ursächlich mit einer Sterilität in Verbindung gebracht werden. Ein *TRH-Test* erfaßt diskrete Schilddrüsenfunktionsstörungen, bei denen in einschleichender Dosierung 0,05–0,15 mg L-Thyroxin gegeben werden soll. Eine ausreichende Substitution liegt vor, wenn in 4–6 Wochen eine Normalisierung des TRH-Tests festzustellen ist. Insgesamt ist jedoch die präklinische Hypothyreose als Sterilitätsursache sicherlich von relativ geringer Bedeutung.

# 5 Schwangerschaftsverhütung

## 5.1 Grundsätzliches

Unter Kontrazeption versteht man die reversible oder irreversible Empfängnisverhütung. In früheren Zeiten waren schwangerschaftsverhütende Maßnahmen selten, man benutzte häufig toxische Substanzen oder mechanische Manipulationen, um eine bereits eingetretene Schwangerschaft zu beseitigen. In der neueren Zeit hat sich das Gewicht auf die Kontrazeption verlagert. Hinzu kommt die enorme Wissenserweiterung im Bereich der Endokrinologie im Verlaufe der letzten 30 Jahre. Damit verbunden war und ist die Entwicklung hormonaler Kontrazeptiva.

Parallel dazu wurde die intrauterine Antikonzeption systematisch optimiert. Die allein im Sinne einer lokalen Fremdkörperreaktion wirkenden IUPs wurden durch lokale Kupfer- und Progesteronabgabe in ihrer Effektivität, Nebenwirkungsrate und Akzeptanz deutlich verbessert.

Die meisten schwangerschaftsverhütenden Maßnahmen müssen durch die Frau angewandt werden, da sich für den Mann zur Zeit neben dem Kondom und der Vasektomie keine ernstzunehmende reversible Alternative anbietet. Deshalb muß vor Anwendung dieser Methoden eine ausführliche Beratung stattfinden.

Es ist zu betonen: Ein ideales Kontrazeptivum gibt es nicht und wird es nie geben, da wir in unterschiedlichen Kulturkreisen unterschiedliche sozioökonomische Gruppen haben und verschiedene Menschen in ihren verschiedenen Lebensphasen die Verhinderung einer Schwangerschaft unterschiedlich bewerten.

Um die einzelnen Methoden miteinander vergleichen zu können, muß ein einheitliches Bewertungskriterium herangezogen werden. Dieses einheitliche Kriterium ist der Pearl-Index. Die Formel lautet:

$$\frac{\text{Zahl der ungewollten Schwangerschaften} \times 12 \times 100}{\text{Zahl der erfaßten Zyklen.}}$$

Eine weitere Vergleichsmöglichkeit besteht in der sogenannten Life-table-Methode, bei der die Anzahl der Frauen, die ungewollt schwanger wurden, in Beziehung zu einem bestimmten Zeitabschnitt gesetzt wird. Von dieser Zahl ausgehend wird dann das prozentuale Risiko für eine Frau, trotz der kontrazeptiven Methode schwanger zu werden, hochgerechnet.


## 5.2 Hormonale Kontrazeptiva

Die heute gebräuchlichen hormonalen Kontrazeptiva enthalten alle ein Gestagen, im Interesse der Bewahrung der Zyklizität meist noch ein Östrogen. Reine Gestagenpräparate sind die Depotgestagene und die Minipille, östrogen- und gestagenenthaltende Medikamente sind die Kombinations- und Stufenpräparate sowie die Postkoitalpille.

Während heutzutage fast alle Kombinationspräparate EE enthalten, ist die Zahl der in hormonalen Kontrazeptiva verwendeten Gestagene größer und deren Wirkungsspektrum unterschiedlich.

Man kann 3 Gruppen von Gestagenen unterscheiden. Einmal die Derivate des $17\alpha$-Hydroxyprogesterons (MPA; Cyproteronacetat; Chlormadinonacetat), zum anderen Derivate des Norethisterons (NETA; Lynestrenol; Ethynodioldiacetat) und schließlich die Derivate des Norgestrels (Levonorgestrel; Desogestrel; Gestoden; Norgestimat).

Jeder direkte qualitative Vergleich der einzelnen Gestagene ist äußerst problematisch, da die Wichtung der biologischen Funktionen unterschiedlich vorgenommen wird. Je nachdem, ob die sekretorische Transformationsdosis, die Rezeptorbindung, die Menstruationsverschiebung oder gar die metabolische Aktivität im Bereich des Leber- und Sexualsteroidstoffwechsels als Beurteilungskriterium herangezogen wird, kommt es zu einer unterschiedlichen Bewertung der benutzten Gestagene.

Man kann aber festhalten, daß die Abkömmlinge des $17\alpha$-Hydroxyprogesterons keine östrogene oder androgene Partialwirkung besitzen, während Norethisteron- und Norgestrelderivate androgene Partialwirkungen aufweisen, die allerdings in den verwendeten Dosierungen meist äußerst gering sind.


## 5.2.1 Allgemeine Nebenwirkungen

Da hormonale Kontrazeptiva primär nicht als Medikamente zur Therapie einer bestimmten Erkrankung eingesetzt werden, sondern dazu dienen, einen physiologischen Ablauf im weiblichen Organismus zu stören, muß auf einige beachtenswerte Punkte und bestimmte Vorsichtsmaßnahmen hingewiesen werden.

*Kardiovaskuläre Erkrankungen*
Ältere epidemiologische Daten, mit höherdosierten Präparaten erhoben, deuten ein erhöhtes kardiovaskuläres Erkrankungsrisiko

unter OH an. Eine Zunahme der Mortalität wegen Herz- und Gefäßleiden in der gleichaltrigen weiblichen Bevölkerung ist aber nicht nachweisbar. Die vorwiegend mit niedrigerdosierten Präparaten gewonnenen epidemiologischen Daten lassen vermuten, daß kein Zusammenhang zwischen dem Auftreten von Myokardinfarkten und der Einnahme von OH besteht. Dennoch muß darauf hingewiesen werden, daß bei Anstieg des Blutdrucks OHs abzusetzen sind.

*Thromboembolische Erkrankungen*
Bei der Risikoabschätzung dieser Erkrankung unter OH-Einnahme besteht eine erhebliche Diskrepanz zwischen dem vermuteten erhöhten Risiko aufgrund epidemiologischer Daten und der relativ geringen und zumeist kompensierten Beeinflussung bestimmter Gerinnungsparameter. Offensichtlich spielt gerade hier die Kombination mehrerer Risikofaktoren eine entscheidende Rolle. Alter, Adipositas, Störungen im Kohlenhydratstoffwechsel und vor allem Nikotinabusus, aber auch in wesentlichem Umfang Bewegungsmangel sind hierzu zu zählen. Man muß vor allem die in der Tabelle 4 angegebenen Kontraindikationen beachten.

*Rauchen*
Rauchen und OH haben eine synergistische Wirkung bei der Entstehung ischämischer Gefäßleiden. Thromboembolische Erkran-

**Tabelle 4.** Wichtigste Kontraindikationen für die orale Östrogen-/Gestagenzufuhr

Ischämische Herz- und Gefäßerkrankungen
Zerebrale Insulte
Hormonabhängige Tumoren / Karzinome
Ungeklärte uterine Blutungen
Thromboembolische Erkrankungen
Venöse Thrombosen
Bluthochdruck
Migräne (während der Einnahme)
Familiäre Hyperlipoproteinämie
Cholestatische Leberfunktionsstörungen
Schwangerschaft

kungen sollen hierdurch nicht beeinflußt werden. Da hierbei wiederum das Alter als Risikofaktor dann mit eine Rolle spielt, gilt ausschließlich bei Raucherinnen die Empfehlung, jenseits des 35. Lebensjahrs möglichst keine OH mehr zu verordnen. Nichtraucherinnen dieser Altersgruppe muß keineswegs vor der Anwendung niedrigdosierter Präparate abgeraten werden.

*Stoffwechselkrankheiten*
Obwohl einzelne Beobachtungen darauf hindeuten, daß akute Schübe einer Porphyrie unterdrückt oder hinausgezögert werden, muß dennoch dieses Krankheitsbild als Kontraindikation angesehen werden, da eben Östrogene auch einen akuten Anfall auslösen können.

Ein gut eingestellter insulinabhängiger Typ-I-Diabetes-mellitus ist keineswegs eine Kontraindikation gegenüber OH. Frauen mit einer belasteten Familien- oder Eigenanamnese können bei normalem Glukosetoleranztest ohne weiteres niedrigdosierte hormonale Kontrazeptiva bekommen. Es ist jedoch dringend davon abzuraten, Östrogen-/Gestagenkombinationspräparate anzuwenden, wenn der Glukosetoleranztest pathologisch ausfällt. Limitierender Faktor sind ferner Zeichen, die auf eine beginnende oder bestehende Mikroangiopathie hindeuten. In einem solchen Fall muß die OH-Einnahme unterbrochen werden.

Aufgrund der Beeinflussung des thyroxinbindenden Globulins durch OH ist während der Behandlung einer Hyperthyreose die OH-Einnahme zu vermeiden, da die Laborwertkontrollen hierdurch erschwert werden.

*Magen-Darm-Erkrankungen*
Ob OH, wie eine Reihe anderer Arzneimittel auch, an der Entstehung einer Kolitis beteiligt sind, läßt sich bisher nicht eindeutig beantworten. Es ist jedoch ziemlich sicher, daß auch hier die Kombination mit dem Nikotinabusus ungünstig ist. Wenn möglich, sollte man bei einer Kolitis auf Kombinationspräparate verzichten. Auch beim Morbus Crohn, für dessen Ursache Streß, Infektionen und Nikotinabusus diskutiert werden, soll die gleichzeitige Einnahme von OH das relative Risiko um den Faktor 1,9 erhöhen. Auch hier sollte auf die Verordnung von OH verzichtet werden.

*Immunsystem*
Ein Lupus erythematodes wie eine progressive Sklerodermie sind
Gründe, auf die Verordnung von OH zu verzichten.

*Leber- und Gallenerkrankungen*
OH werden in der Leber verstoffwechselt und beeinflussen selbst
den Leberstoffwechsel. Im wesentlichen zeigt sich das an der Gal-
lenbildung und Gallenausscheidung. Cholesterin steigt an, die Gal-
lensäurekonzentration sinkt ab. Die Ausscheidungskapazität der
Leber insgesamt wird reduziert. Unter normalen Umständen kompensiert dies die Leber. Wenn aber andere Noxen hinzukommen,
kann es zu bestimmten Erkrankungen der Leber kommen. Bei über
2jähriger OH-Einnahme findet man häufiger Gallensteine, auch die
Rate an Gallenblasenentzündungen scheint bei dieser Frauengruppe erhöht zu sein. Schwangerschaftsikterus sowie angeborene
oder erworbene cholestatische Störungen stellen deshalb Kontraindikationen dar. Depot-MPA kann hier als hormonales Kontrazeptivum angewandt werden. Leberadenome müssen zum sofortigen
Absetzen Anlaß geben, eine Rückbildung des Befunds ist dann in
den meisten Fällen zu erwarten.

*Alkoholismus*
Da die Sicherheit der OH-Einnahme bei Alkoholikerinnen problematisch ist und die Wirkung vermindert sein kann, sind bei dieser
Frauengruppe OH nicht die Methode der 1. Wahl. Wenn überhaupt, so muß die Einnahme sorgfältig überwacht werden.

*Ophthalmologische Erkrankungen*
OH können zu Gefäßveränderungen im Bereich des Auges führen.
Entscheidend scheint die Höhe der Östrogendosis, nicht die Dauer
der Einnahme zu sein. Migräne, Bluthochdruck und Rauchen sollten bei der Erstverordnung einschränkend mit berücksichtigt werden. Eine Konjunktivitis scheint durch OH gefördert zu werden.
Da die Tränensekretion vermindert ist, bestehen manchmal Probleme beim Tragen von Haftschalen.

*Otologische Erkrankungen*
Es liegen keine beweisenden Befunde dafür vor, daß OH eine Oto-
sklerose hervorrufen können. Dennoch sollte in praxi dieses Krank-

heitsbild als absolute Kontraindikation gelten, da es während einer Schwangerschaft eindeutig zu einer Befundverschlechterung kommt.

Anabolika und Androgene beeinträchtigen die Sing- und Sprechstimme. Aber auch unter Gestagenen, die sich vom Nortestosteron ableiten, können innerhalb weniger Monate stimmliche Veränderungen auftreten. Diesen Umständen muß bei der Aufklärung und Verschreibung von OH Rechnung getragen werden. Die baldige Rückbildung der Veränderungen gilt als sicher nach Absetzen der OH.

*ZNS*

Wenn auch nur der geringste Verdacht auf Prodrome eines apoplektischen Insults bestehen, so müssen OH sofort abgesetzt werden. OH steigern die Häufigkeit von Migräneattacken. Wahrscheinlich sind hierfür die Östrogene verantwortlich. Bei manchen Frauen kommt es jedoch zu einer Besserung des Krankheitsbildes, vor allem dann, wenn die Migräneanfälle gehäuft in der Einnahmepause auftreten. Hier kann oft die ununterbrochene Gabe eines Kombinationspräparats helfen.

Epileptikerinnen zeigen unter OH-Einnahme zwar keine Zunahme der Zahl der Anfälle, aber eine Zunahme des Schweregrads. Da Östrogene hierbei wiederum eine negative Rolle spielen, während Gestagene bisweilen sogar einen positiven Effekt ausüben, ist die Anwendung reiner Gestagene zu überlegen.

*Hauterkrankungen*

Einen ausgesprochen therapeutischen Effekt haben hormonale Kontrazeptiva, deren Gestagenanteil eine antiandrogene Wirkung besitzt (Diane-35; Neo-Eunomin). Seborrhö, Akne, Alopezie und das Gesamtbild des Hirsutismus werden hierdurch sehr günstig beeinflußt.

Wie bei einer Schwangerschaft auch, kann es unter OH zu gelegentlichen Pigmentstörungen kommen. Sollte dies der Fall sein, muß die Pille umgehend abgesetzt werden. Im Gegensatz zur schwangerschaftsbedingten Veränderung hat die durch OH ausgelöste Pigmentstörung die Tendenz, als dauerhafte Veränderung bestehen zu bleiben.

Maligne Melanome besitzen Östrogenrezeptoren, infolge dessen muß hierbei der OH sofort abgesetzt werden, auch wenn es keinerlei Hinweis dafür gibt, daß unter OH ein erhöhtes Risiko für die Erkrankung an malignen Melanomen bestünde.

## 5.2.2 Minipille

Die ursprüngliche Kontrazeption mit Hormonen bestand aus der Gabe von Gestagenen. In der heute gebräuchlichen Anwendungsform benutzt man relativ niedrige Tagesdosen. Die zur Verfügung stehenden Präparate sind Levonorgestrel (Microlut, 0,03 mg pro Tbl.), Lynestrenol (Exlutona, 0,5 mg pro Tbl.) und Norethisteron (Micronovum, 0,35 mg pro Tbl.). Die tägliche Einnahme beginnt am 1. Tag der Menstruation und wird ununterbrochen, auch bei Blutungen, fortgesetzt. Die pünktliche Einnahme zur gleichen Stunde ist Voraussetzung für die kontrazeptive Sicherheit, die Toleranzgrenze beträgt maximal 3 h. Diese Medikamente wirken am Endometrium, den Tuben und dem Zervixschleim. Auch eine Hemmung der Implantation und der Spermienaszension ist gegeben.

Der Pearl-Index beträgt bei der Minipille bei großer Variabilität zwischen 0,4 und 4,3.

*Vorsichtshinweise:* Unregelmäßige Blutungen, Schmierblutungen, bisweilen Amenorrhö (30–60%). Bei Ausbleiben der Regelblutung muß abgeklärt werden, ob eine Schwangerschaft, speziell eine Extrauteringravidität (EUG) vorliegt. Bei 1- oder 2tägigem Vergessen der Minipille sollte, wenn in dieser Zeit Verkehr stattgefunden hat, auf eine postkoital anzuwendende Methode zurückgegriffen werden (s. S. 47).

## 5.2.3 Depotgestagene

Manche Frauen haben Bedenken gegen eine Östrogeneinnahme oder sind nicht in der Lage, regelmäßig und zuverlässig oral Tabletten einzunehmen. Hierfür stehen 2 Depotgestagenpräparate zur Verfügung. Das MPA, als 150 mg pro Applikation mikrokristalline Suspension (Depot-Clinovir) und das Norethisteronönanthat, 100 mg pro Applikation in Öl (Noristerat).

Die erste MPA-Injektion erfolgt am 1.–5. Zyklustag i. m., die folgenden Dosen werden alle 3 Monate verabfolgt, ohne Rücksicht auf eine eventuell auftretende Blutung. Die erste Norethisteronönanthatinjektion sollte am Beginn der Menstruationsblutung vorgenommen werden, die 3 nachfolgenden Injektionen alle 8 Wochen, die weiteren Applikationen dann im 3monatigen Abstand. Die so applizierten Gestagene beeinflussen den präovulatorischen LH-Gipfel und damit die Ovulation. Das Zervixsekret wird verändert, das Endometrium in seiner Proliferation gehindert und schließlich atrophisch.

Der Pearl-Index liegt zwischen 0,03 und 3,6.

*Vorsichtshinweise:* In der Anfangsphase meistens unregelmäßige Blutungen, häufig Zwischen- und Schmierblutungen. Manchmal ist eine vorübergehende Östrogen- oder Kombinationspräparatebehandlung notwendig. Dies ist sicherlich der Grund dafür, daß die Akzeptanz der Depotgestagene durch die Frauen deutlich geringer ist als bei Kombinationspräparaten.

## 5.2.4 Östrogen-/Gestagenkombinationspräparate

OH vom Kombinationstyp enthalten Östrogene und Gestagene. Die Dosen sollten jeweils über einen Zeitraum von 21 oder 22 Tagen eingenommen werden. Pillen mit einem EE-Anteil von unter 0,05 mg bezeichnet man als niedrigdosiert, eine Dosierung von 0,05 mg und höher nennt man hochdosiert. Es wird heute empfohlen, Präparate mit einem EE-Anteil von 0,05 mg und mehr nur bei spezieller Indikation zu verordnen.

Man unterscheidet zwischen *Einstufungspräparaten,* bei denen eine feste Östrogen-/Gestagenkombination über 21 oder 22 Tage oral einzunehmen ist, und den *Mehrstufen-* oder *Multiphasenpräparaten,* bei denen jede Tablette ein Östrogen und ein Gestagen, jedoch mit unterschiedlicher Dosierung, enthält. Die letztgenannten OH wurden entwickelt, um die tägliche Steroiddosis zu reduzieren und eine bessere Zykluskontrolle zu gewährleisten. Bei den *normophasischen Präparaten* enthalten die ersten 7 Tbl. nur Östrogene, die restlichen 14 Tage eine Kombination aus Östrogen und Gestagen.

Die OH-Einnahme sollte am 1. oder 2. Tag der Menstruation beginnen, nach 21 oder 22 Tagen wird eine 7tägige Einnahmepause eingelegt. Prinzipiell braucht auf das Eintreten oder Ausbleiben einer Menstruationsblutung keine Rücksicht genommen zu werden.

Die Wirkungsweise der Östrogen-/Gestagenkombinationspräparate, ob Einstufen- oder Mehrstufenpräparat oder normophasische Zusammensetzung, ist dieselbe. Im Bereich des Hypothalamus und des HVL kommt es zu einer Hemmung der GnRH-Bildung, zu einer deutlichen Reduktion des LH-Gipfels und zu einer Reduktion der basalen LH- und FSH-Sekretion. Im Ovar wird die Steroidbiosynthese gestört. Falls es dennoch zu einer Ovulation kommt, ist der Eitransport in der Tube unkoordiniert, und durch die Phasenverschiebung im Endometrium käme es zu einer Nidationshemmung. Die Beeinträchtigung der zervikalen Sekretion vermindert die Spermienaszension.

Bei zweiphasischen und normophasischen Präparaten ist allerdings der Aufbau des Endometriums weitgehend den Verhältnissen im spontanen Zyklus angepaßt. Der Pearl-Index liegt unter 0,05. Die Wirksamkeit dieser reversiblen Methode der Empfängnisverhütung ist infolgedessen als optimal anzusehen.

Eine Auswahl von derzeit in Deutschland im Handel befindlichen Pillen gibt Tabelle 5 wieder. Bei den Ein- und Mehrstufenkombinationspräparaten wurden ausschließlich solche OH berücksichtigt, die weniger als 0,05 mg EE enthalten. Als Vertreter der normophasischen oder Sequenzpräparate wurde ein Medikament erwähnt, das bei speziellen Indikationen angewandt werden sollte, wie auch ein weiteres Mehrphasenpräparat, 0,05 mg EE enthaltend, aufgeführt ist, das wegen seiner antiandrogen wirkenden Gestagenkomponente (Chlormadinoacetat) unter therapeutischen Gesichtspunkten Anwendung findet.

*Vorsichtshinweise:* Es ist klar, daß diese hier getroffene Auswahl nur einem der möglichen Auswahlkriterien Rechnung trägt, nämlich der EE-Konzentration. Für Stoffwechselbelastungen, besonders die der Leber, wird möglicherweise bei künftigen Präparaten eher die Wechselwirkung zwischen Östrogen- und Gestagenanteil als Beurteilungskriterium herangezogen werden müssen. Dies führt dann zu einer anderen Bewertungsskala bei künftigen OH.

Dennoch bleibt festzuhalten, daß für den praktisch tätigen Gynäkologen letztlich nur die klinische Bedeutung von Befunden Geltung haben kann. An ihnen muß man sich orientieren. Wenn

44

**Tabelle 5.** Zur Ovulationshemmung geeignete Östrogen-/Gestagenpräparate (*EE* Ethinylöstradiol)

| Substanzbezeichnung | Handelsnamen |
| --- | --- |
| *Einstufenpräparate* | |
| EE 0,035 mg + Norgestimat 0,250 mg | Cilest |
| EE 0,035 mg + Cyproteronacetat 2,0 mg | Diane-35[a] |
| EE 0,030 mg + Gestoden 0,075 mg | Femovan |
| EE 0,030 mg + Desogestrel 0,150 mg | Marvelon |
| EE 0,030 mg + Levonorgestrel 0,150 mg | Microgynon 21 |
| EE 0,030 mg + Norethisteronacetat | Neorlest |
| *Mehrstufenpräparate* | |
| EE 0,050 mg + Chlormadinonacetat 1,0 mg (11 Tbl.)<br>EE 0,050 mg + Chlormadinonacetat 2,0 mg (10 Tbl.) | Neo-Eunomin[a] |
| EE 0,050 mg (7 Tbl.)<br>EE 0,050 mg + Desogestrel 0,125 mg (15 Tbl.) | Oviol 22[b] |
| EE 0,030 mg + Levonorgestrel 0,050 mg (6 Drg.)<br>EE 0,040 mg + Levonorgestrel 0,075 mg (5 Drg.)<br>EE 0,030 mg + Levonorgestrel 0,125 mg (10 Drg.) | Trinordiol 21 |
| EE 0,035 mg + Norethisteron 0,50 mg (7 Tbl.)<br>EE 0,035 mg + Norethisteron 0,75 mg (7 Tbl.)<br>EE 0,035 mg + Norethisteron 1,00 mg (7 Tbl.) | TriNovum |
| EE 0,030 mg + Levonorgestrel 0,050 mg (6 Drg.)<br>EE 0,040 mg + Levonorgestrel 0,075 mg (5 Drg.)<br>EE 0,030 mg + Levonorgestrel 0,125 mg (10 Drg.) | Triquilar |
| EE 0,030 mg + Levonorgestrel 0,050 mg (6 Drg.)<br>EE 0,050 mg + Levonorgestrel 0,050 mg (5 Drg.)<br>EE 0,040 mg + Levonorgestrel 0,125 mg (10 Drg.) | Tristep |

[a] Spezielle Indikation: Antiandrogenbehandlung (Hirsutismus-Akne, Seborrhö, Hypertrichose).
[b] Zweiphasenpräparat (Sequenzpräparat) geeignet bei mangelhafter Zykluskontrolle.

die allgemein publizistische Mitteilung von Ergebnissen aus der Grundlagenforschung vor entsprechender klinischer Bestätigung zur Verunsicherung von Arzt und Pillenanwenderin beiträgt, so ist dies ebenso unverantwortlich wie aus klinisch relevanten Daten – warum auch immer –, nicht rechtzeitig Konsequenzen zu ziehen.

Wesentliche *Kontraindikationen für OH sind* bestehende venöse Thrombosen und thromboembolische Erkrankungen, zerebrale Insulte, bestimmte Migräneformen, familiär gehäuftes Auftreten von Hyperlipoproteinämien, Mammakarzinom, Malignome des Genitaltrakts, ischämische Herz- und Gefäßerkrankungen, eine Schwangerschaft, cholestatische Leberfunktionsstörungen, Bluthochdruck, Prädiabetes und Diabetes mellitus mit nachweisbarer Mikroangiopathie. Die *Sicherheit* hormonaler Kontrazeptiva kann bei gleichzeitiger Einnahme bestimmter Arzneimittel in Frage gestellt sein, einen Überblick gibt Tabelle 6. Wenn auch bei vielen Medikamenten eine Interaktion mit OH bekannt ist, so ist die klinische Bedeutung sicherlich nicht bei allen Substanzen so eklatant wie beim Rifampicin. Andererseits ist eine Risikoabschätzung relativ schwer, weshalb vor allem bei Verordnung der neuen, niedrigdosierten hormonalen Kontrazeptiva auf die mögliche Einschränkung

**Tabelle 6.** Arzneimittelwechselwirkungen mit oralen Östrogen-/Gestagenkombinationspräparaten, die die therapeutische Sicherheit der Hormone reduzieren

| Arzneimittelklasse | Substanzen |
| --- | --- |
| Analgetika, Antiphlogistika | Phenacetin, Pyrazolon, Phenybutazon |
| Antibiotika | Ampicillin, Choramphenicol, Neomycin, Nitrofurantoin, Phenoxymethylpenicillin, Sulfamethoxypyridazin, Tetrazykline |
| Antihistaminika ($H_1$-Blocker) | Diphenhydramin |
| Antikonvulsiva/Antiepileptika | Diphenyhydantoin, Methylphenobarbital, Phenobarbital, Primidon |
| Hypnotika, Sedativa | Barbiturate, Glutethimid, Carbromal, Methylpentilon |
| Lipidsenker | Clofibrat |
| Migränemittel, Antihypnotikum | Dihydroergotamin |
| Muskelrelaxanzien | Orphenadrin, Carisoprodol |
| Orale Antidiabetika | Tolbutamid, Carbutamid |
| Psychopharmaka, Neuroleptika | Chlorpromazin, Promethazin |
| Tranquilizer | Chlordiazepoxid, Diazepam, Meprobamat |
| Tuberkulostatika | Rifampicin |
| Zytostatika | Cyclophosphamid |

der kontrazeptiven Sicherheit bei Einnahme bestimmter Medikamente hingewiesen werden muß. Dies trifft allerdings auch für eine anhaltende Diarrhö und häufiges Erbrechen zu.

## 5.2.5 Postkoitale Kontrazeption

Das Prinzip dieser schwangerschaftsverhütenden Maßnahme ist die medikamentöse Hemmung der Implantation oder/und die Beeinflussung der Tubenmotilität. Dies kann durch hochdosierte Östrogene, durch *höherdosierte Gabe von Kombinationspräparaten* und durch *IUPs* bewerkstelligt werden.

Die postkoitale Kontrazeption mit Östrogenen oder Gestagenen allein wurde weitgehend durch die Verabreichung von Kombinationspräparaten abgelöst. 2 Tbl., jeweils 0,25 mg Levonorgestrel und 0,05 mg EE enthaltend (Tetragynon), werden 2mal im Abstand von 2 h eingenommen. Die Einnahme muß innerhalb von 48 h nach dem ungeschützten Verkehr begonnen werden.

Der Pearl-Index ist bei richtiger Anwendung relativ gut und beträgt 0,01–2. Die Nebenwirkungsrate ist bei einmaliger Anwendung gering, es muß jedoch bedacht werden, daß es zu Zyklusstörungen kommen kann.

Als postkoitale kontrazeptive Maßnahme ist auch die Einlage einer Kupferspirale, 4–5 Tage nach einem ungeschützten Verkehr möglich. Die Effektivität ist hoch, kontraindiziert ist dieses Vorgehen bei all den Besonderheiten, die für IUPs allgemein gelten.

## 5.3 Intrauterine Antikonzeption (IUP)

### 5.3.1 Kupfer-IUP

Die *Kupferspirale* wird deshalb im Rahmen der medikamentösen Therapie behandelt, weil ihre schwangerschaftsverhütende Wirkung nicht allein aufgrund der Fremdkörperreaktion zustande kommt, sondern darüber hinaus die Kupferionen Enzymstysteme des Endometriums beeinflussen, so daß das biologische Milieu für eine Implantation nicht mehr geeignet ist. Des weiteren werden durch die Kupferionen die Eigenschaften des Zervikalsekrets und die Motilität der Spermien negativ verändert.

Es gibt T-förmige IUPs (Gyne-T; Kupfer-T-200; Nova-T), die sogenannten Spiralen können wie eine 7 geformt sein (Gravigard-Kupfer-7), oder sie können über flexible Seitenarme verfügen (Multi-load). Die Kupferoberfläche schwankt bei den einzelnen Systemen zwischen 200 und max. 375 mm$^2$, der Grundkörper besteht zumeist aus Polyäthylen. Der Pearl-Index wird mit 0,5–3,5 angegeben. Zu dieser großen Variabilität kommt es, weil die Versagerquote bei jüngeren Frauen und Nulliparen größer als bei reiferen Frauen und bei Multigravidae ist. Ferner ist die Inzidenz einer Infektion bei jungen Frauen deutlich höher. Deshalb wird empfohlen, das IUP nur bei Frauen, die schon geboren haben, anzuwenden. Über Kontraindikationen gibt Tabelle 7 Aufschluß.

Vor Einlage eines IUP muß ausführlich über Wirkungsweise, Komplikationen und Kontraindikationen mit der Patientin gesprochen werden. Es sollte auf jeden Fall davon Abstand genommen werden, eine Spirale einzulegen, wenn die Frau von dieser schwangerschaftsverhütenden Maßnahme nicht überzeugt ist. Die Einlage sollte immer den ausführlichen Beschreibungen folgend vorgenommen werden. Als Termin hat sich das Ende der Menstruationsblutung durchgesetzt, es besteht aber auch die Möglichkeit, die Spirale zum Zeitpunkt der Ovulation, bei optimalen Zervixfaktoren, einzulegen. Verschiedene internationale Gremien empfehlen die Einlage eines IUP direkt post partum oder post abortum. Hierbei ist allerdings die Zahl der Spontanausstoßungen verdoppelt.


**Tabelle 7.** Kontraindikationen für Kupferspiralen

| |
| --- |
| Abnorme uterine Anatomie (Fehlbildungen) |
| Antikoagulanzienbehandlung |
| Bestehende Kolpitis, Zervizitis, Endometritis, Adnexitis |
| Extrauteringravidität (anamnestisch) |
| Genitale Karzinome |
| Rezidivierende Genitalinfektionen |
| Schwangerschaft |
| Uterine Blutungen |
| Uterus myomatosus |
| Zervikale Dysfunktion |

*Vorsichtshinweise:* 5–20% aller IUPs werden pro Jahr ausgestoßen, in etwa einem Viertel der Fälle unbemerkt. Meistens geschieht dies während der ersten 3 Monate, nach 3 Jahren kommt dies praktisch nicht mehr vor.

Äußerst selten kann ein Teil oder die gesamte Spirale in die freie Bauchhöhle geraten, fast immer geschieht dies bei der Einlage des IUP. Ultrasonographie, Hysteroskopie, Abdomenübersicht und schließlich Laparoskopie ermöglichen eine sichere Diagnosestellung. Meistens ist dann eine laparoskopische Entfernung des IUP möglich. Auf jeden Fall ist eine sofortige Intervention angezeigt. Der Blutverlust steigt bei allen Kupfer-IUPs um 15–45% an. In einem Viertel aller Fälle treten während der ersten Monate nach Einlage Zwischenblutungen auf. Insgesamt ist das Risiko einer aszendierenden Infektion bei IUP-Trägerinnen 4- bis 5mal so hoch wie bei Frauen ohne diese antikonzeptive Maßnahme. Dies betrifft vor allem Nulligravidae. Bei geringstem Verdacht auf eine Infektion muß sofort antiinfektiös behandelt werden, die Kombination mit einer Östrogen-/Gestagenbehandlung im Sinne eines Kaufmann-Schemas ist hierbei anzuraten. Obwohl es vereinzelt Berichte darüber gibt, daß die Liegedauer der Kupfer-IUPs ohne Nachteil für die Frau überschritten wurde, sollte man sich dennoch an die vorgeschriebenen Termine zum Wechseln der Spirale halten (Herstellerangaben, je nach IUP 2–5 Jahre).

### 5.3.2 Progesteron-IUP

Was Wirksamkeit und Anwendung anbetrifft, unterscheidet sich das T-förmige, progesteronabgebende IUP (Biograviplan-Progestasert, derzeit in Deutschland nicht direkt erhältlich, sondern nur über die internationale Apotheke) nicht von den Kupfer-IUPs. Die Wirkungsweise des täglich an das Endometrium abgegebenen Progesterons (0,065 mg) besteht darin, daß eine ausgeprägte deziduale Transformation die Implantation verhindert. Ferner bietet das Progesteron-IUP den Vorteil, daß es dysmenorrhoische Beschwerden verhindert und die Menstrualblutmenge signifikant reduziert. Auch die Infektionsrate ist deutlich geringer.

*Vorsichtshinweise:* Ein Nachteil besteht darin, daß die verfügbaren Modelle alle 1½ Jahre gewechselt werden müssen und daß

während der ersten 2 Monate ausgeprägte Schmierblutungen auftreten können. Ferner sind die Zweifel immer noch nicht endgültig
ausgeräumt, ob das Progesteron nicht doch die EUG-Rate steigert.

# 6 Klimakterium

## 6.1 Physiologie und Pathologie

Das Klimakterium definiert einen Zeitabschnitt im Leben einer
Frau, der die Begriffe der Prämenopause und der Postmenopause
sowie den Zeitpunkt der Menopause einschließt. Das Klimakterium wird somit als Überbegriff für den gesamten Zeitraum verwendet, der vom allmählichen Verlöschen der endokrinen Ovarialfunktion geprägt ist. Problemlos gewöhnt sich oft der Gesamtorganismus an diesen Zustand. Merkliche Adaptationsstörungen werden als klimakterische Ausfallerscheinungen bezeichnet und müssen insgesamt immer im Rahmen physiologischer Alterungspro-
zesse gesehen werden. Durch medikamentöse Maßnahmen können
Hormonmangelzustände ausgeglichen, aber nicht das physiologische Altern verhindert werden.

Die klinischen Symptome des klimakterischen Beschwerde-
komplexes sind:

- *Vasomotorische* Beschwerden (70% aller Frauen haben Hitze-
  wallungen und Schweißausbrüche).
- *Neurovegetative* Störungen (Kopfschmerzen, Schwindel, Par-
  ästhäsien, Herzklopfen, Schwächegefühl, Schlafstörungen).
- *Herz-Kreislauf-Alterationen* (Herzinfarkt, aber nicht Arterioskle-
  rose).
- *Hautveränderungen* (Trockenheit, Faltenbildung, nachlassender
  Turgor).
- *Probleme der ableitenden Harnwege* (Harninkontinenz, Funk-
  tionsstörung des Sphinkter urethrae, Harnwegsinfekte).
- Von größter klinischer und sozioökonomischer Bedeutung sind
  die postmenopausal auftretenden, aber schon prämenopausal

beginnenden Veränderungen in den *Knochen*. Etwa die Hälfte aller Frauen entwickelt im Verlauf des Klimakteriums eine röntgenologisch nachweisbare Osteoporose. Der deutlichste Knochensubstanzverlust ist in den trabekulären Knochen festzustellen. Die kortikale Knochenmasse nimmt erheblich weniger ab. Der durch die klimakterische Ovarialinsuffizienz bedingte Östrogenmangel ist ein signifikanter Risikofaktor für die Entstehung einer Osteoporose. Dementsprechend ist die Zufuhr von Östrogenen geeignet, den beschleunigten Knochenmassenverlust zu bremsen und dem normalen altersentsprechenden Verlust anzugleichen. Additiv, aber keineswegs die Östrogenzufuhr ersetzend, kann Kalzium und Fluor zugeführt werden. Äußerst hilfreich und entscheidend ist jedoch die körperliche Bewegung. Komplette körperliche Ruhe führt zu einer Hyperkalzurie und zum Verlust trabekulärer Knochenmasse. Intensives Training kann sogar eine lokale Hypertrophie des Knochengewebes bewirken.

Die entscheidenden Faktoren für die Verhinderung einer klimakterischen Osteoporose sind also: körperliches Training, Steroidhormone und ausreichende Kalzium- und Fluoridzufuhr.

Solange keine praktikablen und in ihrer Aussagekraft unangreifbare Methoden zur Verfügunn stehen, um frühzeitig die Entwicklung der Osteoporose zu erkennen, muß die Forderung nach einer möglichst breiten prophylaktischen Anwendung von Sexualsteroiden im Klimakterium akzeptiert werden, auch wenn diese Forderung nicht von allen geteilt wird.

Entscheidend bei der Verhinderung einer Osteoporose ist nämlich, daß die therapeutischen Maßnahmen noch vor klinischer Manifestation der Erkrankung beginnen, da nur so der physiologische Zustand erhalten werden kann.

- *Zyklusstörungen* (5–10 Jahre vor der Menopause in Form dysfunktioneller Blutungen).

- *Postmenopausenblutungen* (wenn nicht eindeutig iatrogen erklärbar, histologisch abklären).

# 6.2 Therapie und ihre Nebenwirkungen

Bei der Verordnung von Medikamenten wegen klimakterischer Beschwerden sind folgende Überlegungen anzustellen:

Die zugeführten Hormonmengen gleichen einen Mangel aus. Der Zweck dieser Substitution ist die Wiederherstellung physiologischer Gesamtkörperverhältnisse, wie sie während des fortpflanzungsfähigen Alters vorlagen. Führendes Symptom und Zustand des Gesamtorganismus bestimmen die Art und die Applikationsform der Sexualsteroide.

Je früher die Menopause eintritt, unabhängig davon, ob idiopathisch als Climakterium praecox, oder iatrogen im Gefolge einer beidseitigen Ovarektomie, um so dringlicher ist eine entsprechende Substitution. Wenn mit der Substitution nach Eintritt des Ereignisses länger als 3–6 Monate gewartet wird, so ist eine Restitutio ad integrum nicht mehr in jedem Fall möglich.

Als Substanzen stehen Östrogene, Gestagene und Kombinationen aus Östrogenen und Gestagenen zur Verfügung (s. Tabelle 8).

*Östrogene*

*Ethinylöstradiol:* Diese Östrogenkomponente, die in OH eingesetzt wird, sollte zur Substitutionsbehandlung keine Anwendung finden. Dieses Östrogen ist in jeder Hinsicht aktiver als natürliche Östrogene.

$\beta$-Östradiol wirkt von allen möglichen Östrogenen am stärksten endometriumproliferierend. Bei oraler Verabreichung wird es in der Leber zu Östrogenglucuronid und -sulfat metabolisiert. Dadurch ergibt sich eine nicht immer vorteilhafte vermehrte Leberbelastung. Ein Ausweg besteht darin, 17$\beta$-Östradiol parenteral, z. B. transdermal, zu applizieren.

*Östron,* als Östronsulfat oral verabreicht, wird im Organismus zu Östradiol metabolisiert. Die Wirkung auf das Endometrium ist nicht so stark wie die des exogen zugeführten Östradiols. Die Osteoporoseprophylaxe, Stimulation der HDL-Fraktion (Lipoproteine hoher Dichte) und die zentrale Hemmung vasomotorischer Symptomatik sind gut.

**Tabelle 8.** Östrogene, Gestagene und Kombinationen zur Behandlung klimakterischer Beschwerden

|  | Substanzbezeichnung |  |
| --- | --- | --- |
| *Östrogene* | | |
| Oral | Östradiolvalerat 2 mg | Oestrogynal sine<br>Progynova |
|  | Östriol 1 mg/2 mg | Hormomed<br>Oekolp-Tabletten<br>Ovestin<br>Ovo-Vinces (2 mg)<br>Synapause (2 mg) |
|  | Konjugierte Östrogene<br>1,25 mg | Oestro-Feminal<br>Presomen<br>Transannon |
| Vaginal | Östriol 0,5 mg/1 mg | Oekolp (Creme 1 mg/g)<br>Ortho-Gynest (Ovula 0,5 mg)<br>Ovestin (Ovula 0,5 mg)<br>Ovestin (Creme 1 mg/g) |
| Intramuskulär | Östradiolvalerat 10 mg | Progynon-Depot-10 |
| Transdermal | Östradiol 2 mg/4 mg/8 mg | Estraderm TTS 25/50/100 |
| *Östrogene/Androgene* | | |
| Intramuskulär | Östradiolvalerat<br>4 mg + Prasteronenanthat<br>200 mg | Gynodian Depot |
| *Östrogene/Gestagene* (Sequenzpräparate) | | |
| Oral | 11 Tbl.<br>Östradiolvalerat + Östriol<br>2 mg<br>10 Tbl. Östradiolvalerat<br>1 mg + Östriol<br>2 mg + Levonorgestrel<br>0,25 mg | Cyclo Östrogynal |
|  | 11 Tbl. Östradiolvalerat<br>2 mg<br>10 Tbl. Östradiolvalerat<br>2 mg + Norgestrel 0,5 mg | Cyclo Progynova |

**Tabelle 8.** (Fortsetzung)

| | Substanz-bezeichnung | |
|---|---|---|
| | 12 Tbl. Östradiol 2 mg + Östriol 1 mg 10 Tbl. Östradiol 2 mg + Östriol 1 mg + Noreth. Ac. 1 mg 6 Tbl. Östradiol 1 mg + Östriol 0,5 mg | Trisequenz |
| | 12 Tbl. Östradiol 4 mg + Östriol 2 mg 10 Tbl. Östradiol 4 mg + Östriol 2 mg + Noreth. Ac. 1 mg 6 Tbl. Östradiol 1 mg + Östriol 0,5 mg | Trisequenz forte |
| | 10 Tbl. Konjugierte Östrogene 1,25 mg 10 Tbl. Konj. Östr. 1,25 mg + Medrogeston 5 mg | Presomen compositum |

*Östrogene/Gestagene* (Kombinationspräparate)

| | | |
|---|---|---|
| Oral | Östradiol 2 mg + Östriol 1 mg + Noreth. Ac. 1 mg | Kliogest |

*Gestagene* (Progesteronderivate)

| | | |
|---|---|---|
| Oral | Cyproteronacetat 10 mg | Androcur 10 |
| | Medroxyprogesteronacetat 5 mg | Clinovir 5 |
| | Chlormadinonacetat 2 mg | Gestafortin |
| | Medroxyprogesteronacetat 5 mg | G-Farlutal-5 |
| | Medrogeston 5 mg | Prothil 5 |
| Intramuskulär | Medroxyprogesteronacetat 150 mg | Depo-Clinovir |
| | *Gestagene* | (Nortestosteronderivate) |
| Oral | Norethisteronacetat (Noreth. Ac.) 5 mg | Primolut-Nor-5 |

*Östriol* hat unter den Östrogenen die geringste proliferative Wirkung. Die enterale Resorption ist schlecht, bei vaginaler Anwendung erreicht man hohe Serumspiegel unkonjugierten Östriols. Dies führt dazu, daß bei vaginaler Applikation von 4 mg Östriol die Gonadotropinspiegel abfallen, während dies bei gleicher Menge oral zugeführten Östriols nicht der Fall ist. Weder die orale noch vaginale Applikation von Östriol haben allerdings einen Einfluß auf den Knochenstoffwechsel, d. h. eine Prophylaxe der Osteoporose ist mit Östriol nicht möglich.

*Konjugierte Östrogene:* Die aus dem Urin schwangerer Stuten gewonnenen Substanzen bestehen zu etwa 70% aus Östronsulfat, den Rest machen für die Stute typische Östrogene aus, die unter dem Überbegriff der Equiline zusammengefaßt werden. Sowohl das Östronsulfat als auch die Equiline sind östrogenwirksam. Dies trifft aber auch auf die Stoffwechselbelastung in der Leber zu.

## Gestagene und Östrogen-/Gestagenkombinationen

Gestagene sind bei der Substitutionsbehandlung im Klimakterium in den meisten Fällen die absolut notwendige und entscheidende zweite Komponente. Progesteron bewirkt eine sekretorische Umwandlung des Endometriums, es wirkt antiproliferativ und es steigert im Zielgewebe den Abbau des biologisch aktiven Östradiols zu unwirksamerem Östronsulfat. Die gleichen Effekte wie am Endometrium übt Progesteron auch an der Brust aus.

Zu den *gestagenwirksamen Substanzen* zählen Progesteron und die entsprechenden Derivate MPA, Medrogeston, antiandrogen wirksame Gestagene wie Cyproteronacetat, Chlormadinonacetat oder Gestagene mit unterschiedlicher androgener Partialwirkung wie die 19-Nortestosteronderivate NETA, Norgestrel, Levonorgestrel. Während das reine Progesteron bzw. die Progesteronabkömmlinge wie auch die antiandrogen wirksamen Gestagene keinen oder nur einen minimalen Effekt auf den Lipidstoffwechsel ausüben, wird durch die 19-Nortestosteronderivate der positive Östrogeneffekt auf den HDL-/LDL-Quotienten unter Umständen zunichte gemacht. Es muß allerdings betont werden, daß die Nebenwirkungen oral applizierter Östrogen-/Gestagenkombinationen, welcher Art auch immer das Gestagen sein mag, in den zur Substitutionstherapie notwendigen Dosierungen äußerst gering sind und die Stoffwechselveränderungen innerhalb der Normbereiche liegen.

Gestagene bewirken aber bei einer diabetischen Stoffwechsellage eine größere Schwankungsbreite des Blutzuckers. Wenn allerdings eine sorgfältige Überwachung durchgeführt wird, so stellt der Diabetes mellitus keine Kontraindikation dar. Das gleiche gilt für das Gerinnungssystem, das durch Östrogen-/Gestagenkombinationen nicht negativ beeinträchtigt wird.

Es gibt zwischenzeitlich viele Studien, die zeigen konnten, daß eine Gestagenkombinationsbehandlung das Endometriumkarzinomrisiko senkt. Es ist allerdings wichtig, daß die Gestagenzufuhr mindestens 12 Tage lang dauert, da erst nach dieser Behandlungsdauer eine vollständige Hemmung der östrogeninduzierten Endometriumhyperplasie nachweisbar ist.

Ein interessanter Aspekt ist die *alleinige Gestagenbehandlung* in der Postmenopause im Intervall. Diese Form der Zufuhr einer Transformationsdosis ist bei etwas adipösen Frauen angebracht. Wenn z. B. im Vaginalepithel, bei Begutachtung des Zervixschleims oder aber meßbar ein ausreichender Östrogeneffekt bzw. ein ausreichender Östrogenspiegel vorhanden sind, kann man hier durch die zyklische Gabe von Gestagenen allein, über 12–14 Tage im 2- bis 4wöchigen Abstand, eine regelmäßige Abbruchblutung bewirken. Man weiß heute, daß auch Gestagene positiv in den Mineralhaushalt des Knochens eingreifen. Sie stimulieren die Knochenneubildung.


*Prinzipien der Substitutionsbehandlung*

Wie bei jeder Behandlung, so muß auch bei der *Substitutionsbehandlung mit Östrogenen und Gestagenen* eine informative Aufklärung vorgenommen werden. Bei richtiger Beratung ist der von manchen Frauen primär als lästig empfundene Nachteil von Blutungen im Postmenopausenalter relativierbar. Bei der *kontinuierlichen* Dauerbehandlung mit niedrigdosierten *Kombinationen aus Östrogenen und Gestagenen* (z. B. Kliogest, das 2 mg Östradiol und 1 mg NETA enthält) kommt es zwar in den ersten Behandlungsmonaten häufig zu irregulären Blutungen, danach sind die Frauen jedoch weitgehend amenorrhoisch. Der genannte Nachteil von Blutungen besteht dann nicht mehr.

Zur Vermeidung der hepatischen Stoffwechselbelastung kommt eine *parenterale Östrogenzufuhr* in Frage. Es kann eine Depotform i. m. appliziert werden, es besteht aber auch in absehbarer Zukunft die Möglichkeit, Implantate einzusetzen. Der Vorteil ist zweifellos die Umgehung der intestinalen Resorption, wodurch es zu einer geringeren hepatozellulären Metabolisierungsbelastung kommt. Der Nachteil besteht in einer permanenten Östrogenstimulation, die wiederum die intermittierende Gestagenzufuhr notwendig macht. Es können natürlich auch Gestagene i. m. injiziert werden, jedoch ist dann der therapeutische Aufwand und die Belastung für die Patientin unverhältnismäßig hoch und nicht zu akzeptieren. Es besteht weiterhin die Möglichkeit, eine *Östrogen-/Androgenkombination* zuzuführen (4 mg Östradiolvalerat und 200 mg Progesteronenanthat, Gynodian-Depot). Der Nachteil besteht jedoch in der den Androgenen eigenen negativen Beeinflussung des Lipidstoffwechsels und in der möglichen Auslösung oder Verstärkung von Virilisierungserscheinungen.

Die *transdermale Gabe von Östrogenen* in Form verschiedener Pflaster (2 mg Östradiol entsprechend 0,025 mg/die - Estraderm-TTS-25; 4 mg Östradiol entsprechend 0,05 mg/die - Estraderm-TTS-50; 8 mg Östradiol entsprechend 0,1 mg/die - Estraderm-TTS-100) bietet ebenfalls den Vorteil einer geringeren Leberbelastung. Es ist aber auch notwendig, auch hier im 1- bis maximal 4monatigen Abstand 12–14 Tage lang ein Gestagenpräparat zusätzlich zu geben.

Schließlich besteht die Möglichkeit der vaginalen Applikation von Östrogenen, wobei bisher nur östriolenthaltende Präparate zur Verfügung stehen. Die angebotenen Konzentrationen reichen vollkommen aus, um lokale Beschwerden zu beseitigen. Um jedoch allgemein wirksame Konzentrationen zu erreichen, ist die Variabilität der Plasmakonzentration bei vaginaler Zufuhr zu groß. Es ist ferner zu bedenken, daß Östriol nicht in der Lage ist, vor der Entstehung einer Osteoporose zu schützen.

Für eine Östrogen-/Gestagensubstitutionsbehandlung sind thromboembolische Erkrankungen, Leberstoffwechselstörungen und akute Lebererkrankungen, ferner die Zufuhr von Östrogenen bei östrogenabhängigen Karzinomen kontraindiziert. Eine Substitutionsbehandlung ist jedoch 5 Jahre nach ausbehandeltem Karzinom und Rezidivfreiheit gerechtfertigt.

Als Alternative zur Östrogentherapie bietet sich in manchen Fällen die alleinige Gabe von Gestagenen an. 20 mg MPA/die, entsprechend 4 mal 1 Tbl. Clinofem oder 4 mal 1 Tbl. G-Farlutal, sind in der Lage, in über 70% der Fälle vasomotorische wie zentralnervöse Beschwerden zu beseitigen, zumal hiermit auch in bestimmtem Umfang eine Osteoporoseprophylaxe möglich ist.

Welche Präparate zur Verfügung stehen, ist in einer Auswahl in Tabelle 8 aufgeführt.

## 6.3 Blutungsstörungen und Schwangerschaftsverhütung

Abschließend sind noch einige Bemerkungen zu speziellen Problemen der letzten Zeit vor der Menopause zu machen.

Frauen mit klimakterischen Beschwerden in der Prämenopause, vor allem wenn es sich um die in dieser Zeit häufig auftretenden Blutungsstörungen handelt, sprechen sehr gut auf eine Substitutionsbehandlung mit einem *Östrogen-/Gestagensequenzpräparat* an (Cyclo-Östrogynal; Cyclo-Progynova; Presomen Compositum). Oft ist jedoch darüber hinaus auch eine sichere Schwangerschaftsverhütung gerade in dieser Zeit notwendig und sinnvoll, da Graviditäten zwar seltener, aber doch bis zur Menopause hin möglich und dann komplikationsreich sind. Durch die Verordnung *niedrigdosierter* OH, und zwar von *Einphasenpräparaten,* besteht die Möglichkeit, klimakterische Beschwerden effektiv zu behandeln und gleichzeitig eine sichere Schwangerschaftsverhütung zu gewährleisten. Dieses Vorgehen ist aber nur angebracht, wenn die wesentlichen Kontraindikationen gegen OH beachtet und die oben genannten niedrigdosierten Kombinationspräparate eingesetzt werden.

Sind jedoch bei bestehenden klimakterischen Beschwerden OH kontraindiziert, eine Schwangerschaftsverhütung aber notwendig und die Substitutionsbehandlung möglich, so können manche Kontrazeptionsmethoden in der Prämenopause sicher und anwendbar sein, die im früheren Reproduktionsalter der Frau nicht akzeptabel sind. *IUPs* sind, was die Sicherheit und Verträglichkeit betrifft, gerade für diese Altersgruppe sehr zu empfehlen. *Barrieremethoden* bieten sich an, der Umgang damit muß aber gut erlernt werden, da sonst keine ausreichende Sicherheit zu gewährleisten ist. Die sogenannten *natürlichen Methoden* sind somatisch nebenwirkungsfrei und in der Prämenopause auch relativ sicher, kommen aber nur für einen ganz bestimmten Personenkreis in Frage. *Postkoitale Kontrazeption* und *Abortinduktion* sollen erwähnt werden, ihr medizinisch indizierter Einsatz und ihre ethische Berechtigung als Methoden zur Schwangerschaftsverhütung sind jedoch mehr als umstritten. Die *Tubenkoagulation* ist die sicherste Methode, stellt aber einen operativen Eingriff dar, der vor allem in diesem Alter einer strengen Indikation bedarf.


# Literatur


Als Hintergrundliteratur wurde vom Autor benutzt und ist zur Vertiefung und Ergänzung dem interessierten Leser anzuempfehlen:

Baird DT, Michie EA (eds) (1985) Mechanism of menstrual bleeding. Raven, New York (Serono symposia publication, vol 25)
Bettendorf G, Breckwoldt M (Hrsg) (1989) Reproduktionsmedizin. Fischer, Stuttgart
Greenblatt RB (ed) (1986) A modern approach to the perimenopausal years. De Gruyter, Berlin (New developments in biosciences 2.)
Insler V, Bettendorf G, Geissler H (eds) (1981) Advances in diagnosis and treatment of infertility. Elsevier/North Holland, Amsterdam
Knobil E, Neill JD (eds) (1988) The physiology of reproduction I/II. Raven, New York
Kuhl H, Taubert HD (Hrsg) (1987) Das Klimakterium. Thieme, Stuttgart
Naftolin F, DeCherney AH (eds) (1987) The control of follicle development, ovulation and luteal function: lessons from in vitro fertilization. Raven, New York (Serono symposia publications, vol 35)

Steinberger E et al. (eds) (1986) Reproductive medicine. Raven, New York (Serono symposia publication, vol 29)
Talwar GP (ed) (1987) Contraceptiva research for today and the nineties. Progress in vaccinology, vol 1. Springer, Berlin Heidelberg New York Tokyo
Taubert HD, Kuhl H (Hrsg) (1981) Kontrazeption mit Hormonen. Thieme, Stuttgart
Van Keep PA et al. (eds) (1987) Contraception in the year 2001. Excerpta Medica, Amsterdam
Zahradnik HP (1989) Die präklimakterische Patientin. Arch Gynecol Obstet 245: 977-980
Zahradnik HP (1991) Die Menstruation. In: Käser O et al. (Hrsg) Gynäkologie u. Geburtshilfe Bd 1/2. Thieme, Stuttgart, (im Druck)
Zahradnik HP, Breckwoldt M (1988) Die medikamentöse Therapie der Dysmenorrhoe. Gynäkologe 21: 58-62

# Erkrankungen des äußeren Genitales

*K. Jahn*

## 1 Einleitung

Das äußere weibliche Genitale stellt eine funktionell-anatomische
Einheit dar. In Abhängigkeit von den Sexualhormonen macht es in
den verschiedenen Lebensphasen der Frau typische Veränderungen
durch. Entzündungen im Bereich der Vulva gefährden nicht nur die
Fortpflanzungsfähigkeit, sondern beeinflussen über chronisch-rezidivierende Verläufe nicht selten das körperliche Wohlbefinden und
Sexualleben der Betroffenen. Durch den Introitus vaginae werden
bakterielle Infektionen aszendierend oder deszendierend begünstigt. Jede lokalauftretende Vulvaaffektion sollte daher sorgfältig
diagnostiziert und therapiert werden.

## 2 Dermatosen

Bei Affektionen des äußeren Genitales sollte auch an eine dermato-
logische Grunderkrankung gedacht werden. Eine befriedigende,
interdisziplinäre Koordination zwischen Gynäkologen und Derma-
tologen kann eine erfolgreiche Therapie erleichtern.

Die kausalgenetische Einteilung der Dermatosen nach Erregern
bzw. Grunderkrankungen erscheint einfach. Eine Reihe von Dermatosen werden durch mehrerlei Faktoren ausgelöst (Réactions
cutanées), die nach morphologischen Gesichtspunkten geordnet
werden können (Steigleder 1979).

# 2.1 Erytheme

## 2.1.1 Definition

Unter Erythemen versteht man eine flächenhafte Hautrötung durch vermehrten Blutzufluß. Die Erytheme sind als Auftakt von Hautkrankheiten zu werten, die allergisch oder toxisch bedingt sind.

## 2.1.2 Erythematosquamöse Erkrankungen

Im engeren Sinne werden dazu Krankheitsbilder gezählt, die mit Rötungen und Schuppungen als wesentliches Kennzeichen einhergehen: die *Psoriasis* und das seborrhoische Ekzem.

*Ätiologie*

Die Psoriasis gehört zu den häufigsten Hautkrankheiten; ihr Vorkommen wird auf 0,2–2% geschätzt. Der Vererbungsmodus ist umstritten – es häufen sich aber die Anhaltspunkte, daß die Psoriasis eine genetisch bedingte Funktionsstörung der Haut ist. Für die Manifestation spielen exogene und endogene Faktoren eine Rolle, z. B. Traumen, Infektionen, Streß sowie vorausgehende Hauterkrankungen. Neben dem Befall der Haut können auch innere Organe betroffen sein (Bender 1981; Steigleder 1979).

*Klinik*

Die Prädilektionsstellen der Psoriasis sind die Streckseiten der Extremitäten (Arme, Ellenbogen, Knie), Rumpf, behaarter Kopf, der Penis, die Rima ani – besonders die Perianalregion – sowie Finger- und Fußnägel.

Die Psoriasis ist im typischen Falle leicht zu diagnostizieren. Man findet hartnäckige, rezidivierende, scharf umschriebene sattbraun-rote Erytheme mit geschichteter silber-grauer bis schmutziggrauer Schuppung, die sich beim Abkratzen leicht abbröckeln lassen wie geronnener Talg (Phänomen des Kerzenflecks). Ein weiteres diagnostisches Phänomen ist das Auspitz-Phänomen: nach der Entfernung durch Eröffnung des Papillarlagers entsteht eine punktförmige Blutung (Steigleder 1979).

*Therapie*

Bei der Auswahl der Medikation ist große Erfahrung erforderlich, da es immer noch kein sicheres Therapeutikum gibt. Die äußerliche Behandlung besteht in der Prophylaxe psoriatischer Schübe, vor allem durch Hautpflege, erweichende und schuppenlösende Seifen bzw. Schmierseifenbäder. Zur keratolytischen Vorbehandlung zählen die *Salicylsalben,* der in der 2. Phase die reduzierende Behandlung mit *Signolin* folgt. Eine besondere Bedeutung hat die äußerliche und innerliche Behandlung mit *Psoralenen* mit anschließender UVA-Bestrahlung erlangt. Die Behandlung ist jedoch vorwiegend der Klinik vorbehalten (Bender 1981; Bender u. Schnürch 1986; Steigleder 1979).

Die weiteren erythematosquamösen Dermatosen wie das seborrhoische Ekzem und die Pityriasis rosea sind selten.

## 2.1.3 Andere exanthematische Erkrankungen

Differentialdiagnostisch sind andere exanthematische Erkrankungen auszuschließen, z. B. Syphilis und Mykosen. Die mit der Psoriasis nicht verwandte *Parapsoriasisgruppe* zeigt unterschiedliche große Effloreszenzen, Rötungen und bräunliche Verfärbungen, die den gesamten Körper meist unter Aussparung von Kopf, Gesicht und Genitale befallen (Morbus Brocq).

## 2.2 Bullöse Dermatosen

## 2.2.1 Definition

Hinter den blasenbildenden Erkrankungen verbergen sich eine Reihe von heterogenen Ursachen und Zuständen. Sowohl virale Ursachen als auch toxisch-allergische, photochemische Reize sowie Erfrierungen und Verbrennungen rufen Blasen an der Haut hervor.

Besprochen werden die Blasenkrankheiten im engeren Sinne: Die Gruppe des *Pemphigus* und *Dermatitis herpetiformis Duhring.*

## 2.2.2 Pemphigus

*Ätiologie*

Der Pemphigus ist durch Blasenbildung in der Epidermis gekennzeichnet. Die durch Zerstörung der Zellbrücken geschädigten Stachelzellen können aus dem kontinuierlichen Zellverband herausgelöst (Akantholyse) und nachgewiesen werden (Tzanck-Test). Gelegentlich wird eine familiäre Häufung festgestellt; ein Anhalt für eine Virusinfektion ist nicht gegeben. Vielfach wird der Pemphigus als eine Autoimmunerkrankung aufgefaßt, bei der sich antinukleäre Antikörper immunfloreszenzhistologisch nachweisen lassen (Bender 1981; Steigleder 1979).

*Klinik*

Prädilektionsstellen des Pemphigus vulgaris sind schlaffe Blasen in der Mundschleimhaut, Pharynx oder Larynx. Betroffen sind auch Hautfalten (Achsel- und Submammaregion sowie Leiste). Diagnostisch verwertbar ist das Nikolski-Phänomen; durch Fingerdruck erscheinen die Blasen verschiebbar. Ein positiver Tzanck-Test zeigt im Blasengrundausstrich ballonierte degenerierte epitheliale Zellverbände.

*Therapie*

Die Prognose ohne *Glukokortikoide* ist infaust; eine klinische Behandlung mit hochdosierten Immunsuppressiva – besonders Glukokortikoiden– wirkt lebensrettend.

### 2.2.3 Dermatitis herpetiformis Duhring

*Definition*

Das Leitsymptom der Dermatitis herpetiformis Duhrung sind herpetiform gruppierte Bläschen und Blasen.

*Klinik*

Die Erkrankung verläuft in Schüben, zwischen denen längere Remissionen liegen. Die Patienten klagen über ausgeprägten Juckreiz. Brennen und Hautrötungen gehen der Bläschenbildung oftmals voraus. Diagnostisch können der negative Tzanck-Test sowie die Provozierbarkeit durch Halogene verwertet werden.

*Therapie*

Durch kleinste Dosen von *Sulfonamiden* und *Sulfonen* läßt sich die Erkrankung unterdrücken.

*Herpes gestationis*

Als eine mit der Dermatitis herpetiformis verwandte Erkrankung wird der Herpes gestationis angesehen, der als Schwangerschaftsdermatose auftritt. Die Blasenbildung ist am Bauch und an den Extremitäten besonders ausgeprägt. Es finden sich pralle, herpetiform gruppierte Blasen, die mit Brennen und Juckreiz einhergehen. Nach der Entbindung heilt die Erkrankung ab; es liegt die Vermutung nahe, daß es sich dabei um eine Sensibilisierung gegen fötale oder plazentare Antigene handelt. Progesteronbetonte Kontrazeptiva sollen einen Herpes gestationis provozieren. Eine Therapie durch Sulfone oder Sulfonamide ist nicht wirksam; die systemische Gabe von *Glukokortikoiden* wird empfohlen (Bender 1981).

# 2.3 Ekzeme

Das Ekzem ist eine überwiegend epidermale Reaktion, bei der intraepidermale Bläschen auftreten. Der Inbegriff des Ekzems beruht auf einem allergischen Vorgang als Folge obligater Schädigung, z. B. durch Allergene von außen, die am Ort des Ekzems eingewirkt haben (Schulz 1986). Eine Unterteilung erscheint sinnvoll aufgrund der unterschiedlichen Reize, die klinische Bilder und Verläufe bestimmen:

1. Exogenes Kontaktekzem
   - toxisch
   - allergisch
2. Endogenes Ekzem

Die letztgenannten Exanthemformen werden in der gynäkologischen Praxis selten gesehen, so daß nur das *Kontaktekzem* Erwähnung finden soll. Der Formenreichtum beeindruckt, so daß auch an der Vulva durch äußere Applikation induzierte allergische Kontaktdermatitiden auftreten können, die sowohl durch extern angewandte Medikamente als auch durch Zusatz- und Hilfsstoffe sowie Grundlagenbestandteile und Konservierungsmittel hervorgerufen werden können (Steigleder 1979; Schulz 1986).

*Symptome*

Das Kontaktekzem führt zunächst zu Rötungen, Juckreiz, Ödemen und Bläschenbildung am Ort der Einwirkung, manchmal streng begrenzt auf die Kontaktstelle. Am Genitale werden antikonzeptionelle Maßnahmen, Stoffe der Intimhygiene, Parfums, Therapeutika oder durch die Hand applizierte Substanzen damit in Verbindung gebracht. Im Bereich der Oberschenkel können Strumpfhalter sowie Waschmittel in der Unterwäsche oder Kleidungsstücke eine exanthematische Ausbreitung bewirken. Die Diagnose wird durch den Epikutantest gestellt. Dabei wird die zu testende Substanz auf die Haut gebracht und die Reaktion 24 h später abgelesen (Steigleder 1979; Schulz 1986).

Die Therapie eines Ekzems besteht in der Vermeidung des auslösenden Agens und in einer Beruhigung der Haut durch indifferente Mittel. Eine Vermeidung ist möglich durch eine sorgfältig erhobene Anamnese, in der man nach der auslösenden Ursache eines Ekzems fahnden sollte. Die Auswahl der Mittel ist abhängig von der Lokalisation, wobei auch Kortikosteroide in der lokalen Therapie eine weite Verbreitung gefunden haben.

# 3 Vulvitis

Entzündliche Veränderungen am äußeren Genitale spielen bei Frauen in der gynäkologischen Praxis eine nicht unerhebliche Rolle. Die Affektionen können hervorgerufen werden durch pathogene Mikroorganismen, aber auch durch mechanische, thermische oder chemische Noxen. Die Entzündungen entstehen in erster Linie direkt oder aszendierend; häufig sind sie kombiniert mit einer Infektion der Scheide. Manche der Erkrankungen sind durch äußere Inspektion leicht diagnostizierbar, jedoch können durch das wechselhafte Bild und die Lokalisation differentialdiagnostische Probleme auftauchen. Fehldeutungen durch die von den Patientinnen beschriebenen Beschwerden (Pruritus, Rötungen) können zu therapeutischen Konsequenzen führen, die für die Patientin nicht immer ein befriedigendes Ergebnis bringen.

## 3.1 Unspezifische Vulvitis

### 3.1.1 Vulvodynie

*Definition*

1983 hat die „Internationale Gesellschaft zum Studium der Vulvaerkrankungen" (ISSVD) eine Terminologie vorgeschlagen, die das Symptom der „brennenden Vulva" beschreibt: Vulvodynie. Darunter versteht man eine chronische vulväre Mißempfindung, die dadurch charakterisiert ist, daß die Patientinnen über Brennen, Stechen und Wundsein an der Vulva klagen (Lynch 1985, 1986; McKay 1988).

## Ätiologie

Ein ätiologisches Agens läßt sich nicht ausmachen. Differentialdiagnostisch kommen vulväre Dermatosen, zyklische Candidiasis sowie Papillomatosen in Frage. Biogene Amine (Prostaglandine und Histamine) sowie Polypeptide (Bradykinin und Serotonin) werden als Mediatoren für die lokale Affektion verantwortlich gemacht (McKay 1985).

## Klinik

Bei der Inspektion des äußeren Genitale der Vulvodyniepatientinnen zeigt sich nur eine Sensibilitätsstörung bei Berührung der Vulva. Zu den Beschwerden gehört neben Brennen und stechenden Schmerzen die Dyspareunie als Hauptsymptom. Oft haben die Patientinnen bereits mehrere Ärzte konsultiert.

## Therapie

Die chronischen idiopathischen Schmerzattacken lassen sich z. B. mit einer postherpetischen Neuralgie vergleichen. Lokale Anästhetika werden effektvoll eingesetzt (Benrubi u. Drummand 1988; McKay 1988).

### Bupivacain, Methyl-Prednisolon

*Dosierung:* 4 ml 0,5%iges Bupivacain und 30 mg Methyl-Prednisolon. Topisch angewandte Steroide können ebenfalls die Sensationen bessern. Eine Abklärung durch einen Psychologen erscheint bei Therapieresistenz ratsam, da bei Patienten mit chronischen, idiopathischen Schmerzattacken häufiger psychopathologische Wesensveränderungen auftreten können (Lynch 1986).

### 3.1.2 Fokale Vulvitis (Vulvavestibulitissyndrom)

*Definition*

Die Vulvavestibulitis ist gekennzeichnet durch persistierende Dyspareunie und reproduzierbare sensible, lokale Affektionen im Vestibulum. Pathogene Keime lassen sich nicht isolieren (Friedrich 1983, 1987; Michlewitz et al. 1989; Peckham et al. 1986).

*Klinik*

Sorgfältige Inspektionen des Introitus zeigen kleine erythematöse Läsionen ohne Schwellungen oder Ulzerationen. Werden diese Läsionen mit der Spitze eines Watteträgers berührt (Touch-Test), so kann von der Patientin ein reproduzierbarer sensibler Schmerz angegeben werden (Michlewitz et al. 1989; Peckham et al. 1986).

*Therapie*

Unterschiedliche Therapieformen sind zur Behandlung des Vestibularsyndroms angewandt worden, z. B. lokale und systemische Gabe von Antibiotika und lokale Injektionen von Steroiden. Keine der Therapien gewährleistet eine Symptomfreiheit für die Patientin. Am erfolgreichsten erweist sich die chirurgische Intervention: Exzision des Hymens und der benachbarten Drüsen sowie 0,5 cm der Mukosa und Submukosa. Therapie der 1. Wahl ist die Laservaporisation in einer Tiefe von 1,5–2 mm (Michlewitz et al. 1989; Peckham et al. 1986).

## 3.2 Spezifische Vulvitis

### 3.2.1 Bakterielle Infektionen

*Definition*

Die isolierte Entzündung der Vulva durch pyogene Bakterien ist eine eher seltene Erkrankung. Superinfektionen wird durch traumatische, hormonelle und chemische Reize Vorschub geleistet.

Die normalerweise gute Widerstandsfähigkeit der Vulvahaut, die durch das verhornende Plattenepithel gegen die einwirkenden Erreger geschützt ist, wird durch eine Vielzahl von Faktoren, die zur Mazeration der Haut führen, geschwächt: mechanische Irritation durch Wäschestücke, Sport, Kratzen, chemisch-thermische Reize durch allergische Reaktionen auf Hygieneartikel sowie Östrogenmangel, Stoffwechselstörungen durch Diabetes mellitus, Urämie und Ikterus. Diese abakteriellen entzündlichen Reaktionen bahnen pathogenen Mikroorganismen den Weg; am häufigsten handelt es sich bei diesen um Staphylo- und Streptokokken sowie coliforme Erreger (Bender 1981; Bender u. Schnürch 1986).

## Klinik

Erst durch die Beschwerden der Vulvitis, die die Patientinnen zum Arzt führen, erlangen die ansonsten apathogenen Keime der Haut Bedeutung. Symptome der Vulvitis sind Schmerzen, Brennen beim Wasserlassen und ein quälender Juckreiz. Im akuten Stadium reicht das klinische Bild von der Rötung des Vestibulums bis zu einer ausgedehnten Schwellung der gesamten Vulva und der angrenzenden Hautpartien. Das Allgemeinbefinden der Patientin ist oftmals beeinträchtigt.

Wie an der übrigen Haut kann es an der Vulva zu Entzündungen der Haarfollikel durch Staphylokokken kommen. Bei der *Follikulitis vulvae* handelt es sich um eine eitrige Entzündung der Haarbälge, bei der die Umgebung der Haarwurzel gerötet erscheint und dann zur Ausbildung einer Pustel führt. Bei einer größeren eitrigen Einschmelzung des Haarfollikels und seiner Umgebung werden ebenfalls Staphylokokken isoliert – *Furunculosis vulvae*. Die Umgebung ist ödematös geschwollen; die regionären Lymphknoten in der Leistenbeuge können mitbetroffen sein. Komplexe, mehrere nahe beieinanderliegende oder konfluierende Furunkel mit Gewebsnekrosen in der Tiefe werden *Karbunkel* genannt. Das umliegende Gewebe erscheint rot-bläulich verfärbt; meist handelt es sich auch hier um Staphylokokken- oder Streptokokkeninfekte einer Haarbalgdrüse.

Der Erreger des *Erythrasmas* ist das Corynebacterium minutissimum; eine bakterielle Fehlbesiedelung der Haut, die kupferrote bis braunflächige Effloreszenzen an den Innenseiten des Oberschenkels mit einer scharfen bogenförmigen Begrenzung zeigt. Es handelt sich dabei häufig um einen Zufallsbefund bei der gynäkologischen Untersuchung, da ein Befall mit den apathogenen Corynebakterien in den seltensten Fällen Symptome verursacht.

Bei der *Bartholinitis* lassen sich bei Befall der vestibulären Drüsen pyogene Erreger isolieren (Staphylokokken, Streptokokken, Colibakterien und Gonokokken). Häufig ist es eine zum Rezidiv neigende Entzündung des Ausführungsgangs, die zu einer Infiltration des umgebenden Gewebes und zur Abszedierung führen kann. Das hintere Drittel der betroffenen Vulvaseite zeigt eine ödematöse Anschwellung und Rötung. Bei der Einschmelzung ist die Haut glänzend angespannt und man kann eine Fluktuation tasten. Der Zustand ist für die Patientin außerordentlich schmerzhaft, fieberhafte Allgemeinsmyptome können auftreten (Woodruff u. Friedrich 1985).

Die Diagnose der Entzündungen der Vulva beruht auf der Inspektion, der Entnahme von mikrobiologischen Abstrichen und der sorgfältigen Fahndung nach Grunderkrankungen, z. B. Diabetes mellitus. Auch sollte an Entzündungen in oberen Abschnitten gedacht und eine Infektion der Scheide ausgeschlossen werden.

*Therapie*

Die Therapie der Vulvitis hat zunächst einmal die ursächlichen Faktoren zu beseitigen. Die hochakute Vulvitis ist häufig klinisch zu behandeln - Ruhigstellung und Bettruhe sind angezeigt. Nach dem Vorliegen von mikrobiologischen Befunden wird gezielt antibiotisch behandelt, zusätzlich werden allgemeine Maßnahmen wie Sitzbad, Bettruhe und juckreizlindernde Medikamente verordnet.

*Follikulitis*

Bei der Follikulitis kann eine Abheilung spontan abgewartet werden. Eine sich als notwendig erweisende Lokaltherapie besteht in der Behandlung mit Sitzbädern mit verdünnter Polyvidon-Jod-Lösung oder der lokalen Applikation von Antibiotika. Zur Verhinderung der Ausbreitung ist bei der Behandlung der *Furunkel* neben den konservativen Maßnahmen wie lokalantibiotische Behandlung eine chirurgische Intervention nötig. Bei der zentralen Stichinzision können gezielt Abstriche entnommen und dementsprechend therapiert werden. Nur bei tieferen Infektionen erfolgt eine Allgemeintherapie mit Antibiotika.

Zusätzlich zur kausalen lokalen Therapie wird natürlich auch eine Kürzung der Schambehaarung sowie die Anleitung zu einer ausreichenden Hygiene erfolgen müssen.

## Erythrasma

Das Erythrasma ist einer lokalen Behandlung zugänglich: *Tetracyclin*salbe – 2mal tgl. für 3 Wochen aufgetragen. Bei Rezidiven empfiehlt sich eine systematische Behandlung mit *Erythromycin* per os – tgl. 1 g über 2 Wochen. Prädisponierende Faktoren wie diabetische Stoffwechselerkrankungen und unzureichende Hygiene sollten ausgeschlossen werden.

## Bartholinitis

Die Therapie erfolgt, wenn möglich, gezielt:

Beim Nachweis von Staphylokokken wird mit *penicillinasefestem Penicillin* bis zum Rückgang der lokalen Erscheinung behandelt (Dicloxacillin per os, 2–3 g tgl.). Die chirurgische Therapie bei Abszeßbildung besteht in einer Marsupialisation. Zur Nachbehandlung empfehlen sich Sitzbäder. Bakteriologische und mykologische Untersuchungen des Eiters sind erforderlich, die dann eine gezielte Therapie einleiten.

Die Therapie beim Nachweis von Gonokokken erfolgt mit Penicillin-G (einmalige Gabe von 4–6 Mio. E. i. m.). Alternativ wäre eine einmalige i. m.-Injektion von 2 g Cefuroxim. Zur Einmaltherapie ist ebenfalls Spectinomycin verwendbar – 4 g i. m. Auch die neueren Gyrasehemmer wirken bei Penicillin-G-Resistenz zuverlässig. Die erforderliche Einmaldosis von Ciprofloxacin ist 0,25–0,5 g (Bender 1981; Bender und Schnürch 1986; Simon und Stille 1989).

## Impetigo contagiosa und Erysipel

Zu den selteneren Entzündungen der Vulva gehören weitere streptogene Infekte wie Impetigo contagiosa und das Erysipel.

Beim *Erysipel* kommt es zu einer scharf begrenzten schmerzhaften Schwellung und Rötung mit erheblich gestörtem Allgemeinbefinden. Diese Streptokokkeninfektionen werden systemisch mit *Penicillin-G* behandelt.

*Dosierung:* Penicillin-G tgl. 1,2–3 Mio. E. für 1–2 Wochen.

Bei Penicillinallergie kann auf Doxycyclin (Dosierung: 200 mg oral Tag 1 – ab dann 100 mg oral) ausgewichen werden.

Die nach chirurgischen Eingriffen vorkommenden Phlegmonen, ebenfalls durch pyogene Keime hervorgerufen, werden je nach Erreger und Resistenzerstellung therapiert.

Der Erreger der *Impetigo contagiosa* – eine Ausbreitung von Streptococcus pyogenes unter dem Stratum corneum der Haut – wird entweder mit *penicillinasefestem Penicillin* (Flucloxacillin) oder bei Nachweis von Penicillin-G-empfindlichen Staphylo- und Streptokokken mit *Penicillin-G* behandelt (Simon u. Stille 1989).

Zur Therapie der Geschlechtskrankheiten, die sich auch an der Vulva manifestieren und anderer durch sexuelle Kontakte übertragende Erkrankungen s. auch Abschn. 4.


## 3.2.2 Mykotische Infektionen

Verglichen mit bakteriellen Infektionen spielen die Pilzerkrankungen aufgrund der Häufigkeit in der Praxis eine große Rolle. Zu nennen sind vor allen Dingen die Hefeinfektionen durch Candidaspezies im Rahmen einer Vulvovaginitis und die Candida intertrigo. Eine Infektion mit Dermatophyten (Tinea cruris und Tinea corporis) auf die Vulva ist möglich, aber doch selten.


*Hefepilzinfektionen – Kandiosen*

Der Pilzbefall des Genitale ist in überwiegender Anzahl durch Candidaspezies verursacht – am häufigsten durch Candida albicans. Seltenere Arten wie Torulopsis oder Geotrichum werden durch kulturellen Nachweis ausgeschlossen. Begünstigend zur Infektion wirken hormonelle Veränderungen (Schwangerschaft, Antikonzeptiva). Internistische Grunderkrankungen, z. B. Diabetes mellitus, Kortikoidbehandlung oder Antibiotikatherapie, können ebenfalls die normale Scheidenflora stören und so zu einer pH-Verschiebung mit einer konsekutiven Pilzausbreitung führen. Schmierinfektionen durch Übertragung von mykotischen Infektionen aus dem Darm sind ebenso beobachtet worden wie die deszendierende Ausbreitung einer Soorkolpitis. Oftmals liegt jedoch auch eine Partnerinfektion vor. Die Symptomatik wird durch den Juckreiz und weißlich krümeligen Ausfluß („Cottage-cheese") bestimmt.

Die *Diagnose* beruht auf der Klinik: Bei der Inspektion der Vulva fällt eine fleckförmige Rötung auf, die sich bis zu den Oberschenkeln ausdehnen kann. Der mikroskopische Nativnachweis durch Phasenkontrastmikroskop und einer 30%igen Kalilauge leitet schon vor der kulturellen Sicherung eine Therapie ein.


*Therapie*

Lokalbehandlung mit *Clotrimazol* als Ovula oder Creme. *Dosierung:* Einmaltherapie oder 3–6 Tage mit gleichzeitiger Cremebehandlung der Vulva.

Alternativ Miconazol Vaginalcreme, Econazol, eventuell lokale Behandlung mit Nystatin 2mal tgl. für 2 Wochen (Simon u. Stille 1989).

Um die Rezidivquote zu senken, sind prädisponierende Faktoren oder Reinfektionsquellen durch orale, enterale, vaginale Candidainfektionen auszuschließen. Der Therapieerfolg richtet sich auch nach der Mitbehandlung des Sexualpartners.


*Dermatophyten*

Die Infektion mit Dermatophyten wie Tinea cruris und Tinea corpuris sind selten – meist werden sie durch direkten Kontakt übertragen. Die Unterscheidung von Candida zu einer Dermatophyteninfektion ist bei einer entzündlichen Intertrigo wichtig, da die Behandlung der Dermatophyten nicht gegen Candida wirkt.


*Therapie*

Leichtere Infektionen sprechen auf Lokalpräparate an; *Tolnaftat* gilt als Standardmittel zur Lokaltherapie von Dermatophyten. In Tolnaftat-L ist zusätzlich Nystatin gegen Candida enthalten. Wei-

tere Alternativen sind Naftifin, welches in Creme und Gel in ca.
1%iger Konzentration enthalten ist. Es sollte 1- bis 2mal tgl. dünn
aufgetragen werden (Simon u. Stille 1989).


### 3.2.3 Parasitäre Infektionen durch Protozoen und Epizoen

Die Trichomonadenvulvitis kann als Teilsymptom einer Vaginal-
infektion gesehen werden. Dabei sieht man durch den Ausfluß
Rötungen und Ödeme im äußeren Genitale. Der Erregernachweis
erfolgt durch Nativpräparat. Die Einmaltherapie mit Nitroimidazol
hat sich mittlerweile durchgesetzt.

*Dosierung:* Metronidazol, 2 g oral; Tinidazol, 2 g oral; Nimora-
zol, 2 g oral; Ornidazol, 1,5 g oral.

Eine 5–10 Tage dauernde Therapie wird bei chronisch-rezidivierenden Trichomoniasis empfohlen. Zum Ausschluß von Re-
infektionen sollte eine Partnerbehandlung durchgeführt werden.

In den ersten Schwangerschaftsmonaten wird keine orale Therapie mit Nitroimidazol empfohlen; statt dessen empfiehlt sich eine
lokale Behandlung mit Clotrimazol oder lokale Gabe von Metroni-
dazolzäpfchen.


*Epizoonose*

Die Scham- oder Filzlaus (Pediculosis pubis) wird fast ausschließlich durch engen Körperkontakt übertragen – hauptsächlich beim
Koitus. Die Parasiten siedeln sich im Bereich der apokrinen Drüsen
an, festgekrallt an den Schamhaaren. Charakteristisch sind grau-
blaue Flecken, die durch Speichelfermente beim Biß in die Haut
entstehen (Maculae coeruleae) (Bender 1981).


*Therapie*

Der Kürzung der Schambehaarung folgt das Waschen bzw. Einrei-
ben mit *Hexachlorcyclohexan*-Shampoo oder -lotion.

*Dosierung:* Auftragen der Emulsion an 3 aufeinanderfolgenden
Tagen im Bereich Mons pubis/Labien. Kontraindikationen bestehen in der Schwangerschaft und Stillperiode.

### 3.2.4 Virale Infektion

Alle kutanen Virusinfektionen sind an der Vulva denkbar, wobei
Infektionen mit Herpesviren und humanen Papillomaviren die
größte klinische Bedeutung haben.

*Herpes-simplex-Viren (HSV)*

*Definition*
Das Herpesvirus des Menschen ist ein DNS-Virus, welches sich
aufgrund der Oberflächenantigene in 2 Varianten – Typ I und
Typ II – unterscheiden läßt; nur das letzte ist im Genitalbereich
bedeutsam (Bornstein et al. 1988; Kaufmann u. Faro 1985).

*Klinik*
Die Inkubationszeit bis zum Beginn der klinisch sichtbaren Bläschen beträgt 4–7 Tage; der direkte Kontakt ist für die Übertragung
des Virus erforderlich. Die Erkrankung äußert sich als vesikuläre-
erosive Vulvovaginitis. Zusätzlich zu den typisch gruppiert ange-
ordneten Bläschen finden sich Juckreiz und Brennen. Die Bläs-
chendecken können zerstört sein und durch eine Superinfektion zu
Fehldiagnosen Anlaß geben. Nach der Erstinfektion persistieren
die HSV im Ganglion sacralis, und durch bestimmte Bedingungen
werden Rezidive ausgelöst (Traumen, Streß, Störung der zellulären
Immunität). Die mikrobiologische Diagnosestellung erfolgt durch
direkte elektronenmikroskopische Darstellung der Erreger oder
durch fluoreszeinmarkierte Antikörper. Die kulturelle Anzüchtung
des Virus ist bei intakten Bläschen erfolgversprechend. Im Papanicolaou-Abstrich lassen sich intranukleäre Einschlußkörper in viel-
kernigen Riesenzellen finden (Bender 1981, Bender u. Schnürch
1986; Nauth 1986).

*Therapie*
Unter den Virustatika, d. h. virusvermehrungshemmenden Medikamenten, hat sich das *Aciclovir* in der systemischen Therapie
bewährt. Da eine Lokaltherapie mit Virustatika nur im Initialsta-
dium sinnvoll ist, wird Aciclovir als Infusion oder oral angewandt.
Eine Rezidivhäufigkeit wird durch die Gabe von Aciclovir nicht
verhindert. Die Indikationen für die *systemische* Gabe von Aciclo-

76

vir sind Zoster, Varizellen und HSV-Infektionen bei allen HIV-Infizierten sowie immunsupprimierten Patienten und die HSV-Infektion beim Neugeborenen. Die *orale Gabe* von Aciclovir empfiehlt sich bei primärem Herpes genitalis oder Rezidiven sowie bei therapieresistenten HSV-Erkrankung bei AIDS-Patienten (Simon u. Stille 1989).

*Dosierung:* i. v.-Infusion: 10 mg/kg alle 8 h für 10 Tage bei Immunsupprimierten, 5 mg/kg alle 8 h für 5 Tage bei den übrigen Indikationen; orale Gabe: 5mal 0,2 g/5–10 Tage.

*Nebenwirkungen* des Virustatikums sind gering; bei oraler Einnahme werden Übelkeit und Erbrechen, seltener Durchfall und Kopfschmerz angegeben. Bei i. v.-Anwendungen werden zentralnervöse Wirkungen sowie vorübergehende Nierenfunktionsstörungen beobachtet.

### HSV in der Schwangerschaft

Bei einem HSV-Rezidiv in der Schwangerschaft ist eine Infektion des Feten möglich mit einer daraus resultierenden Letalität durch einen generalisierten Herpes des Neugeborenen. Die Indikation zur Sectio sollte bei akuter primärer Infektion oder einem Blasensprung unter 4 h gestellt werden. Besteht eine Rezidivfreiheit von mindestens 6 Wochen vor dem Entbindungstermin, so kann eine vaginale Entbindung angestrebt werden.

### Humane Papillomaviren (HPV)

Mittels moderner molekularbiologischer Techniken sind Papillomavirusinfektionen im Genitalbereich häufiger nachweisbar als vermutet. Man kennt hier Condylomata acuminata sowie Condylomata planum. Eine Assoziation besteht zu benignen Veränderungen und zu vulvären intraepithelialen Neoplasien (bowenoide Papillose) (Bornstein et al. 1988a, b; Buscema et al. 1988; Lynch 1985; Nauth 1986; Weghaupt 1985).

### Ätiologie

Papillomaviren, die zur Gruppe der Papova-DNS-Viren gehören, lassen sich in mehr als 43 verschiedene Typen unterteilen, die unterschiedliche DNS-Sequenzhomologie zeigen. Aus klinischen Beobachtungen und der DNS-Hybridisierung läßt sich ableiten, daß HPV-Typen 6 und 11 eher mit benigen Veränderungen und die Typen 16 und 18 mit intraepithelialen Neoplasien in Verbindung gebracht werden können (Göppinger et al. 1990; Ikenberg et al. 1988; Lynch 1985; Wendler 1990).

*Klinik*

Kleinste, stecknadelkopfgroße, weiche, warzenähnliche Gebilde finden sich im Introitus vaginae. Es fehlen subjektive Beschwerden. Vaginale Infektionen mit Sekretion sowie Mazerationen und Milieuveränderungen begünstigen die Entstehung (Lynch 1985).

Die klinische Inspektion liefert die erste Verdachtsdiagnose; die Kolposkopie leistet zusätzliche Hilfe für den Nachweis von Kondylomen. Die zytologischen Untersuchungen im Papanicolaou-Abstrich enthalten dyskeratotische Zellen und Koilozytose als klassische Kriterien für Kondylome (Nauth 1986). Im Southern-Blot und anschließender DNS-Hybridisierung können die einzelnen Papillomavirentypen nachgewiesen werden (Buscema et al. 1988; Ikenberg et al. 1988; Karram et al. 1988).

*Therapie*

Die Therapie richtet sich nach der Größe und Ausbreitung der Kondylome. Bei kleineren Läsionen bis zu 5 mm wird das zytotoxische *Podophylin* angewandt, welches eine mögliche onkogene Wirkung besitzt und daher nur auf kleinere Areale aufgetragen werden sollte.

*Dosierung:* 10–20% Podophylin in Tinktur auf die befallenen Stellen tupfen.

Wegen der Nebenwirkungen wird es ebenso wie 5-Fluorouracil selten angewandt. In der Schwangerschaft ist es kontraindiziert.

Durch operative Verfahren wie bei der Lasertherapie kommt es zu einer Destruktion der Warzen. Bei kontrollierbarer Eindringtiefe wird das benachbarte Gewebe geschützt; geringer Blutverlust ermöglicht eine rasche Ausheilung. Die Lasertherapie bleibt den Kliniken überlassen (Kaufmann u. Friedrich 1985). Neben Spontanheilungen der viralen Infektion ist in ca. 30% der Fälle mit einem Rezidiv zu rechnen – nicht zuletzt wegen einer unbehandelten Partnerinfektion. Wegen der möglichen malignen Entartung wird eine routinemäßige Kontrolle des zytologischen und virologischen Nachweises alle 6 Monate gefordert (Bornstein et al. 1988a, b; Buscema et al. 1988; Göppinger et al. 1990; Karram et al. 1988; Weghaupt 1985).

Um die Rezidivquote zu senken, sind immunologische Infektionansätze, lokal oder systemisch, versucht worden. Bei guter Verträglichkeit der Applikation von Interferon ist diese als eine zusätzliche Bereicherung der Therapiemöglichkeiten anzusehen (Horowitz 1989; Lynch 1985).

*Papillomaviren und Schwangerschaft*
Durch die Modifikation des Immunsystems in der Schwangerschaft können Kondylome häufiger auftreten als außerhalb der Schwangerschaft. Eine vaginale Entbindung bei bestehender HPV-Infektion bietet die Gefährdung für perinatale Infektionen des Feten; Larynxpapillome sind bei Neugeborenen aufgetreten. Wegen der möglichen intrapartalen Übertragung wird eine Sectio caesarea empfohlen (Bender u. Schnürch 1986; Lynch 1985).

Die *bowenoide Papillose* wird in der neueren Literatur unter dem Begriff der vulvären intraepithelialen Neoplasie aufgeführt. Diese wird nach molekularbiologischen Untersuchungen einer Infektion der Typen HPV 16 und 18 zugeordnet (Bornstein et al. 1988; Buscema et al. 1988).

*Molluscum contagiosum*

Die Infektion mit Molluscum contagiosum ist in der Kindheit häufig. Beim Erwachsenen ist eine sexuelle Übertragung mit dem DNS-Virus möglich. Es finden sich einzelne oder auch in Gruppen stehende bis linsengroße Knoten, die keinerlei Symptome verursachen. Spontanremissionen sind beschrieben worden – ansonsten empfiehlt sich eine operative Therapie nach Lokalanästhesie mittels Kürettage. Die Desinfektion des Grunds erfolgt mit Silbernitrat, Eisenchloridlösungen und Merfen.

# 4 Vulvaatrophie/Vulvadystrophie

## 4.1 Definition

Ätiologisch noch ungeklärte degenerative Veränderungen der Vulva, die vorwiegend bei Frauen in der Postmenopause auftreten und sich durch quälenden Pruritus und sekundäre Hautveränderungen auszeichnen, wurden 1975 von der Internationalen Gesellschaft zum Studium der Vulvaerkrankungen (ISSVD) in einer einheitlichen Nomenklatur anhand morphologischer Kriterien zusammengefaßt (Tabelle 9). Tabelle 10 zeigt die neue Einteilung von 1990. Der Begriff der *Dystrophie* ist charakterisiert durch Störungen im epithelialen Wachstum. Hormonelle Alterationen sind eher fakultativ. Die *hyperplastische Dystrophie* wird mit und ohne Atypien gesehen; histologisch findet sich eine Verbreiterung der Stachelzellschicht (Akanthose) mit eventuell chronischer entzündlicher Infiltration. Die Atypieformen können als leichte, mäßige und schwere Atypien gekennzeichnet werden mit vergrößerten Nukleolen, Hyperchromasie und Chromatinverklumpungen (Friedrich 1985, 1986; Lotze 1988; Weghaupt 1985).

**Tabelle 9.** Nomenklatur der Vulvadystrophien. (ISSVD 1976)

| | |
|---|---|
| *A* | *Dystrophie* |
| | 1. Lichen sclerosus |
| | 2. Hyperplastische Dystrophie |
| |    a) Ohne Atypie |
| |    b) Mit Atypie |
| | 3. Gemischte Dystrophie |
| |    a) Ohne Atypie |
| |    b) Mit Atypie |
| *B* | *Dysplasie (mit oder ohne Dystrophie)* |
| | 1. Leichte Dysplasie |
| | 2. Mäßige Dysplasie |
| | 3. Schwere Dysplasie |
| *C* | *Carcinoma in situ* |
| *D* | *Morbus Paget* |

Eine andere Form der Dystrophie ist der *Lichen sclerosus,* der jede Hautpartie befallen kann. Von der „Internationalen Gesellschaft zum Studium der Vulvaerkrankungen" wurde dieses Stadium als fortschreitende Verschmälerung der oberflächlichen hyperkeratotischen verhornten Epidermis mit Abflachung der Reteleiste definiert. Im Endstadium findet man eine Schrumpfung der Innenfläche der großen und kleinen Labien, der Klitoris – eventuell mit Stenosierung des Introitus vaginae (Hewitt 1986; ISSVD 1976; Lotze 1988).

Bei der *gemischten Form der Dystrophien,* die mit und ohne Atypie auftreten kann, wechseln atrophische Bezirke wie beim Lichen sclerosus mit hyperplastischen dystrophischen Bezirken ab (ISSVD 1976).

## 4.2 Klinik

Das Hauptsymptom der Dystrophie ist der Pruritus. Dazu kommen Brennen und Dyspareunie. Gegenüber der hyperplastischen Dystrophie, die klinisch eine vergröberte, weißlich verfärbte Ober-

**Tabelle 10.** Neue Nomenklatur der Vulvadystrophien (1990)

| | |
|---|---|
| 1. | *Nichtneoplastische Epithelstörungen von Haut und Schleimhaut*<br>A. Lichen sclerosus<br>B. Plattenepithelhyperplasie<br>C. Andere Dermatosen |
| 2. | *Gemischte nichtneoplastische und neoplastische Epithelstörungen* |
| 3. | *Intraepitheliale Neoplasie*<br>A. Intraepitheliale Plattenepithelneoplasie<br>   1. VIN I<br>   2. VIN II<br>   3. VIN III<br>B. Nichtplattenepitheliale intraepitheliale Neoplasie<br>   1. Morbus Paget<br>   2. Nichtinvasive Melanozytentumoren |
| 4. | *Invasive Tumoren*<br>Untergruppen A–G |

fläche zeigt, erscheint der Lichen sclerosus als eine echte Kraurosis mit Verlust der Labien und Verengung des Introitus vaginae. Eine Kohabitation wird dadurch unmöglich. Die Diagnosestellung gründet sich auf die Inspektion sowie die Anamneseerhebung mit unter Umständen langanhaltendem Juckreiz im Genitalbereich. Stoffwechselstörungen wie Diabetes mellitus, Infektionsabklärung und der Fahndung nach Autoimmunerkrankungen sollten eingeleitet werden. Familiär gehäuftes Auftreten des Lichen sclerosus weist auf eine genetisch konstitutionelle Genese hin (Meyrick 1988).

## 4.3 Therapie

Der Prager Gynäkologe Breyski nannte 1885 die leukoplakische, atrophische Vulvaläsion „Kraurosis vulvae", und in den darauffolgenden Jahren war die Therapie der Wahl die Vulvektomie. Diese hat sich aber durch allgemeine und lokale Maßnahmen als überholt erwiesen. Nach einer exakten Diagnosestellung, die durch eine histologische Abklärung auch zum Ausschluß einer Malignität erforderlich ist, zielt die Allgemeintherapie sowohl auf eine Reduktion des Pruritus als auch auf eine Rückbildung der Dystrophie. Zum Ausschluß von Stoffwechselstörungen wird vor der lokalen Therapie eine internistische Untersuchung angeraten – eine kohlenhydratarme Diät wird in jedem Fall empfohlen.

Zur Linderung des Juckreizes sind *Antihistaminika* einsetzbar, z. B. Tavegil. Bei gleichzeitiger neurovegetativer Belastung ist die Gabe von *Sedativa* angebracht (Librium, Valium). Der Juckreiz wird ebenfalls beherrschbar durch die lokale Applikation von 0,5%iger *Kortikoidsalbe,* die von den Patientinnen 2- bis 3mal tgl. aufgetragen werden sollte. Eine langandauernde Therapie mit Kortison verbietet sich jedoch, denn dadurch tritt eine Hautatrophie mit zunehmendem Juckreiz auf. Zur hormonalen Lokalbehandlung wird *Testosteronsalbe* in einer Dosierung von *2%iger Testosteron-Proprionat-Salbe* beschrieben. Die subjektiven Symptome können dadurch gebessert werden. Auch die Anwendung von *Progesteroncreme,* die vor allem bei Kindern eingesetzt wird, bringt Linderung (Lotze 1988; Weghaupt 1985).

Alternativ und bei sehr ausgedehnten dystrophischen Bezirken mit hyperplastischen Bereichen wird eine Kortikoidkristallsuspension kombiniert mit einem Lokalanästhetikum in das Korium injiziert. Auf eine streng intrafokale Applikation ist zu achten (Volon A).

Die Resektion der dystrophischen Haut kann bei therapieresistenten Fällen den gewünschten Behandlungserfolg zeigen. Im Hinblick auf die Ausdehnung der operativen Resektion der Vulva wird an verschiedenen Stellen zur histologischen Diagnosesicherung die Probeentnahme erforderlich, damit zur Rezidivprophylaxe am Rand noch ca. 2 cm des gesunden Gewebes mit einbezogen werden.


# 5 Zusammenfassung


Die Erkrankungen, die sich am äußeren Genitale manifestieren, reichen von Infektionen, durch sexuelle Kontakte übertragen, über Dystrophien bis hin zu benignen und malignen Tumoren. Im Zusammenhang mit internistischen Erkrankungen (Diabetes, Anämien) sind die Hauptsymptome an der Vulva Pruritus und Brennen, die ebenfalls aufgrund von Infektionen der höhergelegenen Genitalabschnitte auftreten können. Eine Diskrepanz zwischen dem subjektiven Beschwerdebild und dem klinischen Befund zeigt sich häufiger. Der Anamnese folgt die Inspektion der Vulva. Eine Reihe der makroskopisch erkennbaren Veränderungen können mit ausreichender Erfahrung klassifiziert werden. Bei Infektionen kann jedoch eine Superinfektion zu einer Fehldeutung führen – ebenso kann eine Dystrophie fehlinterpretiert werden. Der Deskription der makroskopischen Befunde folgt die mikrobiologische, zytologische und histologische Diagnose. Unter Einhaltung eines diagnostischen Konzepts ist es möglich, der Patientin eine der Erkrankung angemessene Therapie zukommen zu lassen.

# Literatur


Bender HG (1981) Erkrankungen der Vulva. In: Schwalm H, Döderlein G, Wulf K-H (Hrsg) Klinik der Frauenheilkunde und Geburtshilfe. Urban & Schwarzenberg, München, Bd. VII, S. 163

Bender HG, Schnürch H-G (1986) Entzündliche Veränderungen im Bereich des äußeren Genitale. In: Zander J, Baltzer D (Hrsg) Erkrankungen der Vulva. Urban & Schwarzenberg, München, S. 185

Benrubi GJ, Drummand J (1988) Management of vulvodynia with blockade of the perineal nerve with local anaesthetic and steroids. J Reprod Med 33: 715

Bornstein J, Kaufmann RH, Adam E, Burek J, Adler-Storthz K (1988a) Paget disease of the vulva: search for HSV-antigen and HPV-antigen and DNA. Gynecol Oncol 31: 384–388

Bornstein J, Kaufmann RH, Adam E, Adler-Storthz K (1988b) Multicentric intraepithelial neoplasia involving the vulva. Cancer 62: 1601–1604

Buscema J, Woodruff JD, Shah KV (1988) Predominance of HPV-Type 16, in vulvar neoplasia. J Reprod Med 33: 716

Friedrich EG (1983) The vulvar vestibule. J Reprod Med 28: 773–777

Friedrich EG (1985) Vulvar dystrophy. Clin Obstet Gynecol 28: 178–187

Friedrich EG (1986) Vulvadystrophien. In: Zander J, Baltzer J (Hrsg) Erkrankungen der Vulva. Urban & Schwarzenberg, München, S. 76

Friedrich EG (1987) The vulvar vestibulitis syndrome. J Reprod Med 32: 110–114

Göppinger A, Birmelin G, Hauser U, Ikenberg H (1990) Klinik der HPV-16/18 assoziierten zervikalen Läsionen. Geburtshilfe Frauenheilkd 50: 106–109

Hewitt J (1986) Histologic criteria for Lichen sclerosus of the vulva. J Reprod Med 31: 781–787

Horowitz BJ (1989) Interferon therapy for condylomatosus vulvitis. Obstet Gynecol 73: 446–448

Ikenberg H, Schwörer D, Pfleiderer A (1988) Nachweis von HPV-DNA in Vulvakarzinomen. Geburtshilfe Frauenheilkd 48: 776–780

International Society for the Study of Vulvar Disease (1976) New nomenclature for vulvar disease. Obstet Gynecol 47: 122–124

Karram M, Tabok B, Smotkin D, Wettstein F, Bhatia N, Micha J (1988) Detection of HPV-DNA from atypical vulvar dystrophie. J Reprod Med 33: 719–720

Kaufmann RH, Faro S (1985) Herpes genitalis: Clinical features and treatment. Clin Obstet Gynecol 28: 152–163

Kaufmann RH, Friedrich EG (1985) The carbon dioxide laser in the treatment of vulvar disease. Clin Obstet Gynecol 28: 220–229

Lotze W (1988) Diagnostik und Therapie dystrophischer Vulvaerkrankungen. Zentralbl Gynäkol 110: 1034–1038

Lynch PJ (1985) Condylomata acuminata. Clin Obstet Gynecol 28: 142–151

Lynch PJ (1986) Vulvadynia: a syndrome of unexplained vulvar pain, psychologic disability and sexual dysfunction. J Reprod Med 31: 773–780

McKay M (1985) Vulvodynia versus pruritus vulvae. Clin Obstet Gynecol 28: 123–133

McKay M (1988) Subsets of vulvodynia. J Reprod Med 33: 695–698

Michlewitz H, Kemnison RD, Turksoy RN, Fertitta LC (1989) Vulvar vestibulitis-subgroup with Bartholin gland duct inflammation. Obstet Gynecol 73: 410–413

Meyrick Thomas RH, Ridley CM, McGibbon DH, Black MM (1988) Lichen sclerosus et atrophicus and autoimmunity. J Reprod Med 33: 720

Nauth HF (1986) Vulva Zytologie Lehrbuch und Atlas. Thieme, Stuttgart

Peckham BM, Maki DG, Patterson JJ, Hafer G-R (1986) Focal vulvitis: a characteristic syndrome and cause of dyspareunia. Am J Obstet Gynecol 154: 855–864

Schulz KH (1986) Allergische und pseudoallergische Reaktionen auf Arzneimittel. Der Internist 27: 372–381

Simon C, Stille W (1989) Antibiotika-Therapie in Klinik und Praxis. Schattauer, Stuttgart

Steigleder GK (1979) Dermatologie und Venerologie. Thieme, Stuttgart

Weghaupt K (1985) Dystrophie und präkanceröse Veränderungen der Vulva. Geburtshilfe Frauenheilkd 45: 275–281

Wendler D (1990) Zur Häufigkeit der HPV-Typen 31, 33 und 35 im zervikalen intraepithelialen Neoplasien. Geburtshilfe Frauenheilkd 50: 110–113

Woodruff JD, Friedrich EG (1985) The vestibule. Clin Obstet Gynecol 28: 134–141

# Entzündliche Erkrankungen des inneren Genitales

*K. Friese*

## 1 Kolpitis (Vaginitis)

### 1.1 Definition

Die Kolpitis ist eine Entzündung der Vagina, die durch Erreger ausgelöst werden kann, welche auch den Vulvabereich befallen. Leitsymptome der Kolpitis ist der Fluor vaginalis, der durch vermehrte Sekretion, Trans- und Exsudation aufgrund der Entzündung entsteht. Eine Kolpitis ohne vermehrten Fluor findet sich eher selten; die 3 häufigsten Krankheitsbilder sind Candida-albicans-Kolpitis, Trichomoniasis der Scheide sowie die bakterielle Vaginose, wobei letztere im eigentlichen Sinn keine Entzündung ist und nur wegen ihrer Symptomatik dem Krankheitsbild der Kolpitis zugeordnet wird.

### 1.2 Ätiologie

Zur Ätiologie der Kolpitis gehört eine Vielzahl von Faktoren. Physiologische Veränderungen wie altersabhängige Hormonsituation und Ektropium der Zervix, aber auch Stoffwechselerkrankungen wie der Diabetes mellitus begünstigen die Entzündungen. Karzinomatöse Veränderungen der Scheide und immunsuppressive Erkrankungen wie die HIV-Infektion ermöglichen ebenfalls die pathogene Keimbesiedlung der Vagina. Auch therapeutische Maßnahmen, z. B. die Antibiotikagabe oder eine Strahlentherapie, sind prädisponierende Faktoren für eine Scheidenentzündung.

# 1.3 Klinisches Bild

Bei der akuten Kolpitis klagen die Patientinnen anamnestisch über
Ausfluß, Juckreiz, teilweise auch über Schmerzen und Mißempfin-
dungen (Discharge) im kleinen Becken. Bei der Spiegeleinstellung
läßt sich meist eine ödematöse Schwellung und Rötung der Schei-
denwand nachweisen. Die Art des Fluors ist abhängig vom Erreger
und teilweise pathognomonisch.

# 1.4 Diagnostik

Hinweise geben das klinische Bild (siehe oben), anamnestische
Angaben, Spiegeleinstellung, Differenzierung zwischen vaginalem
Fluor und zervikalem Fluor ((Zervizitis), Nativpräparate, Nativpräparat mit 10%iger Kochsalzlösung. Bei Verdacht auf bestimmte
Erregertypen sind bakteriologische Kultur und gezielte Abstrich-
diagnostik erforderlich, z. B. bei Infektionen wie Herpes simplex
genitalis (Immunfluoreszenztest), Neisseria gonorrhoeae (Selektivnährboden), Chlamydia trachomatis (Immunfluoreszenztest).

*Laboruntersuchungen*

Leukozyten, Blutbild, CRP, Leukozytenelastase, pH-Wert der
Scheide.
Ergänzend zu den oben angegebenen Nachweisverfahren emp-
fiehlt sich eine serologische Diagnostik bei Verdacht auf HSV, HIV,
Neisseria gonorrhoea, Treponema pallidum und Chlamydia tracho-
matis vorzunehmen.

*Differentialdiagnose*

Bei differentialdiagnostischen Maßnahmen zur Abgrenzung der
Kolpitis ist insbesondere darauf zu achten, daß infektiöse Ursachen
von anderen ätiologischen Faktoren wie Stoffwechselerkrankungen
oder individuellen Gegebenheiten (Partnerwechsel, Hygiene und
Sexualverhalten) abgegrenzt werden.

# 1.5 Therapie

## 1.5.1 Allgemeine Therapie

Ziel jeglicher Therapie muß sein, die Normalflora mit hoher Keimzahl an Laktobazillen wieder herzustellen. Die Vermehrung und damit die selektive Kolonisierung der Vagina mit diesen Keimen ist östrogenabhängig. Durch die Aufrechterhaltung des Säuregehalts der Vagina verhindern die Laktobazillen eine Vermehrung fakultativ-pathogener Keime in der Scheide, die dann zur Kolpitis führen können.

Eine nichtchemotherapeutische Lokalbehandlung besteht in dem Einsatz von *Milchsäurepräparaten* (z. B. Tampovagan, Spuman). Eine weitere Therapiemöglichkeit ist die Gabe von *Laktobazillenpräparaten* (z. B. Vagiflor). Diese Therapeutika eignen sich jedoch eher zu einer Nachbehandlung, nachdem es zu einer selektiven Reduktion pathogener Keime durch chemotherapeutische Medikamente gekommen ist. Auch eine Lokalbehandlung mit *Polyvidon-Jod-Präparaten* ist (Beta-Isodona, Braunovidon) möglich. Der große Nachteil dieser Desinfektiva ist die Störung der physiologischen Laktobazillenflora. Somit wird die Gesamtzahl der Keime zunächst zwar reduziert, aber nach Absetzen der Lokaltherapie treten insbesondere die pathogenen Erreger wieder auf.

Nach der Menopause begünstigt – wie ober erwähnt – auch physiologischer Östrogenmangel die Entstehung einer Kolpitis. Aus diesem Grund ist hier zuerst eine alleinige lokale *Östrogentherapie* (z. B. Ovestin) oder gegebenenfalls in Kombination mit einem Chemotherapeutika oder Desinfektiva sinnvoll. Zu den weiteren allgemeinen Therapiemaßnahmen – vor allem wenn es sich um Rezidive handelt – gehört eine Partneruntersuchung und bei entsprechendem Keimnachweis die konsequente Partnertherapie.

## 1.5.2 Spezifische Therapie

Im folgenden wird die Therapie der Kolpitiden beschrieben, die etwa 80 bis 90% dieses Krankheitsbildes ausmachen.

*Trichomonadenkolpitis*

*Erreger:* Trichomonas vaginalis.

*Häufigkeit:* Bis 2% eines unselektierten gynäkologischen Patientenkollektivs, wobei in den letzten Jahren eine deutliche Abnahme der Fallzahlen zu beobachten ist.

*Übertragung:* Überwiegend sexuell.

*Symptome:* Reichlich dünnflüssiger homogener, zum Teil auch schaumiger grün-gelblicher Ausfluß, häufig vergesellschaftet mit einem unangenenhmen Geruch, teilweise Brennen, Schmerzen sowie Juckreiz, wobei die Patientinnen sich am meisten durch den vermehrten Ausfluß belästigt fühlen. Die Scheidenhaut zeigt ein Erythem und Ödem, dieses jedoch nur in der akuten Phase der Erkrankung.

*Diagnostik:* Klinik siehe oben. Mikroskopisch sofortige Beurteilung eines Naßpräparats, in dem die mit ihren Geißeln schlagenden Trichomonaden leicht identifiziert werden können.

*Kultur:* unnötig.

*Therapie:* Die Anwendung von *5-Nitroimidazol*-Präparaten ist die Therapie der ersten Wahl. Die systemische Anwendung oral oder i. v. mit 2 g/die hat sich gegenüber der niedrigdosierten über mehrere Tage durchgeführten Behandlung bewährt, zumal Trichomonaden auch in Urethra und paraurethralen Drüsen vorhanden sein können und aus diesem Reservoir eine Reinfektion der Scheide erfolgt. Ausschließliche Lokalbehandlung ist unzureichend, kann jedoch insbesondere in der Frühschwangerschaft indiziert sein.

**Tabelle 11.** Therapie der Trichomoniasis der Scheide

| Indikation | Chemo-<br>therapeutika | Dosierung | Handelsname<br>(Beispiele) |
|---|---|---|---|
| Einmaltherapie | Metronidazol | 2 g oral/die | Flagyl 400,<br>Clont 400 |
| | Tinidazol | 2 g oral/die | Simplotan |
| | Nimorazol | 2 g oral/die | Esclama |
| | Ornidazol | 1,5 g oral/die | Tiberal Roche |
| Chron. rezidiv.<br>Trichomoniasis | Metronidazol | 2–3 g<br>für 5–10 Tage oral | Flagyl 400<br>Clont 400 |

Mit der einmaligen Gabe von 2 g Metronidazol oral (z. B. Flagyl 400, Clont 400) lassen sich über 90%ige Heilungsraten erreichen. Eine chronisch rezidivierende Trichomoniasis bedarf einer höherdosierten und längeren Therapie (Tabelle 11).

*Pilzkolpitis*

*Erreger:* Zu 80–90% Candida albicans, sonst seltenere Erreger wie Candida glabrata und andere Candidaarten, Trichophytum, rubrum.

*Häufigkeit:* Im unselektiven gynäkologischen Krankengut bis 5%, bei Kolpitispatientinnen bis zu 30%, bei HIV- und AIDS-Patientinnen in über 70% der Fälle.

*Übertragung:* Sexuell, Schmierinfektion aus dem Oral- oder Analbereich.

*Symptome:* Juckreiz und Brennen in der Scheide bei geruchlosem, häufig weißem bröckeligem Fluor.

*Diagnostik:* Mikroskopisch reichlich Hefezellen im nativen- oder methylenblaugefärbtem Präparat; eine Kultur ist nur notwendig, wenn bei Infektionsverdacht auf Kandidaspezies oder andere Pilze der mikroskopische Nachweis nicht geführt werden kann.

*Therapie:* Zu den allgemeinen Maßnahmen gehört zuerst die Behandlung von Stoffwechselerkrankungen oder anderen prädisponierenden Faktoren; empfehlenswert ist eine sogenannte Pilzdiät, bei der auf Süßigkeiten und kohlenhydratreiche Ernährung verzichtet werden muß. Das gehäufte Auftreten von vaginalen Pilzerkrankungen nach dem Besuch von öffentlichen Schwimmbädern und ähnlichem entsteht nicht durch – wie fälschlicherweise angenommen wird – mit Candida albicans kontaminiertem Wasser, sondern durch die Milieuänderung im Bereich der Scheide bei bereits symptomloser Besiedlung derselben mit Kandidaerregern.

Bei leichtem oder erstmaligem Auftreten einer Pilzkolpitis reicht eine 1- bis 3tägige Lokaltherapie mit einem *Imidazol*-Präparat wie Clotrimazol (z. B. Canesten). Wird mikrobiologisch Candida glabrata nachgewiesen, muß die Lokaltherapie über mindestens 14 Tage durchgeführt werden. Bei Rezidiven oder systemischen Pilzinfektionen empfiehlt sich eine orale Antimykotikatherapie mit z. B. 400 mg Ketoconazol (Nizoral) über mindestens

**Tabelle 12.** Lokale und systemische Therapie der Pilzkolpitis

| Indikation | Chemo-therapeutika | Dosierung | Handelsname (Beispiele) |
|---|---|---|---|
| Lokalbehandlung | | | |
| Imidazol-derivate | Clotrimazol | | Canesten |
| | Econazol | | Gyno-Pevaryl |
| | Miconazol | 2mal tgl. f. minde-stens 5 Tage | Gyno-Daktar |
| | | | Gyno-Monistat |
| | Isoconazol | | Gyno-Travogen |
| | Terconazol | | Tercospor |
| Polyenderi-vate | Amphotericin B | 2mal tgl. f. 10 Tage | Ampho-Moronal |
| | Nystatin | | Moronal |
| | | | Nystatin |
| | | | Candiohermal |
| | Natamycin | 2mal tgl. f. minde-stens 10 Tage | Pimafucin |
| Systemische Behandlung | | | |
| | Ketoconazol | 0,4 g tgl. für 10 Tage | Nizoral |
| | Fluconazol | 1mal 0,150 g | Fungata |
| | Fluconazol | 0,1–0,4 g/Tag für 14–20 Tage | Diflucan |

10 Tage (Tabelle 12). Relativ häufig treten darunter unerwünschte Arzneimittelwirkungen auf wie Übelkeit, Juckreiz und Lebererkrankungen. Günstiger in bezug auf Verträglichkeit und Compliance ist die Gabe eines Triazolderivats wie Fluconazol (Fungata), bei dem nur einmal 1 Kapsel mit 150 mg verabreicht werden muß.

Insbesondere bei Patientinnen, die an einem Immundefektsyndrom leiden oder die unter immunsuppressiver Therapie stehen, ist die Behandlung mit einem oral oder i. v. verabreichten Triazolderivat wie Fluconazol (Diflucan) meist der einzig gangbare Weg, um die sonst therapieresistente Candidakolpitis, die mit einer Candidaösophagitis vergesellschaftet sein kann, therapeutisch zu beherrschen. Nur bei diesen Krankheitsbildern scheint es angezeigt, die Therapiedauer auf über 10 Tage hinaus auszudehnen. Teilweise muß insbesondere bei AIDS-Patientinnen eine Dauerbehandlung vorgenommen werden. Andere systemisch wirksame Antimykotika,

z. B. Polyene (Amphotericin B), sind weniger wirksam und von vermehrten unerwünschten Arzneimittelreaktionen begleitet.

*Herpes-genitalis-Kolpitis*

Diese Erkrankung, die sich von der Vulva aus in die Scheide ausbreitet, ist im Kapitel Erkrankungen des äußeren Genitales abgehandelt (s. S. 76).

*Kolpitis durch bakterielle Erreger und Mykoplasmen*

*Erreger:* Bakterien – Staphylococcus aureus, Staphylococcus epidermidis, Streptococcen der Gruppe A, Escherichia coli (E. coli); Mykoplasmen – Mykoplasma hominis, Ureaplasma urealyticum.

*Häufigkeit:* Abhängig von der Grunderkrankung; Nachweis von Myokoplasma hominis bis zu 10%, Ureaplasma urealyticum bis zu 35% bei allen Frauen.

*Übertragung:* Sexuell (Mykoplasmen), Schmierinfektion bei physiologischer Störung der Vaginalflora (z. B. Östrogenmangel, Tamponeinlage).

*Diagnostik:* Sind die zuvor genannten typischen Kolpitiden sowie eine bakterielle Vaginose ausgeschlossen, können aerobe oder anaerobe Keime (Kultur) als Ursache für eine Kolpitis gefunden werden. Beispielsweise kann eine Follikulitis des Schambereichs in eine Staphylococcus-aureus-Kolpitis übergehen. Eine Besonderheit dieser Kolpitisform ist das toxische Schocksyndrom (TSS).

*Toxisches Schocksyndrom (TSS)*
Das toxische Schocksyndrom wurde vor allem in USA im Zusammenhang mit Menstruation und hoch saugfähigen Tampons beschrieben. Das Krankheitsbild ist begleitet von hohem Fieber und einem am ganzen Körper sich ausbreitenden nichtjuckenden, leicht rötlich erhabenen Exanthem sowie einer Hypotonie. Mitbeteiligung fast aller Organe: ZNS (bis Bewußtlosigkeit), Herz (Ischiämie- und Insuffizienzzeichen), Lunge (Ateminsuffizienz), Niere (Oligo- und Anurie), Schleimhaut (Kolpitis, Konjunktivitis).

Anamnese und Klinik sind Hinweise für das TSS. Der Nachweis von Staphylokokken in hohen Keimzahlen im Bereich der Scheide ist beweisend für das Krankheitsbild.

*Therapie beim toxischen Schocksyndrom:* Neben den allgemeinen Maßnahmen bei Schock ist eine gezielte antibiotische Behandlung der Staphylokokkeninfektion angezeigt. Neben $\beta$-Lactamasestabilem Oxacillin (Stapenor, Staphylex) in hoher Dosierung von 4–8 g/die sowie Cephalosporinen der 2. und 3. Generation sind auch speziell auf grampositive Kokken angelegte Antibiotika wie Vancomycin (Vancomycin CP Lilly) oder Teicoplanin (Targocid) in Maximaldosen anwendbar.

## E. coli

E. coli läßt sich häufiger bei einer Kolpitis senilis bzw. einer postmenopausalen Kolpitis nachweisen. Therapie der Wahl ist, durch die lokale Gabe von *Östrogenen* (z. B. Ovestin-Salbe, Ortho-Gynest-Ovula, Oekolp-Ovula) sowie durch die additive Gabe von *Desinfektiva* (z. B. Beta-Isodona-Ovula) das Scheidenmilieu zu sanieren. Bei Rezidiven kann eine Intervallbehandlung oder eine systemische Hormontherapie (z. B. Presomen) angezeigt sein. Auch ist dann eine systemische Antibiotikagabe mit auf E. coli sensiblen Cephalosporinen sinnvoll.

## Mykoplasmen

Inwieweit Mykoplasmen für eine Kolpitis verantwortlich sind, wird kontrovers diskutiert. Meistens werden sie als zusätzlicher Keim neben anderen pathogenen Erregern einer Kolpitis oder besonders bei bakterieller Vaginose nachgewiesen. Asymptotische Verläufe sind nicht behandlungsbedürftig. Bei Keimzellen ab $10^5$/ml sowie bei Ausschluß einer anderen Ursache für die Kolpitis ist eine Behandlung notwendig. Therapie der Wahl sind *Tetracycline,* z. B. Hostacyclin bis zu 2 g/die für 10–14 Tage. Bei Ureaplasma urealyticum sind *Erythromycine,* z. B. Erythrocin bis zu 2 g/die ebenfalls für 10–14 Tage indiziert. Die Wirkung von Chinolonen bei beiden Erregern ist belegt (Tabelle 13).

**Tabelle 13.** Therapie der Mykoplasmeninfektion

| Indikation | Chemo-therapeutika | Dosierung | Handelsname (Beispiele) |
| --- | --- | --- | --- |
| Standardtherapie | Tetracyclin | 4mal 0,25–0,5 g, 10–14 Tage | Hostacyclin |
| | Doxycyclin | 2mal 0,1 g am 1. Tag 1mal 0,1 g, 10–14 Tage | Vibramycin N |
| Alternative zur Standardtherapie | Ofloxacin | 2mal 0,2 g, 14–21 Tage | Tarivid |
| | Ciprofloxacin | 2mal 0,25 g, 14 Tage | Ciprobay 250 |
| Mycoplasma hominis | Linkomycin | 3- bis 4mal 0,5 g, 10–14 Tage | Albiotic |
| | Clindamycin | 3mal 0,3–0,6 g, 10–14 Tage | Sobelin |
| Ureaplasma urealyticum | Erythromycin | 4mal 0,25–0,5 g, 10–14 Tage | Erythrocin |

# 2 Bakterielle Vaginose (Synonym: Aminkolpitis)

## 2.1 Definition

Pathohistologisch stellt die bakterielle Vaginose keine Kolpitis im eigentlichen Sinne dar, sie wird aber aufgrund ihrer klinischen Symptomatik den Kolpitiden zugeordnet. Bei einer gestörten Vaginalflora kommt es zur Fehlbesiedlung mit anaeroben und fakultativ anaeroben Keimen. Die Belästigung der Patienten ist primär subjektiv durch den reichlichen Fluor und den unangenehmen Geruch.

## 2.2 Ätiologie

Neben dem Leitkeim Gardnerella vaginalis findet sich eine Vielzahl von Anaerobiern in hoher Keimzahl (Bacterioides species, Streptococcus species). Auch andere pathologische Keime können mit diesem Ereignis vergesellschaftet sein, so die oben erwähnten Trichomonaden, Mykoplasmen und Hefen.

## 2.3 Klinisches Bild

Dünner weißlich-grüner Fluor bedeckt Vulva und Scheide; unangenehmer fischartiger Geruch aufgrund von Buttersäureabkömmlingen.

## 2.4 Diagnostik

Klinisches Bild mit typischem Fluor, Verstärkung des Amingeruchs bei Hinzugabe von 10%iger KOH-Lösung. Bakteriologischer Nachweis von Garnerella vaginalis und Anaerobiern. Mikroskopisch: Schlüsselzellen („Clue cells").

*Laboruntersuchungen*

Weitere ergänzende Laboruntersuchungen sind nicht notwendig.

## 2.5 Therapie

Ziel muß sein, die normale Laktobazillenflora wiederherzustellen und Gardnerella vaginalis, durch deren Stoffwechselprodukte Anaerobier in ihrer Wachstumspotenz unterstützt werden, zu eliminieren.

## 2.5.1 Allgemeine Therapie

Veränderungen innerhalb der Scheide, die den pH-Wert des Vaginalsekrets in den alkalischen Bereich hin verschieben, müssen beseitigt werden (unphysiologische Blutungen, Östrogenmangel, Antibiotikatherapie). Da die bakteriellen Vaginosen zu den sexuell übertragbaren Krankheiten gerechnet werden, sind Kohabitationshäufigkeit und Promiskuität ursächlich mit der Erkrankung in Zusammenhang zu bringen.

## 2.5.2 Spezifische Therapie

Mittel der ersten Wahl sind die *Nitroimidazole*. Bei dem erstmaligen Auftreten einer bakteriellen Vaginose reicht meist die einmalige orale Gabe von einem Imidazolderivat, z. B. 2 g Metronidazol (Clont). Die hochdosierte Einmaltherapie scheint der niedrigdosierten Behandlung über 5–7 Tage überlegen zu sein. Wegen der im Tierversuch, jedoch beim Menschen nicht sicher nachgewiesenen mutagenen Wirkung sollte in der Schwangerschaft die weniger wirksame Lokaltherapie mit 1mal 0,5 g (1. Therapieversuch) oder über 5 Tage je 0,5 g (2. Therapieversuch) Metronidazol bevorzugt werden. Eine weitere Alternative mit Heilungsraten um 65% bei Imidazolunverträglichkeit oder Schwangerschaft ist die Gabe eines Penicillins, z. B. Amoxicillin (Amoxyl), oder eines Cephalosporins (Tabelle 14).

**Tabelle 14.** Therapie der bakteriellen Vaginose

| Indikation | Chemo-therapeutika | Dosierung | Handelsname (Beispiele) |
| --- | --- | --- | --- |
| Einmaltherapie | Metronidazol | 2 g oral/die | Flagyl 400 Clont 400 |
| | Tinidazol | 2 g oral/die | Simplotan |
| | Nimorazol | 2 g oral/die | Esclama |
| | Ornidazol | 1,5 g oral/die | Tiberal Roche |
| Mehrtage-therapie | Metronidazol | 0,4–0,5 g oral/die für 5 Tage | Flagyl 400 Clont 400 |
| Penicillin-therapie | Amoxicillin | 3mal 0,75 g/die für 5 Tage | Amoxyl Clamoxyl |

# 3 Zervizitis

## 3.1 Definition

Bei der Zervizitis handelt es sich um eine Entzündung des Zylinderepithels des Gebärmutterhalses, die durch ein Ektropium oder einen Emmet-Riß besonders ausgeprägt ist. Die Beschwerden bei einer alleinigen, jedoch relativ seltenen Zervizitis sind bis auf einen vermehrten Fluor gering.

## 3.2 Ätiologie

Die 2 wichtigsten Erreger für die Zervizitis sind Neisseria gonorrhoeae und Chlamydia trachomatis. Prädisponierend zusätzlich zum Ektropium cervicis und Emmet-Riß sind Intrauterinpessar sowie die Anwendung hormoneller Antikonzeptiva. Auch Herpes simplex und humane Papillomaviren können eine Zervizitis verursachen.

## 3.3 Klinisches Bild

Die Portio ist durch gelblich festes Sekret bedeckt. Nach Abtragen desselben zeigt sich die Zervix verquollen und gerötet mit vermehrter Gefäßinjektion. Bei einer rein endozervikal ablaufenden Zervizitis findet sich außer dem Fluor cervicis keine Veränderung auf der Portio.

## 3.4 Diagnostik

Klinisches Bild siehe oben. Hohe Leukozytenzahl im Ausstrichpräparat, spezifischer Nachweis der beiden Hauptkeime Neisseria gonorrhoeae und Chlamydia trachomatis wie nachfolgend

beschrieben. Beim Herpes genitalis ist neben dem klinischen Bild
der Erregernachweis durch Virusisolierung aus dem Bläscheninhalt, ein Fluoreszenztest an einem Ausstrich bzw. ein Enzymimmunoassay zum direkten Antigennachweis des Herpes-simplex-Virus-I
oder -II notwendig. Die Zervizitis durch humane Papillomaviren
läßt sich kolposkopisch nach Betupfen mit Essigsäure sowie zytologisch durch Koilozytose nachweisen. Der Virus-DNA-Nachweis
mittels In-situ-Hybridisierung ist relativ aufwendig (z. B. Vira-Pap).

*Laboruntersuchungen*

Zu den oben genannten bakteriologisch und virologisch spezifischen Untersuchungen sind keine weiteren ergänzenden Laboruntersuchungen als der Routinelaborbefund notwendig.

# 3.5 Therapie

## 3.5.1 Allgemeine Therapie

Bei einer Zervizitis oder rezidivierenden Zervizitis sollten prädisponierende Faktoren – soweit möglich – beseitigt werden, d. h. eine
Ektopie kann z. B. durch Kyrotherapie entfernt werden, ein liegender IUP muß gezogen werden. Des weiteren muß die Patientin auf
Einhaltung einer Sexualhygiene hingewiesen und zumindest für
einen gewissen Zeitraum sollte die Anwendung von Kondomen
empfohlen werden.

## 3.5.2 Spezifische Therapie

*Chlamydienzervizitis*

*Erreger:* Chlamydia trachomatis.
   *Häufigkeit:* Bei sexuell aktiven Frauen mit wechselndem Partner in 10% der Fälle nachweisbar, jedoch deutlich geringer in der
Bundesrepublik als in USA.

*Übertragung:* Nur durch Sexualkontakte.

*Symptome:* Bereits oben beschrieben.

*Diagnostik:* Sie richtet sich auf den Erregernachweis. Bestes Verfahren ist die Zellkultur, jedoch für die Routine zu aufwendig. Immunfluoreszenztest oder Enzymimmunoassay.

*Therapie:* Die Behandlung mit *Tetracyclinen* ist die Therapie der ersten Wahl. Für 10 Tage muß 4mal 0,5 g Tetracyclin (z. B. Hostacyclin) oder 2mal 0,1 g Doxycyclin (z. B. Vibramycin N) verabreicht werden. In der Schwangerschaft bietet sich als Alternative die Gabe von 4mal 0,5 g *Erythromycin* an. Auch eine Therapie mit den Gyrasehemmern Ofloxacin und Ciprofloxacin ist möglich. Da selbst mild verlaufende oder asymptomatische Infektionen zu ernsten Komplikationen mit Infertilität führen können, muß die Patientin bei einem Chlamydiennachweis immer behandelt werden. Eine Partnerdiagnostik und -therapie empfiehlt sich bei jedem Rezidiv (Tabelle 15).

**Tabelle 15.** Therapie der Chlamydienzervizitis

| Indikation | Chemo-therapeutika | Dosierung | Handelsname (Beispiele) |
| --- | --- | --- | --- |
| Standardtherapie | Tetracyclin | 4mal 0,5 g/die f. 10–14 Tage | Hostacyclin 500 Supramycin N 500 Tetracyclin 500 Stada |
| | Doxycyclin | 2mal 0,1 g/die f. 10–14 Tage | Vibramycin N Doxycyclin-100 Stada Supracillin-100 |
| Alternative zur Standardtherapie | Erythromycin | 4mal 0,5 g/die f. 10–14 Tage | Erythrocin-500 Erythromycin Wolff |
| | Ofloxacin | 2- bis 4mal 0,2 g/die f. 10–14 Tage | Tarivid |
| | Ciprofloxacin | 2mal 0,75 g/die f. 10–14 Tage | Ciprobay 750 |

*Erreger:* Neisseria gonorrhoeae.

*Häufigkeit:* 0,2% der gynäkologischen Patientinnen.

*Übertragung:* Ausschließlich durch Sexualkontakte.

*Symptome:* Eitriger Fluor, sonst symptomarm, bei aszendierender Infektion symptomreich.

*Diagnostik:* In der mikroskopischen Untersuchung reichlich Leukozyten, wobei häufig die typischen gramnegativen Diplokokken in der Mischflora nicht zu erkennen sind. Aus diesem Grund Kultur auf Selektivnährboden (z. B. Biotest Gonocount) oder direkter Nachweis des Gonokokkenantigens durch Enzymimmunoassay.

*Therapie:* Durch $\beta$-lactamasebildende und chromosomal resistente Gonokokkenstämme ist die frühere Therapie der Wahl mit *Penicillin G* eingeschränkt. Bei der Eintagetherapie wird einmalig intramuskulär 4–6 Mio. Einheiten Clemizol- oder Procain-Penicillin-G verabreicht, z. B. Megacillin Forte. Alternativ ist die orale Behandlung mit 3,5 g Ampicillin (z. B. Binotal) oder 3,0 g Amoxycillin (z. B. Amoxypen) möglich, wobei in dieser Therapie geringere Heilungsraten angegeben werden. Die $\beta$-lactamasefesten *Cephalosporine* der 2. und 3. Generation sind ebenfalls für die Behandlung der akuten und unkomplizierten Gonorrhö verwendbar. So ist die einmalige intramuskuläre Injektion von z. B. 1–2 g Cefotiam (Spicef 1,0), 1 g Ceftizoxim (Ceftix 1,0), 0,5 g Cefotaxim (Claforan 0,5), jeweils gelöst in 3–4 ml 1%iger Lidocainlösung zur Behandlung geeignet. Eine Therapie von 1–3 Tagen mit einem intravenös applizierten Cephalosporin zeigt fast immer einen Erfolg. Auch die Verwendung der Chinolone Norfloxacin, Ofloxacin und Ciprofloxacin ergibt fast 100%ige Heilungsergebnisse (Tabelle 16).

**Tabelle 16.** Therapie der Gonorrhö

| Indikation | Chemo-<br>therapeutika | Dosierung | Handelsname<br>(Beispiele) |
|---|---|---|---|
| Standardtherapie<br>der unkompli-<br>zierten<br>Gonorrhö | *Depot-Penicillin*<br>Benzylpenicillin-<br>Na/Clemizol-<br>Penicillin | 4–6 Mio. E<br>i. m./die | Megacillin forte |
| | Benzylpenicillin-<br>Na/Procain<br>Benzylpenicillin | | Hormocillin<br>Forte 4 Mega<br>Hydracillin Forte |
| | *Oral-Penicillin*<br>Ampicillin | 3,5 g/die | Binotal 1 g<br>Ampicillin 1000<br>Stada<br>Ampicillin-Ratio-<br>pharm 1000 |
| | Amoxicillin | 3 g/die | Amoxypen 1 g<br>Clamoxyl 1 g<br>Amoxi-Tablinen |
| | *Cephalosporine*[a]<br>Cefoxitin<br>Cefotaxim<br>Ceftizoxim<br>Ceftriaxon | 4mal 2 g i. v./die<br>0,5 g i. m.<br>1 g i. m.<br>0,25 g i. m. | Mefoxitin<br>Claforan<br>Ceftix<br>Rocephin |
| Unkomplizierte<br>Gonorrhö bei<br>Penicillin-/<br>Cephalosporin-<br>allergie | Spectinomycin<br>*Chinolone*<br>Norfloxacin<br>Ofloxacin<br><br>Ciprofloxacin | 4 g i. m.<br><br>2mal 0,6 g<br>2mal 0,2 g/die<br>für 5 Tage<br>1mal 0,25 g | Stanilo<br><br>Barazan<br>Tarivid<br><br>Ciprobay 250 |

[a] Cephalosporine zur i. m.-Applikation in 4 ml 1%iger Lidocain-HCl-Lsg.
intraglutäal injizieren.

# 4 Endometritis, Endomyometritis

## 4.1 Definition

Die Endometritis ist die Infektion des Endometriums, bei der eine Entzündung des Myo- und auch des Perimetriums mit einhergehen kann. Die isolierte Endometritis bzw. Endomyometritis ist ein sehr seltenes Ereignis, meist ist sie im Rahmen einer aszendierenden Infektion mit einer Zervizitis bzw. bei weiter fortschreitender Erkrankung mit einer Adnexitis verbunden. Die nichtpuerperale Endometritis muß von der puerperalen Endometritis abgegrenzt werden, da diese andere Ursachen, Erreger und Therapiemaßnahmen kennt.

## 4.2 Ätiologie

Alle schon zuvor besprochenen Erreger können auch eine Endomyometritis verursachen. Als eine besondere Form der Endometritis stellt sich die der tuberkulösen Genese dar, welche jedoch zum einen heute sehr selten und zum anderen meist ein Zufallsbefund (Histopathologie) ist. Eine weitere Besonderheit der Endometritis zeigt sich insbesondere bei älteren Patientinnen in Form einer Pyometra, die ätiologisch mit einem Zervix- oder Korpuskarzinom und/oder einem diagnostisch operativen Eingriff im Zusammenhang stehen kann. Die häufigsten Erreger dieser Sonderform der Endomyometritis sind Staphylococcus aureus, E. coli und Bacteroides species.

## 4.3 Klinisches Bild

Entspricht der Zervizitis mit palpatorisch hochdruckdolentem Uterus; generelle Unterbauchschmerzen.

## 4.4 Diagnostik

Sie ergibt sich aus dem histologischen Befund der Abrasio oder der Endometriumbiopsie (Pipelle).


## 4.5 Therapie

Die Behandlung besteht bei karzinomatöser Ursache in instrumenteller Ausräumung der Pyometra unter Belassung eines freien transzervikalen Ausflusses. Nachgewiesene Erreger werden – wie zuvor beschrieben – mit einem breit angelegten Chemotherapeutikum entsprechend der nachgewiesenen Keime behandelt, z. B. mit Ceftriaxon (Rocephin 500).


# 5 Salpingitis

## 5.1 Definition

Die Entzündung der Tuben – Salpingitis – wird synonym auch als Adnexitis bezeichnet. Im angloamerikanischen Sprachgebrauch wird von PID („Pelvic Inflammatory Disease") gesprochen. Diese unterschiedlichen Bezeichnungen sind Ausdruck klinisch unzureichend voneinander abgrenzbarer Krankheitsbilder wie Endometritis, Salpingitis, Pyosalpingitis und Tuboovarialabszeß.


## 5.2 Ätiologie

Aszendierende Infektion durch eine Vielzahl von Erregern, wobei die wichtigsten Neisseria gonorrhoeae und Chlamydia trachomatis sind und somit ist Promiskuität prädisponierend. Begünstigt wird

die Salpingitis durch intrauterine Eingriffe wie Schwangerschafts-
abbruch, IUD-Einlage oder auch durch infektiöses Abortgesche-
hen. Von untergeordneter Bedeutung sind hämatogene Infektionen
wie bei der Genitaltuberkulose oder durch ein Übergreifen von
Entzündungen in Nachbarorganen.

## 5.3 Klinisches Bild

Plötzlich auftretende starke Unterbauchschmerzen, hohes Fieber,
Kolpitis und/oder Zervizitis, druckdolente, teilweise vergrößerte
Adnexbereiche sowie ein Portioschiebeschmerz.

## 5.4 Diagnostik

Zur Klinik finden sich im mikroskopischen Bild des Zervixab-
strichs reichlich Leukozyten, pathogener kultureller Erregernachweis in der Zervix und bei laparoskopischer Sicherung durch Fim-
brienabstrich und aus der Douglas-Flüssigkeit. Durch die Laparoskopie lassen sich typischerweise gerötete, verdickte Tuben mit
ödematösen Fimbrientrichtern, teilweise auch Adhäsionen nachweisen. Häufig kann ein pathologischer Befund auch durch eine
Vaginalsonographie erhoben werden.

*Laboruntersuchungen*

Leukozytose im Blutbild, stark erhöhte BSG, erhöhte CRP und
Leukozytenelastase. Gezielter kultureller Erregernachweis, z. B.
Selektivnährböden für Gonorrhö bzw. Immunfluoreszenztest oder
Enzymimmunoassay bei Chlamydien.

*Differentialdiagnose*

Appendizitis, ektopische Schwangerschaft, akute Stieldrehung. Prognostisch kann die Salpingitis bzw. die rezidivierende Salpingitis in

104

vermehrtem Maße zu Sterilität, erhöhter ektopischer Schwangerschaftsrate, zur Perihepatitis (Fitz-Hugh-Curtis-Syndrom), zu Pyo-
salpinx, Tuboovarialabszeß und Peritonitis führen.

## 5.5 Therapie

### 5.5.1 Allgemeine Therapie

Bei der akuten Salpingitis sollte eine stationäre Behandlung zumindest über 7–10 Tage durchgeführt werden, insbesondere, da die
Compliance der meist jungen Patientinnen schlecht ist. Erfahrungs-
gemäß ist es selbst bei hospitalisierten Patientinnen schwierig, diese
nach Abklingen der ersten starken Schmerzen zu adäquater Bettruhe anzuhalten. Bei einem Rezidiv, besonders bei Infektion mit
Neisseria gonorrhoeae und Chlamydien, muß versucht werden,
eine Partnerbehandlung zu veranlassen.

### 5.5.2 Spezifische Therapie

Nach Sicherung der Diagnose „Salpingitis" muß wegen der fatalen
Folgen mit einer sofortigen Behandlung begonnen werden, ohne
auf den Keimnachweis und das Antibiogramm zu warten. Sollte
das klinische Bild für eine Gonokokken- oder Chlamydiensalpingi-
tis sprechen, muß wie zuvor beschrieben behandelt werden (S. 98).
Problematisch ist, daß mit der Aszension beider Keime viele andere
pathogene oder fakultativ pathogene Keime mit in die Tuben
aszendieren. Aus diesem Grund sollte in jedem Fall mit einem breit
angelegten Regime therapiert werden, das insbesondere Gonokokken, Chlamydien, Anaerobier bzw. gramnegative anaerobe Stäb-
chen und Enterobakterien umfaßt.

Immer noch gültig ist die Therapieempfehlung des Centers für
Disease Control für die akute Salpingitis: *Cefoxitin* (Mefoxitin) 2 g
i.v. alle 6 h (kurze Halbwertzeit!) sowie *Doxycylin* (Vibravenös) i.v.
alle 12 h für mindestens 4 Tage oder mindestens 2 Tage nach Entfieberung. Daran anschließend eine orale Gabe von Doxycylin

100 mg 2mal tgl. bis zu einer Gesamtbehandlungszeit von 14 Tagen. Ein alternatives Therapieregime ist die Gabe von 0,6 g *Clindamycin* (Sobelin solubile) i. v. alle 8 h sowie Gentamycin (Refobacin 80) oder *Tobramycin* (Gernebcin 80). *Cephalosporine* der 2. und 3. Generation mit einer Dosierung von 3mal 2 g/die in Kombination mit Metronidazol 2mal 0,5 g/die und einer intravenösen/oralen Therapie mit Doxycylin 2mal 0,2 g/die ergeben ebenfalls sehr gute Heilungsraten.

Als weitere alternative Therapie ist der Einsatz der *Chinolone* bei der Adnexitis möglich, insbesondere deshalb, weil diese ebenfalls eine Chlamydienwirksamkeit haben. So können durch die intravenöse Behandlung mit Ofloxacin (Tarivid) 2mal 0,2 g/die oder mit Ciprofloxacin (Ciprobay) 2mal 0,2 g/die i. v. für 4–5 Tage sehr gute Ergebnisse erreicht werden. Nach Abklingen der akuten Entzündungszeichen kann ein Umsetzen auf eine orale Therapie mit 2mal 0,2 g/die bzw. 2mal 0,25 g/die oral erfolgen. Die Therapie mit Chinolonen muß gegebenenfalls ebenfalls in gleicher Dosierung wie oben angegeben mit Metronidazol ergänzt werden.

Trotz der Empfehlung, eine Adnexitis stationär zu behandeln, wird in der gynäkologischen Sprechstunde häufiger eine *ambulante Behandlung* durchgeführt werden. Bei diesen Patientinnen eignet sich die oben angegebene orale Therapie mit einem Gyrasehemmer wie Ofloxacin oder Ciprofloxacin in Kombination mit Metronidazol über 10–14 Tage. Eine orale Behandlung mit 0,2 mg Doxycylin und 1 g Metronidazol über 10–14 Tage ist bei weniger gravierenden Adnexitisfällen jedoch auch möglich. Die häufig geübte Praxis der Monotherapie mit Tetracyclin oder Doxycylin ist sicher unzureichend. Die Therapie mit Cefoxitin 2 g i. m. und einer Anschlußbehandlung mit Tetracyclin bzw. Doxycylin für 10–14 Tage nach den Richtlinien des Centers for Disease Control hat sich in der Bundesrepublik Deutschland im ambulanten Bereich nicht durchgesetzt (Tabelle 17).

Sollte es nach einer 3tägigen Therapiedauer nicht zur Befundbesserung kommen (Entfieberung, Rückgang der Schmerzen), muß bei dann vorliegendem Antibiogramm das Therapieregime neu bewertet werden. Falls auch eine erweiterte oder veränderte medikamentöse Therapie nicht anspricht, muß ein chirurgischer Eingriff in Erwägung gezogen werden. Soweit möglich, sollte versucht wer-

**Tabelle 17.** Therapie der Salpingitis

| Indikation | Chemo-therapeutika | Dosierung | Handelsname (Beispiele) |
|---|---|---|---|
| Intravenöse Therapie im stationären Bereich | Cefoxitin + | 4mal 2 g i. v./die | Mefoxitin |
| | Doxycyclin | 2mal 0,1 g i. v./die dann oral | Vibravenös SF |
| | Clindamycin + | 3mal 0,6 g i. v./die | Sobelin-Solubile |
| | Gentamycin | 2mal 0,08 g i. v./die | Refobacin 80 |
| | Tobramycin | 2mal 0,08 g i. v./die | Gernebcin 80 |
| | Cephalosporin der 2. u. 3. Generation + | 3mal 2 g i. v./die | Mandokef Zinacef Spizef Claforan Ceftix |
| | Metronidazol + | 2mal 0,5 g i. v./die | Clont |
| | Doxycyclin | 2mal 0,1 g i. v./die | Vibravenös SF |
| | Ciprofloxacin ggf. + | 2mal 0,2 g i. v./die oral 2mal 0,25 g/die | Ciprobay 200 |
| | Metronidazol | 2mal 0,5 g i. v./die | Clont |
| Orale Therapie bei leichteren Erkrankungsfällen; ambulante Behandlung | Doxycyclin + Metronidazol | 2mal 0,1 g oral/die für 14 Tage 2mal 0,5 g oral/die 2mal 0,4 g oral/die bds. für 7–10 Tge. | Vibramycin N Clont Flagyl 400 |
| | Ofloxacin oder Ciprofloxacin + | 2mal 0,2 g oral/die 2mal 0,25 g oral/die | Tarivid Ciprobay 250 |
| | Metronidazol | 2mal 0,4–0,5 g oral/die | Flagyl 400 Clont |

den, organerhaltend zu operieren. Das Abszeßgebiet selbst kann transvaginal bzw. transabdominal drainiert werden.

Eine ergänzende Behandlung mit Kortikosteroiden hat keinen positiven Einfluß auf das Wiederholungsrisiko für eine Adnexitis sowie auf die Fertilität der Patienten. Die Zusatztherapie mit einem Antiphlogistikum, z. B. Diclofenac (z. B. Voltaren retard, Diclofenal Ratiopharm), verkürzt das Intervall mit Fieber und Schmerzen. Ob diese Behandlung einen günstigen Effekt auf den postinfektiösen Tubenverschluß hat, ist nicht bekannt.

# 6 Tuboovarialabszeß, Pelveoperitonitis

## 6.1 Definition

Der Tuboovarialabszeß und die Pelveoperitonitis sind meist Folge einer rezidivierenden Salpingitis, septischer Aborte und puerperaler Entzündungen. Typischerweise handelt es sich um Mischinfektionen, bei denen die primär auslösenden Erreger der aszendierenden Infektion wie Gonokokken oder Chlamydien nicht mehr nachweisbar sind. Eine Abgrenzung zwischen Pyosalpingitis mit Eiterretention in der Tube, Adnexabszeß mit Adhäsionen und Eiter im Bereich zwischen Tuboovar und Beckenwand sowie Tuboovarial- und Douglas-Abszeß ist schwierig. Alle diese Formen der Entzündung können zu einer Pelveoperitonitis führen, bei der durch Adhäsionen von Netz und Darm kranial des Infektionsherds im kleinen Becken vorübergehend eine generalisierte Peritonitis verhindert wird. Auch Perforationen des Darms oder operative Eingriffe (Divertikulitis, Perforation der Appendix, gynäkologische Laparotomien) können zu pelvinen Infektionen führen.

## 6.2 Ätiologie

Alle zuvor beschriebenen Erreger, aber insbesondere Staphylococcus aureus, E. coli, Streptokokken, Anaerobier, besonders Bacteroides fragilis und Bacteroides species, sind in dem entzündlichen Sekret nachweisbar, während die primär den Abszeß auslösenden

Erreger wie Gonokokken und Chlamydien aufgrund des hohen Pusanteils weder kulturell noch mikroskopisch diagnostizierbar sind. Ein lymphogener oder hämatogener Ausbreitungsweg ist eher die Ausnahme.

## 6.3 Klinisches Bild

Hauptsymptome sind Fieber und permanente Schmerzen im kleinen Becken, die bei Ruptur eines Tuboovarialabszesses vorübergehend rückläufig sind, in dessen Folge jedoch relativ kurzfristig die Zeichen einer Peritonitis mit bretthartem Bauch, Übelkeit, Erbrechen, Hypotonie und Schocksymptomatik auftreten. Das Krankheitsbild eines chronisch nichtrupturierten Tuboovarialabszesses ist in seinem Verlauf eher bland.

## 6.4 Diagnostik

Neben dem klinischen Bild unterstützen Palpationsbefund und die Vaginalsonographie die Diagnose. Eine Sonderform der Erkrankung stellt das Fitz-Hugh-Curtis-Syndrom dar, bei dem es im Rahmen einer Perihepatitis zu Adhäsionen zwischen Leber und Zwerchfell kommt. Eine Douglas-Punktion sollte nur Ausnahmefällen vorbehalten sein.

*Laboruntersuchungen*

Entzündungsparameter wie Blutbild und Differentialblutbild mit Leukozytose und gegebenenfalls mit Linksverschiebung, Thrombopenie, stark erhöhte BKS, C-reaktives Protein und Leukozytenelastase. Wiederholte Abnahmen von aeroben und anaeroben Blutkulturen sowie engmaschige klinische und laborchemische Überwachungen sind dringend notwendig.

Wie bei der Salpingitis muß eine Eileiterschwangerschaft oder eine akute Stieldrehung wegen einer sofortigen chirurgischen Intervention ausgeschlossen werden. Insbesondere die Abgrenzung von einer Appendizitis oder einem perforierten Appendix macht differentialdiagnostisch häufig Schwierigkeiten.

## 6.5 Therapie

### 6.5.1 Allgemeine Maßnahmen

Dazu gehören unter ausschließlich stationären Bedingungen symptomatische fiebersenkende Maßnahmen wie die Gabe von *antipyretischen und analgetischen Substanzen* wie Paracetamol (z. B. Ben-u-ron) 3–4 g/die, Acetylsalicylsäure (Aspirin), Novalminsulfon (Novalgin) sowie die Anwendung von Wadenwickeln. Eine ausreichende Substitution von Flüssigkeit und Elektrolyten ist notwendig.

### 6.5.2 Spezifische Maßnahmen

Da – wie bei der Adnexitis – bei einem Tuboovarialabszeß und einer Pelveoperitonitis meist eine Vielzahl von Erregern beteiligt sind, muß auch hier mit einem breit angelegten antibiotischen Regime mit ausreichender Penetration und Stabilität im Abszeß therapiert werden. Bewährt hat sich eine Behandlung mit *Clindamycin* (Sobelin-solubile) 0,6 g i. v. alle 6 h in Kombination mit einem *Aminoglykosid* wie Gentamycin (Refobacin) oder Tobramycin (Gernebcin) 1,7 mg/kg i. v. ebenfalls alle 6 h. Wegen der bekannten unerwünschten Arzneimittelwirkungen der Aminoglykoside wie Ototoxizität und Nephrotoxizität muß unter Beachtung der Nierenfunktion die Dosierung genau überwacht werden. Die Therapie sollte – falls möglich – nicht länger als 10 Tage durchgeführt werden.

Alternativ können Cefoxitin oder *Cephalosporine* der 3. Generation wie Ceftriaxon (Rocephin), Ceftizoxim (Ceftix), Ceftazidin

(Fortum) in Kombination mit *Metronidazol* (Clont, Flagyl), letzteres insbesondere wegen Bacteroides fragilis, appliziert werden.

Ein 3. Therapieregime ist die intravenöse Behandlung mit *Ciprofloxacin* (Ciprobay) oder Ofloxacin (Tarivid) in Kombination mit Metronidazol oder einem Aminoglykosid. Die Monotherapie mit den Gyrasehemmern ist der Zweifachkombination deutlich unterlegen.

Ein Reserveantibiotikum für besonders schwerwiegende Fälle stellt Imipenem-Cilastatin (Zienam) dar. Für ganz extreme septische Verläufe wird von Adam, München, die Kombination von Imipenem-Cilastatin mit Ciprofloxacin empfohlen (Tabelle 18). Nach 2–3 Tagen muß auch hier das Ansprechen der Therapie beurteilt und gegebenenfalls nach dem dann vorliegenden Antibiogramm verändert werden. Bei Verläufen (ca. 35%), bei denen diese Therapie nicht zum Erfolg führt, ist eine chirurgische Intervention

**Tabelle 18.** Therapie des Tuboovarialabszesses und der Pelveoperitonitis

| Indikation | Chemo-therapeutika | Dosierung [g i. v./die] | Handelsname (Beispiele) |
| --- | --- | --- | --- |
| 1. Wahl (USA) Zweifachkombination | Clindamycin + | 4mal 0,6 | Sobelin-Solubile |
| | Gentamycin oder | 2- bis (3)mal 0,08 | Refobacin 80 |
| | Tobramycin | 2- bis (3)mal 0,08 | Gernebcin 80 |
| Alternativen Zweifach- bzw. Dreifachkombination mit Cephalosporinen | Ceftriaxon oder | 1- bis 2mal 2 | Rocephin |
| | Ceftizoxim oder | 3mal 2 | Ceftix |
| | Ceftazidim + | 3mal 2 | Fortum |
| | Metronidazol ggf. +/oder | 2mal 0,5 | Clont |
| | Aminoglykosid | (s. Dosierung Gentamycin, Tobramycin) | |
| Zweifachkombination mit Chinolonen | Ciprofloxacin + | 2- bis 3mal 0,4 | Ciprobay 200 |
| | Metronidazol oder Aminoglykosid | 2mal 0,5 | Clont |
| Monotherapie | Imipenem-Cilastatin | 3- bis 4mal 0,5 | Zienam |

nicht zu umgehen. Wie bei der Salpingitis muß selbstverständlich versucht werden, insbesondere bei den meist jungen Frauen, organerhaltend zu operieren, da selbst bei nur noch einem belassenen Ovar und dem Uterus durch die In-vitro-Fertilisation diesen Frauen noch zu Kindern verholfen werden kann. Rezidive sind jedoch bei diesem Verfahren gegenüber der abdominalen Hysterektomie und beidseitigen Salpingoophorektomien häufiger. In jedem Fall bewährt sich eine ausgedehnte Drainage des Entzündungsgebietes.

# Literatur


Eschenbach DA (1986) Lower genital tract infections. In: Galask RP, Larsen B (eds) Infections diseases in the female patient. Springer, New York Berlin Heidelberg Tokyo, p 163

Friedberg V, Schmitt W (1984) Der Tuboovarialabszeß. Gynäkologe 15: 143

Friese K (1988) Die medikamentöse Behandlung der sexuell übertragbaren Krankheiten. Gynäkologe 21: 31

Hirsch HA, Hoyme UB (1988) Salpingitis. In: Käser O, Friedberg V, Ober KG, Thomsen K, Zander J (Hrsg) Gynäkologie und Geburtshilfe Bd III, Teil 2. Thieme, Stuttgart, S 11.32

Landers DV, Sweet RL (1985) Current trends in the diagnosis and treatment of tuboovarian abscess. Am J Obstet Gynecol 151: 1093

Ledger WC (1986) Infections in the Female, 2nd edn. Lea & Febiger, Philadelphia

Mendling W (1987) Die Vulvovaginal-Kandiose. Theorie und Praxis. Springer, Berlin Heidelberg New York Tokyo

Petersen EE (1988) Infektionen in Gynäkologie und Geburtshilfe. Thieme, Stuttgart

Reese RE, Douglas Jr RG (1986) A practical approach to infections Diseases, 2nd ed. Little, Brown, Boston

Simon C, Stille W (1989) Antibiotika-Therapie in Klinik und Praxis, 7. Aufl. Schattauer, Stuttgart

Sweet RL (1986) Pelvic Inflammatory Disease. Sex Transm Dis 13 [Suppl 3]: 192

# Endometriose

*W. Distler*

## 1 Definition

Als Endometriose bezeichnet man das Vorkommen von Endometriumdrüsen und endometrialem Stroma außerhalb des Cavum uteri. Nach der Lokalisation des ektopen Endometriums unterscheidet man: Endometriosis genitalis interna (Adenomyosis uteri), Endometriosis genitalis externa und Endometriosis extragenitalis.

Die Diagnose Endometriosis genitalis interna wird meist histologisch am exstirpierten Uterus gestellt. Bei der Endometriosis genitalis externa liegen die Endometrioseherde in folgenden Bereichen: Ovarien, Tuben, Harnblase, Peritoneum des kleinen Beckens, Douglas-Raum, Cervix uteri und Vagina.

Häufigste Lokalisationspunkte der Endometriosis extragenitalis sind: Dick- und Dünndarm, Ureter, Bauchdecken, Nabel, Diaphragma, Pleura, Lunge, Gallenblase, Milz, Magen und Niere (Hucke u. Distler 1989).

## 2 Ätiologie und Pathogenese

Die Amenorrhö in der Postmenopause und während der Gravidität führt zur Rückbildung der Endometriose. Denn grundsätzlich gilt, daß die heterotope Korpusschleimhaut von Sexualhormonen beeinflußt wird. Durch *Östrogene* kommt es dabei zur Proliferation des Endometriums. Die *Gestagene* hingegen wirken antiproliferativ und damit den Östrogenen entgegen.

**Tabelle 19.** Symptome der Endometriose

---

*Typisch*
Sekundäre Dysmenorrhö
Diffuse Schmerzen im Beckenbereich, meist zyklusabhängig
Dyspareunie
Blutungsstörungen (prämenstruelle Schmierblutungen, Hypermenorrhö)
Sterilität

*Selten*
Dyschezie, Dysurie
Zyklische rektale Blutungen
Zyklische Hämaturie
Zyklische Hämoptoe
Rezidivierender Spontanpneumothorax

---

Zur Pathogenese der Endometriose werden heute 2 Theorien diskutiert: die Verschleppungstheorie und die Theorie der Entstehung einer Endometriose an Ort und Stelle durch Metaplasie (Schweppe 1989).

# 3 Klinisches Bild

Typisch für die Endometriose ist, daß alle Beschwerden, gleichgültig wo sie auftreten, sich zur Menstruationszeit verstärken; die Symptomatik ist dabei vielfältig (Tabelle 19).

# 4 Diagnose

*Gynäkologische Untersuchung*

Derbe, knotige, druckschmerzhafte Strukturen im Douglas-Raum und im Adnexbereich (Teerzysten, Hämatosalpinx) bei Endometriosis genitalis externa. Der vergrößerte, derbe, druckempfindliche Uterus kann für eine Endometriosis genitalis interna (Adenomyosis uteri) sprechen.

*Laparoskopie oder Laparotomie*

Endometrioseherde variieren von millimetergroßen, blauschwarzen Knoten oder weißlich sternförmigen Narben am Peritoneum über traubenförmige, blasige Auflagerungen bis hin zu kindskopfgroßen Ovarialtumoren mit bräunlich zähflüssigem Inhalt. Bei der Laparoskopie oder Laparotomie muß eine Schweregradeinteilung der Endometriose nach der Klassifizierung von Acosta et al. (1973) oder dem AFS-Score (Amercan Fertility Society 1985) vorgenommen werden.

*Probeexzision, histologische Untersuchung*

Zur Diagnosesicherung unerläßlich.

# 5 Differentialdiagnose

Wichtig ist die Abgrenzung gegen *entzündliche Prozesse im kleinen Becken* sowie *gutartige oder maligne Tumoren*. Vor der Laparoskopie oder Laparotomie sind folgende Untersuchungen oft notwendig: Zystoskopie, Rektoskopie, Koloskopie, Urogramm, Röntgenthorax, Kolondoppelkontrastdarstellung, eventuell CA 12–5 Antigenbestimmung.

# 6 Prognose

In der Geschlechtsreife ist stets ein Rezidiv möglich. Die Östrogensubstitution in der Postmenopause kann zum Wiederaufflackern der Endometriose führen. Eine maligne Entartung ist äußerst selten (<1%).

# 7 Therapie

Die medikamentöse Therapie der Endometriose ist eine Hormontherapie. Die hormonelle Endometriosetherapie wird mit folgenden Wirkstoffgruppen durchgeführt: Gestagene, Danazol und GnRH-Agonisten.

## 7.1 Gestagene

Es finden folgende Gestagene vorrangig Anwendung: Medroxyprogesteronacetat (MPA), Dydrogesteron, Chlormadinonacetat, Lynestrenol, Norethisteronacetat und Medrogeston (Tabelle 20). Diese Gestagene supprimieren die Östrogenproduktion des Ovars über antigonadotrope sowie intraovarielle Mechanismen. Es resultiert ein hypoöstrogener, hypergestagener Zustand, der eine Transformation und Dezidualisierung der Endometrioseherde bewirkt. Bei langfristiger Gestagenapplikation zeigt sich am ektopen Endo-

**Tabelle 20.** Gestagene zur Endometriosetherapie

| Hormonpräparat | Handelsname | Dosierung |
|---|---|---|
| Medroxyprogesteronacetat | Clinovir<br>Farlutal<br>Depot-Clinovir | 5–10 mg/Tag, bei Durchbruchblutungen um 5 mg/Tag erhöhen<br>150 mg i. m. alle 2 Wochen ab 3. Monat nur 1mal/Monat |
| Dydrogesteron | Duphaston | 10 mg/Tag, bei Durchbruchblutungen um 10 mg/Tag erhöhen, maximal 40 mg/Tag |
| Chlormadinonacetat | Gestafortin | 4 mg/Tag, bei Durchbruchblutungen um 2 mg/Tag erhöhen |
| Lynestrenol | Orgametril | 5 mg/Tag, bei Durchbruchblutungen um 5 mg/Tag erhöhen |
| Norethisteronacetat | Primolut-Nor-5<br>Primolut-Nor-10 | 10–20 mg/Tag, bei Durchbruchblutungen um 5–10 mg/Tag erhöhen |

metrium eine Atrophie mit nachfolgender Nekrobiose und Fibrose.
Die Verminderung der peripheren Östrogenspiegel führt in 20–40%
der Fälle zu Durchbruchblutungen, die meist in Form von Spotting
auftreten. Zur Behandlung der Blutungen wird allgemein eine stu-
fenweise Dosiserhöhung der Gestagene empfohlen, um erneut eine
Amenorrhö zu erreichen (Tabelle 20). Als Alternative kommen
Gestagen-Östrogen-Kombinationspräparate in Form der monophasischen Ovulationshemmer in Frage (Tabelle 21).

Bei Anwendung der 19-Nortestosteronderivate (z. B. Lynestrenol, Norethisteronacetat) in höherer Dosierung als Monotherapie

**Tabelle 21.** Östrogen-Gestagen-Kombinationspräparate zur Endometriosetherapie

| Hormonpräparat | Handelsname | Dosierung |
|---|---|---|
| Norgestrel 0,5 mg +<br>Ethinylestradiol<br>0,05 mg | Duoluton<br>Eugynon<br>Stediril | 1 Tbl./Tag, bei<br>Durchbruchblutungen<br>Dosis verdoppeln |
| Norethisteron<br>2 mg +<br>Mestranol 0,1 mg | Ortho-Novum<br>2 mg | 1 Tbl./Tag, bei<br>Durchbruchblutungen<br>steigern bis 5 Tbl. |
| Ethynodioldiacetat<br>1 mg + Mestranol<br>0,1 mg | Ovulen | 2 Tbl./Tag, bei<br>Durchbruchblutungen<br>steigern bis 4 Tbl. |
| Chlormadinonacetat<br>2 mg +<br>Mestranol 0,1 mg | Eunomin | 1 Tbl./Tag, bei<br>Durchbruchblutungen<br>steigern um 1 Tbl. |
| Lynestrenol<br>2,5 mg +<br>Ethinylestradiol<br>0,05 mg | Lyndiol<br>Noracyclin<br>Lyn-ratiopharm | 1 Tbl./Tag, bei<br>Durchbruchblutungen<br>steigern um 1 Tbl. |
| Levonorgestrel<br>0,25 mg +<br>Ethinylestradiol<br>0,05 mg | Neogynon<br>Stediril-d | 1 Tbl./Tag, bei<br>Durchbruchblutungen<br>steigern um 1 Tbl. |
| Desogestrel<br>0,15 mg +<br>Ethinylestradiol<br>0,33 mg | Marvelon | 1 Tbl./Tag, bei<br>Durchbruchblutungen<br>steigern um 1 Tbl. |

sind androgenbedingte Nebenwirkungen zu beobachten, u.a. Appetit- und Gewichtszunahme, Müdigkeit, Depressionsneigung, Akne, Hirsutismus sowie Migräne. Zusätzlich bleiben ungünstige Einflüsse auf den Lipidstoffwechsel nicht aus (Teichmann 1987). Die androgenen Partialwirkungen fehlen bei den 17-Hydroxyprogesteronderivaten, z.B. dem Medroxyprogesteronacetat. Ausgeprägte Effekte auf die $\alpha$-Lipoprotein- sowie HDL-Cholesterin-Konzentration, nicht jedoch auf das $\beta$- oder LDL-Cholesterin treten bei oraler Gabe von MPA erst ab 200 mg/Tag auf. Erste Veränderungen des Fettstoffwechsels sind zwischen 50 und 200 mg/Tag per os möglich (Teichmann 1987).

Zum gegenwärtigen Zeitpunkt wird eine niedrigdosierte Langzeittherapie mit Gestagenen (z.B. Lynestrenol 5 mg/Tag) empfohlen, wenn die Beseitigung der subjektiven Beschwerden erwünscht, aber eine Ausheilung der Endometriose nicht angestrebt wird. Eine langfristige Regression der Endometriose ist in etwa 60% der Fälle durch eine hochdosierte MPA-Therapie (100 mg/Tag) zu erreichen. Die Hauptnachteile einer MPA-Behandlung sind in der schlechten Zykluskontrolle mit 26% Spotting und 23% Durchbruchblutungen zu sehen; weiter können Nebenwirkungen (Schwellung des Abdomens, Mastodynie, Appetitsteigerung oder Nausea) beobachtet werden. Nach Absetzen von MPA bestehen oft langfristig anovulatorische Zyklen, die insbesondere bei Fertilitätspatientinnen von Nachteil sind.


## 7.2 Danazol

Danazol ist ein synthetisches 17-Äthinyltestosteronderivat mit geringgradig androgener Potenz. Unter einer Danazoltherapie kommt es zur Hemmung der Ovulation und der ovariellen Steroidbiosynthese, so daß letztlich ein hypoöstrogener Zustand resultiert. Infolgedessen atrophiert das Endometrium; atrophische Veränderungen sind histologisch auch am Endometriosegewebe zu beobachten.

Da die SHBG-Synthese in der Leber vermindert ist, erhöht sich der Anteil des freien Testosterons im Serum. Das freie Testosteron

118

**Tabelle 22.** Nebenwirkungen der hormonellen Endometriosetherapie. (Nach Henzl 1988)

| GnRH-Agonisten | Danazol |
| --- | --- |
| Hitzewallungen (90%) | Hitzewallungen (70%) |
| Trockene Scheide | Ödeme |
| Kopfschmerzen | Myalgien |
| Spotting | Stimmungsschwankungen, psychische Labilität, Depressionen |
| Glandulär-zystische Hyperplasie des Endometriums | Virilisierung (Hirsutismus, tiefere Stimme, Akne) |
| Stimmungsschwankungen, Depressionen | Dauerblutungen |
| Erhöhter Kalziumstoffwechsel im Knochen | Gewichtszunahme: (Mittel: 3,2 kg, Max.: 5,9 kg) |
| ↑Ca/Kreatinin und | ↑Triglyzeride |
| ↑OH-Prolin/Kreatinin | ↑Cholesterin |
| | ↑↑LDL |
| | ↓↓HDL |

sowie die anabolen und androgenen Eigenschaften des Danazols selbst werden für den Großteil der Nebenwirkungen verantwortlich sein (Tabelle 22).

Bei Einführung von Danazol wurden zunächst 2 mal 400 mg/ Tag über 6–9 Monate verabreicht. Später zeigte sich, daß die Reduzierung der Dosis auf 2- bis 3 mal 200 mg/Tag über den obengenannten Zeitraum ebenso wirksam ist, jedoch dabei weniger Nebenwirkungen auftreten (Dmowski 1988). Mit der Danazoltherapie kann bei 70–95% der Patientinnen eine signifikante Besserung der subjektiven Beschwerden erreicht werden. Eine objektive Reduktion des Endometriosegewebes ist bei 85–95% der Patientinnen zu beobachten; die unkorrigierte Schwangerschaftsrate beträgt 40–50% (Dmowski 1988). Bei 5–15% der Fälle treten nach einem Jahr erneut Symptome einer Endometriose auf.

Die Danazoltherapie ist die wirksamste medikamentöse Behandlungsmethode der Endometriose. Die besten Resultate werden bei Patientinnen mit Sterilität und leichter bis mäßiger Endometriose beobachtet. Bei schwerer Endometriose ist Danazol nur zur prä- oder postoperativen Behandlung geeignet.

# 7.3 GnRH-Agonisten

Veränderungen am Molekül des nativen GnRH führen zu GnRH-Agonisten. Diese Substanzen sind weitaus resistenter gegenüber einem enzymatischen Abbau, so daß sie erheblich langsamer aus dem Plasma eliminiert werden als das native GnRH. Der hydrophobe, lipophile Charakter dieser Substanzen ist zudem für eine höhere Affinität zum GnRH-Rezeptor verantwortlich. Daraus resultiert in der Initialphase nicht nur eine analoge, sondern eine superanaloge Wirkung, die zu einer massiven Ausschüttung von LH und FSH führt. Nach Fortsetzung der Behandlung tritt jedoch ein paradoxer, ein suppressiver Effekt mit Senkung der Gonadotropine und konsekutivem Absinken der Ovarialfunktion auf. Die reversible Suppression der Ovarialfunktion führt zu einer pseudo-postmenopausalen Situation, die zur Behandlung der Endometriose benutzt werden kann. Eine Besserung der klinischen Symptomatik (Dysmenorrhö, Dyspareunie, diffuse Unterbauchbeschwerden) ist bei 80–90% der Patientinnen zu erreichen. Die Schwangerschaftsraten bei Sterilitätspatientinnen werden nach 6monatiger Therapie mit GnRH-Analoga mit 15–40% angegeben (Henzl 1988; Schmidt-Gollwitzer et al. 1985).

Bei laparoskopischen Kontrollen konnte in 85% der Fälle eine Reduktion und in 12% ein Stillstand der Endometriose nach dem AFS-Score objektiviert werden (Henzl 1988). Damit werden durch Danazol und GnRH-Agonisten ähnliche therapeutische Resultate erzielt. Jedoch werden Rezidivraten von 20% genannt, so daß die Behandlung mit GnRH-Analoga lediglich eine temporäre Suppression der Endometriose bewirkt, wie dies von anderen hormonellen Therapieformen bekannt ist. Das Profil der Nebenwirkungen unter einer Therapie mit GnRH-Agonisten kann durch die hypoöstrogene Situation der Patientinnen erklärt werden (Tabelle 22). Hitzewallungen (90%) und Kopfschmerzen (30%) stellen die Hauptsymptomatik dar. Zur Behandlung der trockenen Scheide haben wir häufig Östriol als Vaginalcreme verabreicht; mit gutem Erfolg und nebenwirkungsfrei läßt sich auch Östriol in Tablettenform (Ovestin) vaginal applizieren. Ein Problem können auch die vaginalen Blutungen (Spotting, Durchbruchblutungen), zumindestens in den

**Tabelle 23.** Im Handel befindliche GnRH-Agonisten

| Substanz | Handelsname |
| --- | --- |
| Buserelin | Suprefact<br>- Injektionslösung 5,5 mg<br>  3mal 0,5 ml/Tag s. c.<br>- Nasalspray 10 ml<br>  1,2 mg = 12 Sprühstöße<br>- Mikrokapsel<br>  alle 28 Tage s. c. |
| Triptorelin | Decapeptyl<br>- Injektionslösung 0,5 mg/0,1 mg<br>  0,5 mg: 1mal 1,0 ml/Tag s. c.<br>  0,1 mg: 1mal 1,0 ml/Tag s. c.<br>- CR/Mikrokapsel 4 mg<br>  alle 28 Tage s. c. |
| Goserelin | Zoladex<br>- Depot-/Implantat 3,6 mg<br>  alle 28 Tage s. c. |
| Leuprorelinacetat | Carcinil<br>- Injektionslösung 1 mg<br>  1mal 0,2 ml/Tag s. c. |

ersten 6 Wochen der Behandlung, sein. Später stellt sich eine Amenorrhö ein.

Die in Deutschland im Handel befindlichen GnRH-Agonisten sind für die Behandlung der Endometriose zur Zeit noch nicht zugelassen; es handelt sich um Medikamente, die für die ablative endokrine Therapie bei hormonabhängigen Malignomen verwendet werden (Tabelle 23). Bei entsprechender Begründung werden auch heute schon die Kosten für eine Endometriosebehandlung mit GnRH-Analoga von den Krankenkassen übernommen. Besonders hervorzuheben ist die Entwicklung von Slow-Release-Systemen, wie z. B. Suprefact Mikrokapseln, Decapeptyl-CR oder Zoladex-Depot, also Präparationen, die nur in 4wöchigen Abständen appliziert werden müssen.

# 8 Empfehlungen zur Endometriosebehandlung

Für jede Patientin sollte ein *individuelles Therapiekonzept* erarbeitet werden; dabei müssen folgende Faktoren Berücksichtigung finden: Alter der Patientin, Kinderwunsch, Schweregrad der klinischen Symptome, Ausmaß der Endometriose, persönliche Vorstellungen der Patientin. Vor Behandlungsbeginn ist eine *Laparoskopie* zu empfehlen. Durch die Laparoskopie können die Lokalisation und Ausdehnung der Endometriose sowie der Befall anderer Organe des kleinen Beckens hinreichend genau beurteilt werden. Zur *Einteilung des Schweregrads* hat sich der einfache Punkte-Score der American Fertility Society (AFS) bewährt (Hucke u. Distler 1989; AFS 1985).

Für die tägliche Praxis ist das individuelle Behandlungskonzept leichter zu erarbeiten, wenn die Erfahrungen mit typischen Endometriosepatientinnen genutzt werden.

## *Patientin mit symptomloser Endometriose*

Bei dieser Patientin ist die Endometriose nur durch Zufall im Rahmen einer Laparoskopie oder Laparotomie festgestellt worden. In den AFS-Stadien I und II ist keine Behandlung notwendig. Hingegen sollten bei den Stadien III und IV konservativ-mikrochirurgische Maßnahmen durchgeführt werden. Lehnt die Patientin eine Operation ab, ist die Hormontherapie anzustreben.

## *Junge Patientin mit symptomatischer Endometriose*

Die Patientin kommt zur Untersuchung mit Beschwerden, die auf eine Endometriose hinweisen. Die gynäkologische Tastuntersuchung ergibt oft Hinweise für endometriotische Veränderungen im kleinen Becken. Besteht bei der Patientin zur Zeit kein Kinderwunsch, ist eine Laparoskopie mit Schweregradeinteilung angezeigt. Handelt es sich um eine Endometriose im AFS-Stadium I oder II und möchte die Patientin in absehbarer Zeit eine Familie gründen, kann zu einer Schwangerschaft geraten werden. Patientinnen ohne Kinderwunsch sollten symptomatisch mit Gestagenen oder oralen Kontrazeptiva mit starker Gestagenkomponente behandelt werden. Bei schwerer Symptomatik im AFS-Stadium I oder im Stadium II und III ist eine 6monatige Behandlung mit Danazol oder GnRH-Analoga zu empfehlen. Im Stadium III mit ausgeprägten Adhäsionen und im Stadium IV steht die konservativ-mikrochirurgische Operation im Vordergrund; wir empfehlen dabei den Zugang über eine Laparotomie.

*Patientin mit symptomatischer Endometriose
und erfülltem Kinderwunsch*

Für diese Patientinnen stehen die subjektiven Beschwerden durch die Endometriose im Vordergrund. In jedem Fall sollte eine Laparoskopie zur Schweregradeinteilung angestrebt werden. Bei einer leichten Form der Endometriose kann eine symptomatische Behandlung mit Gestagenen versucht werden. Die mäßige Endometriose kann entweder mit einer Hormontherapie (Danazol, GnRH-Analoga) oder mit konservativ-mikrochirurgischen Maßnahmen angegangen werden. Älteren Patientinnen im Stadium IV sollte zur abdominalen Hysterektomie mit bilateraler Adnexexstirpation geraten werden.

*Junge Patientin mit Sterilität*

Die Sterilität kann bei diesen Patientinnen das einzige Symptom der Endometriose sein. Ergibt die Laparoskopie eine Erkrankung im AFS-Stadium I oder II ohne Verwachsungen, so ist eine Hormontherapie (Danazol, GnRH-Analoga) zu empfehlen. Bei Patientinnen mit Endometriose im Stadium III und IV ist eine präoperative Hormontherapie mit Danazol oder GnRH-Agonisten durchaus sinnvoll. Häufiger wird primär die Indikation zum konservativ-mikrochirurgischen Vorgehen gestellt.

# Literatur


Acosta AA, Buttram VC, Besch PK, Malinak LR, Franklin RR, Vanderheiden JD (1973) A proposed classification of pelvic endometriosis. Obstet Gynecol 42: 19

American Fertility Society (1985) Revised American Fertility Society classification of endometriosis. Fertil Steril 43: 351

Dmowski WP (1988) Danazol-induced pseudomenopause in the management of endometriosis. Clin Obstet Gynecol 31: 829

Henzl MR (1988) Gonadotropin-releasing hormone (GnRH) agonists in the management of endometriosis: a review. Clin Obstet Gynecol 31: 840

Hucke J, Distler W (1989) Klinische Manifestation und Klassifizierung der Endometriose. Gynäkologe 22: 289

Schmidt-Gollwitzer M, Hardt W, Borgmann V (1985) Antigonadal properties of LH-RH-agonists. In: Schmidt-Gollwitzer M (ed) LH-RH and its analogous. De Gruyter, Berlin, p 63

Schweppe K-W (1989) Pathophysiologie der Endometriose. Gynäkologe 22: 279

Teichmann AT (1987) Gestagene und Lipoproteinstoffwechsel in der postmenopausalen Substitutionstherapie. In: Lauritzen C (Hrsg) Menopause. Hormonsubstitution heute. Perimed, Erlangen, S 89

# Gutartige Erkrankungen der Mamma

*A. E. Schindler*

## 1 Entzündliche Veränderungen

### 1.1 Puerperale Mastitis

#### 1.1.1 Definition

Entzündliche Veränderungen der Brust postpartal und während der Stillzeit.

#### 1.1.2 Ätiologie und Epidemiologie

Die Mastitis puerperalis wird zu über 90% durch einen koagulase-positiven, meist penicillinresistenten Staphylococcus aureus verursacht.

Die Übertragung erfolgt vornehmlich durch das Neugeborene, das diese Keime im Mund- und Rachenraum beherbergt. Die Besiedlung erfolgt beim Neugeborenen, da die Keime ubiquitär in seiner Umgebung anzutreffen sind (Gegenstände, Personal etc.). Beim Saugakt werden die Keime auf die Mamillen übertragen und gelangen vor allem bei Rhagaden leicht in die Brustdrüse. Die Mastitis tritt meistens erst nach 2-3 Wochen postpartal auf. Die Häufigkeit wird heute mit 1% angegeben.

### 1.1.3 Pathologie

Die häufigste Ausbreitungsform ist lymphogen und verursacht eine
Mastitis interstitialis. Selten verläuft der Infektionsweg intrakaniku-
lär in den Milchgängen und führt zu einer Mastitis parenchyma-
tosa. Theoretisch besteht auch ein hämatogener Infektionsweg.


### 1.1.4 Klinisches Bild und Diagnose

Schmerzhafte Schwellung und Rötung meistens in einer Brust;
Doppelseitigkeit etwa in 20% der Fälle. Oft plötzlicher Temperatur-
anstieg bis über 40 °C und gegebenenfalls Schüttelfrost. Bei fortgeschrittener Erkrankung sind die Veränderungen ausgeprägter. Die
Haut ist hochrot, das Gewebe kann Fluktuation aufweisen und die
regionalen axillären Lymphknoten sind geschwollen und schmerzhaft.


*Laboruntersuchungen*

Leukozytose bis über 20 000/mm$^3$.


### 1.1.5 Therapie

Die möglichst frühe Diagnose und die sofortige Einleitung der Therapie sind entscheidend für die Restitutio ad integrum und für die
Vermeidung von Abszeßbildungen. Wenn keine Abszedierung vorliegt, sollte nach behutsamem Abpumpen mit Dopaminagonisten
(3mal 1 Tbl. Pravidel bzw. Dopergin) begonnen werden. Im Einzelfall ist zur Stabilisierung des Kreislaufs gleichzeitig Novadral, Ordinal oder Effortil anzuwenden. Manchmal ist die Problematik innerhalb von 24 h behoben und das Stillen kann ohne weiteres
fortgesetzt werden.
 Die weitere „Ruhigstellung" sollte durch einen festen BH und
gegebenenfalls durch kalte Alkoholumschläge unterstützt werden.
Eine vorübergehende Flüssigkeitseinschränkung kann hilfreich
sein. Sind innerhalb von 24 h die Symptome nicht behoben, sollte

die Prolaktinhemmerbehandlung mit 3mal 1 Tbl. über 3 Tage fortgesetzt und danach die Dosis auf 2mal 1 Tbl. tgl. reduziert werden. Diese Behandlung sollte bei Abstillen über 2 Wochen fortgesetzt werden, um danach über 3–4 Tage mit der Medikation „auszuschleichen".

Bei systemischen Entzündungszeichen (hohes Fieber, schmerzhaft vergrößerte axilläre Lymphknoten) kommt die Anwendung von staphylokokkenwirksamem Antibiotika in Betracht (z. B. Staphylex, Staphenor, Erythromycin).

Bei Abszeßbildung ist die Inzision und Drainage durchzuführen. Die Fortsetzung der Behandlung mit einem Prolaktinhemmer ist sicher günstig, insbesondere da unter diesen Umständen abgestillt werden sollte. Bei Therapieresistenz der Brustveränderungen muß an die Möglichkeit eines Mammakarzinoms gedacht werden.

### 1.1.6 Prognose

Bei frühzeitiger konsequenter Therapie (1. Prolaktinhemmer, 2. Antibiotika, 3. Ruhigstellung der Brust) kann meistens der Rückgang der Entzündung herbeigeführt werden, und vielmals ist das weitere Stillen möglich. Bei Abszedierung kann, je nach Größe, das Stillen nach einer weiteren Schwangerschaft nicht möglich sein, so daß mit einem Prolaktinhemmer sofort nach der Geburt abgestillt werden sollte.

## 1.2 Nonpuerperale Mastitis

### 1.2.1 Definition

Als nonpuerperale Mastitis bezeichnet man alle Entzündungen der Brust, die nicht postpartal und während der Stillzeit auftreten. Somit gehören dazu alle Brustentzündungen im nichtschwangeren Zustand und während der Schwangerschaft.

## 1.2.2 Ätiologie und Epidemiologie

Als kausale Faktoren für die nonpuerperale Mastitis kommen in
Frage: 1. Trauma, 2. kanalikuläre, bakterielle Infektionen, 3. Retentionssyndrom (Pohl et al. 1985).

Die Zahl der Erkrankungen scheint zuzunehmen (Pohl et al.
1985; Pahnke et al. 1985; Scholefield et al. 1987). Die nonpuerperale Entzündung der Brust ist häufiger als die puerperale. Es muß
betont werden, daß eine nonpuerperale Mastitis während der
Schwangerschaft auftreten kann. Bei 90% der Patientinnen tritt eine
nonpuerperale Mastitis zwischen Thelarche und Menopause auf.
Eine Häufung der Erkrankung findet sich zwischen dem
20.–40. Lebensjahr. Erkrankungen postmenopausal sind selten.
Dabei sollte immer an das inflammatorische Karzinom gedacht
werden.

Abnorme mammotrope Hormone (z. B. erhöhte Prolaktinspiegel) werden dabei aber relativ selten angetroffen. Kürzlich berichtete Peters (1989) jedoch bei nonpuerperaler Mastitis eine echte
Hyperprolaktinämie mit Serumkonzentrationen zwischen
28–132 ng/ml bei 17 von 91 Patientinnen (18,8%). Bei 13 Frauen
konnte ein Mikroadenom der Hypophyse nachgewiesen werden
und bei 8 Patientinnen war gleichzeitig eine Galaktorrhö Grad II
festzustellen. Weitere 24 Patientinnen (26,4%) reagierten auf die
Entzündung mit Prolaktinspiegeln zwischen 15–72 ng/ml, hierbei
kam es jedoch am Ende der Behandlung zu einer Normalisierung.
54,9% der Patientinnen hatten zu keiner Zeit erhöhte Serumprolaktinspiegel. Es wird jedoch auch eine erhöhte hypophysäre Prolaktinreserve bzw. eine erhöhte Rezeptoraffinität des Brustdrüsengewebes gegenüber Prolaktin und Östrogenen diskutiert (Pohl et al.
1985).

Bei der Entstehung der nonpuerperalen Mastitis kann die bakterielle Besiedlung des Milchgangsystems die primäre oder die
sekundäre Ursache sein. Durch Anomalien der Brustwarze oder
Rhagaden wird die kanalikuläre Infektion begünstigt und eine primäre auf bakterieller Infektion basierende Mastitis ausgelöst (Pohl
et al. 1985). Dieser Mechanismus ist am ehesten bei der
eitrig-abszedierenden Mastitis anzunehmen, was seltener der Fall
ist (Bässler 1978). Häufiger ist eine sekundäre Keimbesiedlung bei

präexistenter Galaktorrhö oder Sekretstauung mit Milchgangektasie anzunehmen. Im Gegensatz zur puerperalen Mastitis, die meistens durch Staphylococcus aureus bedingt ist, findet sich bei der nonpuerperalen Mastitis ein breites Erregerspektrum (Pohl et al. 1985; Peters 1989); in erster Linie Anaerobier, Staphylokokken und Enterokokken (Pohl et al. 1985). Bei der chronisch-rezidivierenden Erkrankung spielen Staphylokokken keine Rolle, sondern es finden sich überwiegend Anaerobier und Enterobakterien. Möglicherweise ist auch die unterschiedliche Keimbesiedlung für den chronisch-rezidivierenden Verlauf verantwortlich.

## 1.2.3 Pathologie

Nach pathologischen Gesichtspunkten ist eine unspezifische Mastitis von einer spezifischen Mastitis zu unterscheiden. Nach Bässler (1978) können die unspezifischen Mastitiden folgendermaßen eingeteilt werden:

1. Akut eitrige abszedierende Mastitis.
2. Chronisch-eitrig-abszedierende Mastitis.
3. Chronisch-unspezifische Mastitis als Begleiterkrankung der Mastopathie oder eines Karzinoms.
4. Unspezifisch-granulomatöse Mastitis (alternativ als Plasmazellmastitis, Retentionssyndrom, „Mammary Ductectasia" oder „Secretory Disease" bezeichnet).

Als spezifische Ätiologie der nonpuerperalen Mastitis kommen Tuberkulose, Aktinomykose, Lues, Morbus Boeck, Lepra und Typhus in Frage (Bässler 1978). In neueren Publikationen sind solche Fälle aber nie beobachtet worden (Pohl et al. 1985; Pahnke et al. 1985; Peters et al. 1985).

## 1.2.4 Klinisches Bild

Klinisch zeigt sich eine lokale Rötung und Schwellung mit Schmerzen zum Teil mit entzündlicher Reaktion der axillären Lymphknoten. Die Haut über dem entzündeten Bezirk ist häufig ödematös

verändert und induriert, so daß sich das Bild einer Peau d'orange
zeigt und an ein inflammatorisches Mammakarzinom gedacht werden muß (Bässler 1978). Zur Abklärung muß gegebenenfalls eine
histologische Untersuchung herbeigeführt werden.

## 1.2.5 Diagnose und Differentialdiagnose

Neben dem klinischen Bild sollten zur weiteren Klärung Mammasonographie und Mammographie mit herangezogen werden.

*Laboruntersuchungen*

Leukozytose und erhöhte BSG. Sekret zur bakteriologischen Abklärung.

*Differentialdiagnose*

Von klinisch entscheidender Bedeutung ist die Abgrenzung der
nonpuerperalen Mastitis von dem inflammatorischen Mammakarzinom.

## 1.2.6 Prognose

Ein schwerwiegendes Problem der nonpuerperalen Mastitis ist das
Auftreten von Rezidiven. Dies kann einerseits chronisch-rezidivie-
rend in derselben Brust geschehen oder andererseits durch Neuauf-
treten von Entzündungen in derselben oder der kontralateralen
Brust. Mit einem Wiederauftreten der Entzündung kann in bis zu
einem Drittel der Fälle gerechnet werden. Deshalb muß im Einzelfall auch eine längere Therapie mit einem Prolaktinhemmer in
Betracht gezogen werden.

## 1.2.7 Therapie

Die Therapie der Wahl stellen bei akuter nonpuerperaler Mastitis
die *Dopaminagonisten* mit ihrer starken Prolaktinhemmung dar. Bei
systemischen Entzündungszeichen (axilläre Lymphknotenschwel-

lung, hohes Fieber) sollte auch ein *Antibiotikum* eingesetzt werden. Das gewählte Antibiotikum sollte Anaerobier, Staphylokokken und Enterobakterien erfassen.

Entscheidend bei der medikamentösen Therapie ist die möglichst frühzeitige Behandlung, um Abszedierungen zu vermeiden.


*Prolaktinhemmer*

Nach Möglichkeit sollte mit 3mal 1 Tbl. Pravidel oder Dopergin begonnen werden. Dabei ist darauf zu achten, daß eine klinisch relevante Hypotonie vermieden wird (z. B. mit Novadral, Ordinal oder Effortil). Nach etwa 3 Tagen kann die Dosis auf 2mal 1 Tbl. herabgesetzt werden. Insgesamt sollte die Therapiedauer etwa 14 Tage betragen, und danach sollte man mit dem Medikament „ausschleichen".

Bei chronisch-rezidivierender Mastitis sollte die Therapie mit einem Prolaktinhemmer in einer Dosierung von ½ bzw. 1 Tbl. täglich Pravidel oder Dopergin über ein halbes Jahr fortgesetzt werden. Spricht eine behandelte Mastitis nicht binnen weniger Tage auf die Therapie an, so muß ein inflammatorisches Mammakarzinom ausgeschlossen werden (Umbach et al. 1989).


*Antibiotika*

Als Antibiotika der 1. Wahl sind Erythromycin und Clindamycin zu betrachten.

1. Erythromycin 2 g tgl. (4mal 500 mg) oral für 10 Tage.
2. Clindamycin 2,4 g tgl. (4mal 600 mg) oral für 10 Tage.

Es hat sich als wesentlich effektiver erwiesen, die Antibiotikatherapie zunächst intravenös zu beginnen. Hierbei kann als Initialstoßbehandlung 750 mg Erythromycin bzw. 1200 mg Clindamycin i. v. gegeben werden.

Bei akuter und chronisch-rezidivierender Mastitis mit Abszedierung wird chirurgisch mit Inzision und Drainage behandelt. Je nach der Situation sollte mit einem Prolaktinhemmer oder kombiniert mit einem Antibiotikum (siehe oben) behandelt werden. Bei Fistelbildung muß nach Möglichkeit vor der Fistelexstirpation die entzündliche Reaktion des Gewebes zum Abklingen gebracht werden (Prolaktinhemmer ohne/mit Antibiotika), um günstige Voraussetzungen für den operativen Eingriff zu erreichen. Bei gleichzeitigem Vorliegen einer Mastopathie und bei ungenügendem Effekt der Prolaktinhemmerbehandlung und rezidivierendem Verlauf, kann die Kombination mit Winobanin (200–600 mg tgl.) sehr günstig wirken.

# 2 Nichtentzündliche Veränderungen

## 2.1 Mastodynie

### 2.1.1 Definition

Schmerzhafte bzw. berührungsempfindliche Mammae ohne oder mit palpatorisch feststellbaren Veränderungen der Brüste. Die Beschwerden können zyklisch aber auch konstant vorliegen. In der Literatur wird leider bei den Angaben über Therapieerfolge häufig keine genaue Abgrenzung zum Effekt auf die Mastopathie vorgenommen. Die zyklisch schmerzhaften Mammae gehören auch zu dem Bild des prämenstruellen Syndroms.

### 2.1.2 Ätiologie, Epidemiologie und Pathologie

Als Ursache für die Mastodynie werden Wasserretention, psychoneurotische Veränderungen, endokrine Störungen in Form des Hyperöstrogenismus, des Progesteronmangels und der latenten bzw. manifesten Hyperprolaktinämie angenommen. Hinzukommen Hypothesen von Störungen des ATP-Abbaus und der Prostaglandinsynthese (Schindler 1989b).

Die häufigste Form der Mastodynie ist das zyklusabhängige Beschwerdebild mit Schmerzen und Spannungszuständen, deren Höhepunkt typischerweise in den prämenstruellen Zeitraum fällt. Bei über 50% aller Frauen können solche Beschwerden auftreten.

**Tabelle 24.** Übersicht über verschiedene Formen der Mastodynie. (Modifiziert nach Peters 1986)

---

Zyklische oder zyklisch verstärkte Mastodynie

Nichtzyklische Mastodynie
- In Operationsnarben
- Traumatisch (Hämatom, Fettgewebsnekrose)
- Chronische Entzündung (Plasmazellmastitis)
- Mammakarzinom
- Mondor Syndrom
- Idiopathisch

Schmerzen, die von Thorax oder Brustwand ausgehen
- Tietze-Syndrom
- Herzschmerzen
- Pleuraschmerzen
- Interkostalneuralgie

---

**Tabelle 25.** Häufigkeit (%) verschiedener Formen der Mastodynie

|  | Wisbey et al. 1983 | Bischop et al. 1979 | Preece et al. 1976 |
|---|---|---|---|
| Zyklische Mastalgie | 67 | 53 | 40 |
| Nichtzyklische Mastalgie | 25 | 9 | 35 |
| Thorax oder Thoraxwand | 6 | 26 | 12 |

Eine Übersicht über die verschiedenen Formen der Mastodynie ist in Tabelle 24 wiedergegeben. Die Häufigkeit der verschiedenen Formen der Mastodynie ist in Tabelle 25 aufgezeigt.

## 2.1.3 Klinisches Bild und Diagnose

Bei typischer klinischer Situation finden sich prämenstruelle Schmerz- und Berührungsempfindlichkeit beider Mammae (2. Zyklushälfte). Dabei werden die Brüste als „voll" empfunden. Tastmäßig bestätigt sich der Eindruck. Vielfach lassen sich aber auch palpatorische Gewebsveränderungen (z. B. Knoten, Verdichtungen, Sekretion) feststellen.

Die Basis jeglicher Diagnostik ist neben einer genauen Anamnese eine sorgfältige klinische Untersuchung, die durch Mammasonographie, Mammographie und gegebenenfalls durch Punktion ergänzt werden sollte.

Eine gute Erfassungs- und Beurteilungsmöglichkeit ist durch das Führen eines Schmerzkalenders in Relation zum Menstruationsgeschehen gegeben (Junkermann 1989).

*Laboruntersuchungen*

Prolaktinbestimmung bzw. Prolaktinstimulationstest.

Fakultativ kommt eine Progesteronbestimmung in der Mitte der 2. Zyklushälfte in Frage.

Eine Schilddrüsenfehlfunktion ist auszuschließen.

## 2.1.4 Differentialdiagnose

Brustschmerzen können erste Hinweise auf ein Mammakarzinom sein. Deshalb muß bei neu aufgetretenen unilateralen Brustschmerzen ein Mammakarzinom ausgeschlossen werden. Bei lokalisierter Thrombophlebitis der Brust (Mondor-Syndrom) wird eine typisch strangförmig schmerzhafte Gewebsveränderung mit Hautfixation festgestellt. Beim Tietze-Syndrom liegt eine idiopathische entzündliche Schwellung des kostosternalen Bereichs vor, der durch die typische Lokalisation erkannt wird.

Traumabedingte Schmerzen lassen sich aus der Anamnese in Kombination mit den klinischen Befunden abgrenzen. Die chronische Mastitis geht mit retroareolären Duktektasien und chronischen entzündlichen Veränderungen einher.

## 2.1.5 Prognose

Mastodynie ohne morphologische Veränderungen der Mammae hat eine günstige Prognose, selbst wenn nur gering wirksame Medikamente Anwendung finden. Bei gleichzeitigem Vorliegen morphologischer Veränderungen kann die therapeutische Effektivität geringer sein oder es müssen eingreifende medikamentöse Therapieformen gewählt werden.

## 2.1.6 Therapie

Das therapeutische Spektrum der Mastodynie reicht von dem aufklärenden Gespräch über die Dignität des Beschwerdebilds mit zum Teil relativ hohem Effekt (psychosomatische Wirkung) über lokale Behandlung (kühlende Umschläge, progesteronenthaltendes Gel), Akupunktur, Pflanzenextrakte (Agnus Castus), Pflanzenöle (Nachtkerzenöl) bis zu den hormonellen Therapieformen (Gestagene, Danazol, Tamoxifen, Dopaminagonisten).

Grundsätzlich kann festgestellt werden, daß bei alleiniger Mastodynie ein erheblicher Plazeboeffekt gefunden wurde. Die verschiedenen bisher untersuchten Therapieformen umfassen Agnus castus und Pflanzenöle (Nachtkerzenöl), Gestagene, Dopaminagonisten und androgenwirkende Steroide (z. B. Danazol) und Antiöstrogene (z. B. Tamoxifen). Mit all diesen Maßnahmen sind hohe Erfolgraten bis über 80% erreicht worden.

*Pflanzenextrakte und -öle*

*Agnus castus*
Gregl (1986) hat darüber ein relativ umfangreiches Krankengut zusammengestellt (Tabelle 26). Dabei wurde durchschnittlich eine

**Tabelle 26.** Therapieergebnisse mit Mastodynon (3mal 20 Trpf. tgl.) bei Mastodynie vor der Menopause. (Nach Gregl 1986)

| Therapieresultat | Alter in Jahren | | | | |
|---|---|---|---|---|---|
| | -20 | 21–30 | 31–40 | 41–50 | Gesamt |
| Mißerfolg [%] | 28,6 | 22,2 | 20,0 | 19,8 | 20,6 |
| Deutliche Besserung [%] | 25,0 | 27,2 | 22,1 | 21,7 | 23,1 |
| Beschwerdefreiheit [%] | 46,4 | 50,6 | 57,9 | 58,5 | 56,3 |
| Anzahl der Patienten | 28 | 180 | 480 | 262 | 950 |
| Anteil der Altersgruppen [%] | 3 | 19 | 50,5 | 27,5 | 100 |

Gesamtverbesserung des klinischen Beschwerdebildes je nach Alter der Patientin vor der Menopause von bis zu 80% erreicht. Aber auch bei Frauen nach der Menopause wird ein Gesamteffekt bis zu 80% angegeben (Gregl 1986).

*Nachtkerzenöl*

Diese Therapieform hat vor allen Dingen in England Anwendung gefunden. Auf der Basis einer Fettsäurenmangelhypothese wird versucht, freie Fettsäuren der Nahrung zuzuführen. Hierfür ist Nachtkerzenöl die beste natürliche Quelle. Leichte bis mittelgradige Formen der Mastodynie scheinen darauf anzusprechen (Hughes et al. 1989).

*Gestagene*

Gestagene können lokal, oral und parenteral Anwendung finden. Für die lokale Anwendung steht ein progesteronenthaltendes Gel zur Verfügung (Progestogel). Klinische Verbesserungen bis zu 79% sind dabei beobachtet worden.

Bei der oralen Anwendung von Gestagenen sind 2 Vorgehensweisen möglich:

1. Zyklisch (10–12 Tage in der 2. Zyklushälfte oder bereits ab dem 10. Zyklustag bis zum 24./25. Zyklustag).
2. Kontinuierlich (hierbei ist die Dosis des Gestagens so zu wählen, daß es zum Sistieren der Menstruationsblutung kommt; d. h. komplette Ruhigstellung der Hypothalamus-Hypophysen-Ovar-Achse und damit Hemmung der Östrogensekretion durch die Ovarien aufgrund eines fehlenden Follikelwachstums).

Bei der zyklischen oralen Gestagenanwendung (5 mg Medroxyprogesteronacetat, z. B. Clinofem, oder 5 mg Medrogeston, z. B. Prothil) vom 15.–24. Zyklustag wurde eine Gesamtverbesserung der Mastodynie von 79% gefunden (v. Fournier et al. 1984). Ähnliche gute Ergebnisse hat Vorherr (1986) mit 10 mg Medroxyprogesteronacetat vom 15.–25. Zyklustag nach mindestens 3monatiger Behandlungsdauer berichtet. Andere Autoren haben gezeigt (Colin et al. 1978), daß 10 mg Lynestenol (Orgametril) vom 10.–24. Zyklustag zu einer signifikanten Verminderung der Mastodynie in 80% der Fälle führte.

Neueste Untersuchungsergebnisse von Bohnet u. Bertram (1989) machen deutlich, daß es gerade mit einer Gestagenanwendung ab dem 10. Zyklustag (z. B. 2mal 5 mg Medroxyprogesteronacetat) zu einer signifikanten Senkung der mittzyklischen Östrogensekretion kommt und damit zu einer wesentlichen Änderung des endogenen hormonalen Milieus, was unweigerlich auch zu klinischen Effekten führen muß. So empfiehlt van Bogaert (1986) vom 10.-25. Zyklustag 2mal 10 mg Medroxyprogesteronacetat anzuwenden. Es ist denkbar, daß eventuell 19-Nortestosteronpräparate wegen ihrer partiellen Androgenkomponente an der Brust günstigere Wirkung entfalten als gleich hochdosierte 17-$\alpha$-Hydroxyprogesteronderivate.

*Dopaminagonisten (Prolaktinhemmer)*

Es ist naheliegend, Dopaminagonisten aufgrund der Befunde über basale und stimulierte Prolaktinspiegel bei gutartigen Brustveränderungen anzuwenden (Peters et al. 1987). Dafür kommen in der Bundesrepublik 2 Präparate in Frage:

1. Bromocriptin (Pravidel).
2. Lisurid (Dopergin).

Beide Substanzen können entweder zyklisch ab dem 14. Tag bis zum Einsetzen der Periode Anwendung finden oder kontinuierlich verabreicht werden. Dabei ist es günstig, mit niedriger Dosierung (½ Tbl. abends) zu beginnen und danach um jeweils eine ½ Tbl. pro Tag zu steigern und durchschnittlich 2 Tbl. pro Tag anzuwenden.

Von manchen Autoren ist auch eine Dosis von 3 Tbl. pro Tag eingesetzt worden. Dabei konnte bei 120 Frauen mit Mastodynie eine Erfolgsquote von bis zu 89% erreicht werden (Dogliotti et al. 1983). Der klinische Effekt ist signifikant korreliert mit dem basalen Prolaktinspiegel und der stimulierten Prolaktinausschüttung (Kumar et al. 1985). Dies geht auch aus den Ergebnissen von Peters u. Breckwoldt (1985) hervor. Verständlich werden diese Resultate, wenn man die endokrinen Effekte einer Prolaktinhemmerbehandlung betrachtet. So konnte Tolino (1986) bei der Anwendung von Bromocriptin 5 mg tgl. vom 5.-25. Zyklustag für 3 Monate feststellen, daß vor Behandlung der Plasmaprolaktinspiegel normal und die Plasmaprogesteronkonzentrationen vermindert waren. Unter Therapie kam es zu einer Senkung der Prolaktinkonzentrationen sowie zu einer Erhöhung des Progesterons. Er fand dabei eine Wirkung auf die Mastodynie in allen behandelten Fällen.

Aus einer Zusammensetzung von Dogliotti et al. (1983) geht hervor, daß bei 86% von 1118 Patientinnen Brustschmerzen und Brustspannungen durch eine Behandlung mit 5–7,5 mg Bromocriptin tgl. über 3 Monate komplett oder teilweise behoben werden konnten. Bei den Nebenwirkungen spielen gastrointestinale Probleme und Blutdrucksenkung eine Rolle. Dies kann durch die einschleichende Therapieform und durch die Einnahme mit Nahrung reduziert werden.

*Danazol (Winobanin)*

Als Steroid mit partieller Androgenwirkung hat Danazol ein weites Wirkungsspektrum. Dazu gehören:

1.  Zentral hemmende Wirkung an Hypothalamus/Hypophyse.
2.  Senkung der Plasmaprolaktinspiegel und Normalisierung der induzierten Prolaktinausschüttung.
3.  Indirekt durch verminderte Gonadotropinstimulation der Ovarien mit Abfall der Östradiolsekretion der Ovarien; Dosisabhängigkeit dieses Effekts.
4.  Direkte Hemmung der Steroidbiosynthese im Ovar.
5.  Beeinflussung der Östrogen- und Androgenrezeptoren.
6.  Veränderungen des Sexualhormonbindungsproteins (SHBG) und der Östrogenbindungsstellen.
7.  Progestagene Wirkung durch Induktion von Progesteronrezeptoren.
8.  Androgene Wirkung durch Verdrängung des Testosterons von SHBG, Senkung von SHBG, Erhöhung des freien Testosterons und der Affinität zum Androgenrezeptor und damit eigene partielle Androgenwirkung an der Zelle.

Es ist aufgrund der multifaktoriellen Wirkungsmechanismen (Schindler u. Schindler 1989) verständlich, daß mit Danazol eine erfolgreiche Behandlung der Mastodynie erreicht wird. Im Gegensatz zu der Behandlung von mastopathischen Veränderungen kann erwartet werden, daß ein zufriedenstellender klinischer Effekt mit niedrigerer Dosierung erreichbar ist. Dies wurde eindeutig durch eine prospektive plazebokontrollierte Studie gezeigt, in der mit 200 mg Danazol tgl. ein hochsignifikantes und ziemlich gleichmäßiges Ansprechen der Mastodynie erreicht wurde (Döberl et al. 1984). Ähnliche Ergebnisse sind von Peters et al. (1980) mitgeteilt worden. Als weniger effektiv erwies sich die Gabe von 100 mg Danazol tgl. Aber auch eine solche Dosierung ist als effektive Behandlungsform vorgeschlagen worden (Blichert-Toft u. Watt-Boolsen 1984). Eine Gesamtverbesserung von 83% wurde durch die Behandlung mit 100 mg Danazol an jedem 2. Tag erreicht. Erst kürzlich wurde vorgeschlagen, bei Wiederauftreten von Mastodynie nach bereits durchgeführter erfolgreicher Therapie für 2 Monate 100 mg Danazol tgl. zu verabreichen, um dann eine zyklische Behandlungsform mit 100 mg tgl. vom 14.–28. Zyklustag durchzuführen. Neben hoher Effektivität wurde die geringe Nebenwirkungsrate und das Anhalten der Beschwerdefreiheit auch nach Absetzen der Therapie hervorgehoben (Maddox u. Harrison 1988). Es gilt jedoch der Grundsatz, daß es zu einer höheren Rezidivrate und zu einem früheren Rezidiv kommt, je geringer die Behandlungsdosis von Danazol ist (Döberl et al. 1984).

*Antiöstrogene (Tamoxifen)*

Es gibt nur einige Studien, die Tamoxifen zur Behandlung der Mastodynie verwendet haben (Fentinam et al. 1986; v. Fournier et al. 1984). Dabei wurden Dosen von 10–20 mg tgl. eingesetzt. Bei einer plazebokontrollierten Untersuchung (Fentinam et al. 1986) konnte eine Beseitigung der Brustschmerzen in 71% der Fälle mit 20 mg Tamoxifen tgl. erreicht werden. Bei der Plazebogruppe lag die Wirkung bei 38% (Fentinam et al. 1986). Zyklische und nicht-zyklische Beschwerden sprechen in gleicher Weise an. Die häufigsten Nebenwirkungen waren Hitzewallungen, vaginaler Fluor und Blutungsstörungen.

## 2.1.7 Vergleichende Untersuchungen

Es existieren 3 Berichte über vergleichende Untersuchungen zur
Effektivität der medikamentösen Therapie der Mastodynie mit
etwas unterschiedlichen Angaben bei differierender Dosierung. Die
Daten sind in Tabelle 27 zusammengefaßt.

Es ist auch vorstellbar, daß sich durch eine Kombination der
aufgeführten Medikamentengruppen im Einzelfall ein weit besserer
Behandlungseffekt erzielen läßt. Dabei kann die Dosis der Einzel-
komponente reduziert und damit die mit der einzelnen Substanz
verbundenen Nebenwirkungen herabgesetzt werden. Somit ist bei
Patientinnen, die sich in der Praxis mit dem Beschwerdebild der
zyklischen oder der kontinuierlichen Mastodynie vorstellen, neben
einer genauen Anamneseerhebung eine gründliche klinische Untersuchung durchzuführen. Dabei ist festzustellen, ob zusätzlich auch
noch morphologische Veränderungen der Mamma vorliegen. Dies
muß mit der klinischen Untersuchung der Brüste, der Mammographie, ergänzt durch die Mammasonographie, erfolgen und kann im
Einzelfall weiter durch gezielte Hormonanalysen (z. B. Prolaktin)
eruiert werden. Ist damit die Diagnose Mastodynie gesichert, sollte
die Therapie mit einer individuellen Dosierung durchgeführt werden. Bei geringer klinischer Symptomatik oder je nach Bild der vorliegenden Kontraindikation für besserwirkende oder gegebenenfalls nebenwirkungsreichere Medikamente kann für einen gut
sitzenden Büstenhalter gesorgt werden und Agnus castus bzw. Pro-

**Tabelle 27.** Vergleichende Untersuchungen zur hormonalen Therapie der
Mastodynie

| Art der Therapie | Peters et al. 1983 | Maddox et al. 1988 | Goebel et al. 1989 |
|---|---|---|---|
| Gestagene | Lynestrenol 10 mg/die 83% | Kein Effekt | Norethisteronacetat 10 mg/die 82% |
| Bromocriptin | 5 mg/die 85% | 5 mg/die 47% | 2,5 mg/die 63% |
| Danazol | 600 mg/die 88% | 200 mg/die 70% | 200–600 mg/die 88% |
| Plazebo | 33% | 19% | – |

gestogel Anwendung finden. Danach kommt eine Gestagenbehandlung in Betracht und bei Kontrazeptionswunsch kann ein gestagenbetontes hormonales Kontrazeptivum zum gewünschten Therapieziel führen. Bei Kinderwunsch empfiehlt es sich, Dopaminagonisten je nach klinischer Verträglichkeit und Wirkung zu verwenden. Für schwere Formen kommen Danazol und gegebenenfalls Tamoxifen in Frage.

## 2.2 Fibrozystische Mastopathie

### 2.2.1 Definition

Klinische und morphologisch faßbare Veränderungen, die folgende Strukturen der Brust umfassen können: Duktales und lobuläres System, periduktales und perilobuläres Bindegewebe.

Dies kann ohne oder mit Beschwerden (Mastodynie) einhergehen. Die Veränderungen können ein- oder beidseitig sein.

### 2.2.2 Ätiologie und Epidemiologie

Die häufigsten gutartigen Veränderungen sind unter dem Begriff „fibrozystische Mastopathie" zusammengefaßt. Sie finden sich klinisch bei über 50% der Frauen. Die Beidseitigkeit liegt bei über 40%. Die Ausprägung ist in beiden Brüsten meist unterschiedlich. Eine Neuerkrankungsrate von 89,4/100000 Frauen/Jahr wurde berechnet. Dabei steigt die Inzidenz bis zum 45. Lebensjahr an, danach fällt sie relativ rasch ab. Dies unterscheidet sich von der altersbezogenen Inzidenz des Mammakarzinoms (Schindler 1989a).

Die Entwicklung gutartiger Brustveränderungen ist durch 2 wesentliche Mechanismen beeinflußt:

1. Hormonale Fehlsteuerungen.
2. Störungen der Gewebsreaktion auf Wachstums- und Differenzierungsfaktoren (z. B. Rezeptorbildung).

Die möglichen Faktoren der endokrinen Fehlsteuerung sind in Tabelle 28 zusammengefaßt.

**Tabelle 28.** Möglichkeiten der endokrinen Fehlsteuerung bei gutartigen Brusterkrankungen

1. Östrogenstimulus
   a) Erhöhte Gesamtkonzentration
   b) Erhöhter Anteil freier Östrogene
      (durch Senkung der Konzentration und/oder Verminderung der Bindungskapazität von SHBG)
2. Progesteronmangel
3. Prolaktinstimulus
4. Schilddrüsenhormonmangel
5. Androgene

**Tabelle 29.** Faktoren, die die Häufigkeit gutartiger Brusterkrankungen beeinflussen

| Faktoren | Häufiger | Seltener |
| --- | --- | --- |
| Multiparität | − | + |
| Lange Stillzeiten | − | + |
| Hormonale Kontrazeption | − | + |
| Gestagenlangzeittherapie | − | + |
| Hoher soziökonomischer Status | + | − |
| Unverheiratet | + | − |
| Nulliparität | + | − |
| Östrogenlangzeittherapie | + | − |

**Tabelle 30.** Risiko der Mammakarzinomentwicklung je nach Grad der mastopathischen Veränderungen. (Nach Kodlin et al. 1977)

| Grad der mastopath. Veränderungen | Zahl der Patientinnen | Relatives Risiko der Mammakarzinomentwicklung |
| --- | --- | --- |
| 1–2 | 2092 | 2,3 |
| 3 | 262 | 2,4 |
| 4 | 49 | 6,0 |
| 5 | 8 | 16,7 |
| (Ca. in situ) | | |

**Tabelle 31.** Fibrozystische Mastopathie und Epithelproliferation: Häufigkeit und Brustkrebsrisiko

| Fibrozystische Mastopathie | Nach Vorherr (1986) | | Nach Dupont u. Page (1985) Brustkrebsrisiko |
| --- | --- | --- | --- |
| | Häufigkeit [%] | Brustkrebsrisiko | |
| – Alle Formen (mit und ohne Epithelproliferation) | – | 2–3 | 1,5 |
| – Keine Epithelproliferation | 70 | 0–2 | 0,89 |
| – Mit Epithelproliferation | 20 | 2–4 | 1,9 |
| – Atypische intraduktale Epithelproliferation | 10 | 5 | 5,3 |
| – Atypische Epithelproliferation mit Familienanamnese | – | 11 | 8,4 |
| – Zysten ohne Familienanamnese | – | – | 1,0 |
| – Zysten mit Familienanamnese | – | – | 2,7 |

Aus epidemiologischen Studien sind einige Faktoren bekannt, die hemmend oder fördernd auf die Häufigkeit gutartiger Brusterkrankungen wirken können. Diese sind in Tabelle 29 aufgeführt. Die Bedeutung gutartiger Brusterkrankungen wird dadurch unterstrichen, daß je nach histologischer Ausprägung eine Risikoerhöhung für die Entwicklung eines Mammakarzinoms einhergeht (Tabelle 30 und 31).

## 2.2.3 Pathologie

Es gibt eine Vielzahl gutartiger Tumoren der Brust. Bei der Entwicklung fibrozystischer Brusterkrankungen ist das duktale und lobuläre Gangsystem sowie das periduktale und perilobuläre Bindegewebe beteiligt. Dabei können morphologisch progressive und regressive Veränderungen unterschieden werden, die noch mit Epithelproliferationen kombiniert sein können (in über 30% der Fälle) (Schindler 1989a).

## 2.2.4 Klinisches Bild

Tastmäßig diffus oder umschrieben knotige Veränderungen in unterschiedlicher Ausprägung ohne oder mit Druckempfindlichkeit in einem Teil oder der gesamten Brust sowie einseitig und beidseitig. Dabei finden sich gewöhnlicherweise keine vergrößerten Lymphknoten in der Axillarregion. Die Abgrenzung zur Bösartigkeit hin ist schwierig.

## 2.2.5 Diagnose und Differentialdiagnose

Neben dem Tastbefund kann eine weitere Klärung der Situation durch Mammographie und Mammasonographie erreicht werden. Hierbei läßt sich besonders gut durch Sonographie die Zyste von einer soliden knotigen Resistenz differenzieren. Der differenzierte Einsatz von Mammographie und Mammasonographie ist an anderer Stelle ausführlich beschrieben (Friedrich 1989; Hackelöer et al. 1989).

*Laboruntersuchungen*

Prolaktinbestimmung, gegebenenfalls Prolaktinstimulationstest (Metoclopramidtest).
Ausschluß einer Schilddrüsenfehlfunktion.

*Differentialdiagnose*

Entscheidend ist die Abgrenzung der fibrozystischen Mastopathie von dem Malignom. Hier ist es notwendig, alle zuvor beschriebenen diagnostischen Methoden einzusetzen (Klinik, Mammographie, Mammasonographie, gegebenenfalls Punktion mit Zytologie). Eine definitive Differenzierung kann durch die Exstirpation und histologische Klärung erreicht werden.

## 2.2.6 Prognose

Da die fibrozystische Mastopathie ein hormonabhängiger Prozeß
ist, ist bei vorhandenem Östrogeneinfluß eine Progression zu erwarten. Lediglich bei sistierender Ovarialfunktion (Menopause bzw.
prämature Menopause oder Exstirpation der Ovarien ohne Substitution) kann es zu einem Rückgang der Veränderungen kommen.
Die proliferative Mastopathie ist in Abhängigkeit von Proliferation
und Atypien ein Risikofaktor für die Entstehung eines Mammakarzinoms (Tabelle 30 und 31).


## 2.2.7 Therapie

Für die Behandlung der fibrozystischen Mastopathie kommen
grundsätzlich auch die bei der Mastodynie besprochenen medikamentösen Therapieformen in Frage (s. 2.1.6). Es ist aber naheliegend, daß wirkungsstärkere Therapieformen notwendig werden,
um bei morphologischen Veränderungen therapeutische Effekte zu
erreichen. Sicher kann auch bei der fibrozystischen Mastopathie
eine begleitende Mastodynie mit den vorher aufgeführten Therapiemodalitäten erfolgreich behandelt werden. Bei den nachfolgenden Therapieausführungen geht es jedoch darum, daß bei der
fibrozystischen Mastopathie morphologische Veränderungen zur
Rückbildung gebracht werden.


*Gestagene*

Die Anwendungsmodalitäten der Gestagene wurden bereits im
Abschnitt Mastodynie aufgeführt. Die zyklische Anwendung hat
auf die morphologische Veränderung nur einen geringen Effekt.
Dabei muß schon eine Behandlung ab dem 10. Zyklustag zur
Anwendung kommen. Bei schwergradiger fibrozystischer Mastopathie haben v. Fournier et al. (1984) eine Gesamtverbesserung bis zu
etwa 75% gefunden.

Es gilt als gesichert, daß eine orale, höherdosierte Gestagenbehandlung mit z. B. 100 mg Medroxyprogesteronacetat tgl. oder mit
Medrogeston (Prothil) eine vorher bestehende Mastopathie signifi-

kant verbessern kann (v. Fournier et al. 1981). Eigene unveröffentlichte Erfahrungen zeigen, daß dies auch durch parenterale Anwendung von Gestagenen (z. B. Depot-Clinovir, Androcur-Depot) erreicht wird, wobei der zeitliche Abstand der parenteralen Applikation so gewählt werden muß, daß es bei prämenopausalen Patientinnen zu einer Amenorrhö kommt. Je jünger jedoch die Patientin ist, um so schwieriger ist es, mit den Depot-Präparaten eine genügende Suppression der endogenen Östrogensekretion zu erreichen. Deshalb gelingt es manchmal selbst mit Depotpräparatinjektionen in Abständen von 4 Wochen nicht, diese Östrogensuppression zu bewerkstelligen.

### Östrogen-Gestagenkombination

Es liegen große klinische Erfahrungen vor, die dafür sprechen, daß die verwendeten hormonalen Kombinationskontrazeptiva der 60er und 70er Jahre zu einem Rückgang der Mastopathie geführt haben. Dabei konnte die Wirkungsabhängigkeit vom Gestagengehalt der Pillen deutlich gemacht werden (Wingrave 1982). Weiterhin konnte gezeigt werden, daß das Risiko bezüglich einer fibrozystischen Mastopathie mit der Dauer der Pilleneinnahme abnahm. Bei Einnahme von mehr als 2 Jahren kam es zu einer Senkung um 25% und bei Einnahme von mehr als 8 Jahren bis zu 80% (Wang u. Fentinam 1985).

### Dopaminagonisten (Prolaktinhemmer)

Umfangreiche Daten liegen für die Behandlung der fibrozystischen Mastopathie mit Pravidel vor (Dogliotti et al. 1986). Es konnte gezeigt werden, daß mit Pravidel auch morphologische Veränderungen zur Rückbildung gebracht werden können. Eine Behandlung mit bis zu 7,5 mg Pravidel tgl. über 9 Monate führte in 67% der Fälle zur kompletten oder teilweisen Rückbildung von knotigen Brustveränderungen. Sonographisch konnte bei 287 Patientinnen eine Verminderung der pathologischen Bruststrukturen um durchschnittlich 25% festgestellt werden (Dogliotti et al. 1986).

*Antiöstrogene (Tamoxifen)*

Die bisher mitgeteilten Behandlungserfolge sind gering. Bei Behandlung mit 10 mg Tamoxifen tgl. vom 5. bis 25. Zyklustag erzielten von Fournier et al. (1987) bei schwerer Mastopathie eine Gesamtverbesserung von 86%.

*Danazol (Winobanin)*

Danazol scheint zur Zeit die effektivste Substanz für die medikamentöse Behandlung von fibrozystischen Mastopathien zu sein. Dies beruht auf einer multifaktoriellen Wirkungspalette (Schindler u. Schindler 1989). Zahlreiche klinische Erfahrungsberichte liegen über Danazol seit 1971 vor. Es konnte gezeigt werden, daß die Wirkung dosisabhängig ist (Mansel et al. 1982) und daß ein eindeutiger Wirkungseffekt gegenüber Plazebo besteht. Eigene Untersuchungen bei ausgeprägter Mastopathie ergaben bei durchschnittlicher Behandlungsdauer von 3 Monaten mit einer Dosisbreite von 200–600 mg Winobanin tgl. einen kompletten Behandlungseffekt von 43% und eine Verbesserung ebenfalls von fast 43% (Schindler 1988). Dabei konnten nach Winobaninbehandlung sonographische

**Tabelle 32.** Behandlungsergebnisse bei fibrozystischer Mastopathie mit Danazol

| Referenz | Jahr | Zahl der Patientinnen | Danazoldosis [mg/Tag] | Dauer der Therapie (Monate) | Rückbildung der Brustveränderung [%] |
|---|---|---|---|---|---|
| Greenblatt et al. | 1971 | 10 | 400 | 2–4 | 61–99 |
| Lauersen u. Wilson | 1976 | 40 | 400 | 6 | 100 |
| Blackmore | 1977 | 260 | 200–400 | 2–6 | 61–99 |
| Brookshaw | 1979 | 514 | 50–400 | 4–6 | 60–83 |
| Humphrey u. Estes | 1979 | 47 | 100–400 | 3–6 | 80–100 |
| Greenblatt et al. | 1980 | 167 | 100–400 | 3–6 | 54–90 |
| Goebel | 1984 | 74 | 200–400 | 4–6 | 66–88 |
| von Fournier et al. | 1987 | 98 | 200 | 6 | 64 |
| Navarro u. Frauendorff | 1988 | 30 | 100–200 | 3 | 90 |

**Tabelle 33.** Unterschiede bei niedrig- und hochdosierter Danazoltherapie

| Faktoren | Dosierung | |
|---|---|---|
| | Niedrig:<br>≤ 400 mg/die | Höher:<br>≥ 600 mg/die |
| Kontrazeption | Nein | Ja |
| Blutungsstörungen | Ja | Meist Amenorrhö |
| Nebenwirkungen<br>(Gewicht, Androgenisierungs-<br>erscheinungen, Stoffwechsel-<br>veränderungen) | Gering | Stärker |

Veränderungen festgestellt werden. Von anderer Seite wurde gezeigt, daß fibrozystische Mastopathien mit Danazol sehr effektiv behandelt werden können. Es kam unter Behandlung zur statistisch signifikanten Verminderung der Zysten und innerhalb von 2½ Jahren nach der Behandlung traten nur bei 9 von 109 Patientinnen die Zysten wieder auf (Döberl et al. 1984). Diese Langzeiteffekte sind auch von anderen Untersuchern gefunden worden (Hinton et al. 1988). Weitere Ergebnisse mit der Danazoltherapie sind in Tabelle 32 zusammengefaßt. Bei der Behandlung müssen die in Tabelle 33 zusammengestellten Punkte beachtet werden.

# Literatur

Bässler R (1978) Pathologie der Brustdrüse. In: Doerr W, Seifert S, Uehlinger E (Hrsg) Spezielle pathologische Anatomie, Bd 11. Springer, Berlin Heidelberg New York

Bässler R, Kind M (1989) Pathologie, Systematik und Klassifizierung gutartiger Brusterkrankungen. Gynäkologe 22: 216–225

Bishop HM, Blamey RW (1979) A suggested classification of breast pain. Postgrad Med J 55 [Suppl 5]: 59–60

Blackmore WP (1977) Danazol in the treatment of benign breast disease. J Int Med Res [Suppl 3] 5: 101–108

Blichert-Toft M, Watt-Boolsen S (1984) Clinical approach to women with severe mastalgia and the therapeutic possibilities. Acta Obstet Gynecol Scand [Suppl] 123: 185–188

Bogaert L-J van (1986) Mastodynie et malidie fibrokystigue du sein. J Gynecol Obstet Biol Reprod (Paris) 15: 805–811

Bohnet HG, Bertram M (1989) Die perioperativen Hormonspiegel bei prämenopausalen Patientinnen mit gutartigen Veränderungen und ihre Beeinflußbarkeit durch verschiedene Hormontherapien. Gynäkologe 22: 255–261

Brookshaw JD (1979) Danazol treatment of benign breast disease: a survey of USA multi-center-studies. Postgrad Med J [Suppl 5] 55: 52–58

Colin C, Gaspard U, Lambotte R (1978) Relationship of mastodynia with its endocrine environment and treatment in a double blind trial with lynestrenol. Arch Gynecol 225: 7–15

Dogliotti L, Mussa A, Sandrucci S (1983) Prolactin and benign breast disease with special emphasis to bromocriptin therapy. In: Angeli A, Bradlow HL, Dogliotti L (eds) Benign breast disease. Ravens, New York, pp 273–284

Dogliotti L, Orlandi F, Forta M (1986) Bromocriptine treatment of fibrocystic breast disease. A survey. In: Dogliotti L, Mansel RE (eds) Fibrocystic breast disease. Cantor, Aulendorf, pp 46–53

Döberl A, Tobiassen R, Rasmussen TH (1984) Treatment of recurrent cyclical mastodynia in patients with fibrocystic breast disease. Acta Obstet Gynecol [Suppl] 123: 177–184

Dupont WD, Page DL (1985) Risk factors for breast cancer in women with proliferative breast disease. N Engl J Med 312: 146–151

Fentinam IS, Calefi M, Brame K, Chandary MA, Hayword JL (1986) Double-blind controlled trial of tamoxifen therapy for mastalgia. Lancet I: 287–288

Fournier D von, Kubli F, Bauer M, Weber E (1981) Hochdosierte Gestagen-Langzeittherapie beim Korpus-Karzinom, Einfluß auf Überlebenszeit. Geburtshilfe Frauenheilkd 41: 266–269

Fournier D von, Kubli F, Junkermann H, Bauer M, Legler U, Aribin B, Müller A (1984) Medikamentöse und operative Therapie der Mastopathie in Abhängigkeit vom Entartungsrisiko. Frauenarzt 4: 27–39

Fournier D von, Junkermann H, Weber E (1987) Prospective studies of danazol, tamoxifen, progestogen and other hormones in benign breast diseases. Part II: Diagnosis and treatment. In: Wood C (ed) Benign breast disease: Is it worse treating? Royal Society Medicine, London (Medical Science Round table series No 6, pp 74–83)

Friedrich M (1989) Mammographisches Bild gutartiger Brusterkrankungen. Gynäkologe 22: 230–237

Goebel R (1984) Results of a clinical evaluation of danazol in benign breast disease compared with local treatment, gestagens and bromocriptine. In: Baum M, George WD, Hughes LE (eds) Benign breast disease. Royal Society of Medicine, London (International Congress and Symposium Series No 76, pp 115–120)

Goebel R, Junkermann H, Fournier D von (1989) Danazoltherapie bei gutartigen Brusterkrankungen. Gynäkologe 22: 262–270

Greenblatt RB, Dmowski WP, Mahesh VB, Scholer HFL (1971) Clinical studies with an antigonadotropin danazol. Fertil Steril 22: 102–112

Greenblatt RB, Nezhat C, Ben-Nun J (1980) The treatment of benign breast disease with danazol. Fertil Steril 34: 242–245

Gregl A (1986) Klinik und Therapie der Mastopathie. In: Gregl A, Bässler R, Sponer J (Hrsg) Pathomorphologie, Endokrinologie, Klinik und Therapie der Mastopathie. Informed, Gräfelfing (Medizin Aktuell: Brusterkrankungen, S 30–38)

Hackelöer EJ, Dudar V, Lauth G (1989) Möglichkeiten der Ultraschalldiagnostik. Gynäkologe 22: 238–241

Hinton CP, Dowle C, Licker A, Roebuck EJ, Blamey RW (1988) Modification of the national history of cystic disease of the breasts by a short course of danazol: evidence from a controlled trial. Br J Clin Pract [Suppl 4] 56: 56–57

Hughes LE, Mansel RE, Webster DJT (1989) Benign disorders and diseases of the breast. Baillière Tindall, London

Humphrey LJ, Estes NC (1979) Aspects of fibrocystic disease of the breast. Treatment with danazol. Postgrad Med J [Suppl 5] 55: 48–52

Junkermann H (1989) Diagnostik gutartiger Brusterkrankungen. Klinik. Gynäkologe 22: 216–225

Kodlin D, Winger EE, Morgenstein NL, Chen V (1977) Chronic mastopathy and breast cancer. Cancer 39: 2603–2607

Kumar S, Manod RE, Hughes LE, Edwards CA, Scanlon MF (1985) Prediction of response to endocrine therapy in pronounced cyclical mastalgia using dynamic tests of prolactin release. Clin Endocrinol 23: 699–704

Lauersen NH, Wilson KH (1976) The effect of danazol in the treatment of chronic mastitis. Obstet Gynecol 48: 93–98

Maddox R, Harrison BJH, Mansel R (1988) Low dose danazol for mastalgia. Br J Clin Pract [Suppl] 42: 21

Mansel RE, Wisbey JR, Hughes LE (1982) Controlled trial of the anti-gonadotropin danazol in painful nodular benign breast disease. Lancet I: 928–931

Navarro NS, Frauendorf RA (1988) Danazol for fibrocystic disease of the breast among Filipinos. Southeast Asian J Surg 11: 17–21

Pahnke VG, Kitschke HJ, Bernauer M, Koll R (1985) Mastitis non-puerperalis – eine Erkrankung mit zunehmender Relevanz? Geburtshilfe Frauenheilkd 45: 25–35

Peters F (1986) Prolaktin und Erkrankung der Brust. Urban & Schwarzenberg, München

Peters F (1989) Die non-puerperale Mastitis. In: Künzel W, Kirschbaum M (Hrsg) Gießener Gynäkologische Fortbildung 1989. Springer, Berlin Heidelberg New York Tokyo, S 247–255

Peters F, Breckwoldt M (1985) Serum-Prolaktinspiegel bei Patientinnen mit Mastopathie. Klinische Bedeutung. Verh Dtsch Ges Pathol 69: 401–404

Peters F, Reck G, Zimmermann G, Breckwoldt M (1980) The effect of danazol on the ptuitary function, thyroid function and mastodynia. Arch Gynecol 230: 3-8

Peters F, Pickart CR, Breckwoldt M (1983) Hormonal status of women with benign cystic breast disease: Clinical applications. In: Angeli A, Bradlow H, Dogliotti L (eds) Endocrinology of cystic breast disease. Raven, New York, pp 113-122

Peters F, Geisthövel F, Schulze-Tollert J, Pfleiderer A, Breckwoldt M (1985) Die non-puerperale Mastitis - Ätiologie, Klinik und Therapie. Dtsch Med Wochenschr 110: 97-104

Peters F, Geisthövel F, Breckwoldt M (1987) Treatment of benign breast diseases by dopamine agonists. In: Genazzani AR, Volpe A, Facchinetti F (Hrsg) Gynecological endocrinology. Parthenon, Lancaster, pp 275-283

Pohl C, Decker K, Schindler AE (1985) Mastitis nonpuerperalis. Geburtshilfe Frauenheilkd 45: 302-307

Preece PE, Hughes LE, Mansel RE, Baum M, Botton PM, Gravelle IH (1976) Clinical syndroms of mastalgia. Lancet II: 670-673

Schindler AE (1988) Danazol for the treatment of benign breast disease. In: Melis GB, Fournier D von (eds) Beyond symptomatic relief: danazol in recurring feminine disorders. Parthenon, Lancaster, pp 41-51

Schindler AE (1989a) Ätiologie und Epidemiologie gutartiger Brusterkrankungen. Gynäkologe 22: 212-215

Schindler AE (1989b) Therapiemöglichkeiten der Mastodynie und Mastopathie. Spekulum 7: 20-24

Schindler AE, Schindler E-M (1989) Wirkungsmechanismen von Danazol, eigene klinische Erfahrungen und Richtlinien für die Behandlung gutartiger Brusterkrankungen. Gynäkologe 22: 271-273

Scholefield AT, Duncan JL, Rogers K (1987) Review of a hospital experience of breast abscesses. Br J Surg 74: 461-470

Tolino A (1986) Benign breast disease and bromocriptin. G Ital Senolog 7: 17-22

Umbach G, Mosny D, Bender HG (1989) Nonpuerperale Mastitis. Fortschr Med 107: 65-66

Vorherr H (1986) Fibrocystic breast disease: pathophysiology, pathomorphology, clinical picture and management. Am J Obstet Gynecol 154: 161-179

Wang DY, Fentinam IS (1985) Epidemiology and endocrinology of benign breast disease. Breast Cancer Res Treat 6: 5-36

Wingrave SJ (1982) Progestogen effects and their relationship to lipoprotein changes. A report on the oral contraception study of the Royal College of General Practitioners. Acta Obstet Gynecol Scand [Suppl] 105: 33-36

Wisbey JR, Kumar S, Mansel RE, Preece PE, Pye JK, Hughes LE (1983) Natural history of breast pain. Lancet II: 672-674

# Chemo- und Hormontherapie maligner Erkrankungen

*R. Kreienberg*

## 1 Chemotherapie

### 1.1 Definition

Der Name Zytostatika wurde 1947 von Heilmeyer geprägt und dem Begriff der Bakteriostatika gegenübergestellt. Mit diesem Begriff wird jedoch der Wirkungsmechanismus der antineoplastischen Chemotherapie nur ungenügend definiert. Zytostase und Bakteriostase führen nur durch kombinierte Wirkungen des Chemotherapeutikums mit spezifischer und unspezifischer Reaktion des Wirtsorganismus zur Heilung. Der kanzerozide Effekt der Zytostatika bleibt dabei unberücksichtigt. Der Begriff „antineoplastische Chemotherapeutika" subsummiert dagegen alle Substanzen, die ausreichend dosiert in der Lage sind, das Wachstum maligner Zellen zu hemmen. Die Einteilung antineoplastischer Substanzen geschieht zum einen nach der Herkunft, zum anderen nach der chemischen Struktur und darüber hinaus nach den bekannten oder angenommenen molekularbiologischen Wirkungsmechanismen oder nach ihrem Angriffspunkt innerhalb des Mitosezyklus (Gross u. Schmidt 1985; Kreienberg u. Melchert 1988; Melchert 1988).

### 1.2 Verschiedene Zytostatika

1946 konnte gezeigt werden, daß maligne Tumoren des Menschen mit Stickstofflost beeinflußbar sind. Seit dieser Zeit sind unzählige Substanzen auf ihre zytostatische Wirkung hin überprüft worden, und es gibt heute eine erhebliche Anzahl von Präparaten, die bei verschiedenen malignen Erkrankungen eingesetzt werden können. Zur Zeit werden folgende Zytostatikaklassen unterschieden:

- alkylierende Substanzen,
- Antimetabolite,
- Antibiotika,
- Pflanzenalkoloide oder Spindelgifte,
- andere Substanzen.

Eine Übersicht über die Zuordnung der einzelnen Wirkungssubstanzen zu den genannten Gruppen gibt Abschn. 12.

## 1.3 Nebenwirkungen der zytostatischen Chemotherapie

Bei jeder antineoplastischen Chemotherapie muß mit der Schädigung gesunder Zellen des Tumorträgers gerechnet werden. Zytostatika wirken nicht spezifisch gegenüber Tumorzellen, sie entfalten antiproliferative Wirkungen und beeinflussen damit alle wachsenden und funktionell aktiven Zellen. Beim Fehlen therapeutisch verwendbarer qualitativer biochemischer Unterschiede zwischen Tumorzellen und normalen Zellen sind toxische Einflüsse auf verschiedene normale Zell- und Organsysteme unvermeidlich. Zytostatika wirken proliferationshemmend auf das Knochenmark (Anämie, Leukopenie, Thrombopenie), auf Zellen des Immunsystems, auf das Epithel der Haut (Alopezie) und auf die Schleimhaut des Magen-Darm-Trakts (Stomatitis, Ösophagitis, Diarrhöen). Hinzu kommen toxische Nebenwirkungen auf Herz, Nieren, Gehör, das zentrale Nervensystem (Nausea) und die peripheren Nerven. Genauso wie Tumoren gegenüber antineoplastischen Substanzen eine unterschiedliche Empfindlichkeit zeigen, ist die Sensibilität normaler Gewebe gegenüber toxischen Einwirkungen verschiedener Zytostatika durchaus unterschiedlich. Jede Chemotherapie zeigt daher neben einer Wirkung auf ganz bestimmte Tumoren immer auch ein ganz charakteristisches Spektrum von unerwünschten Nebenwirkungen auf bestimmte Organsysteme des Tumorträgers (siehe hierzu Tabelle 34). Darüber hinaus müssen die meisten

**Tabelle 34.** Nebenwirkungen antineoplastischer Chemotherapeutika

| Substanzen | Klasse I | | | | | | | | | | | | | Kl. II | |
|---|---|---|---|---|---|---|---|---|---|---|---|---|---|---|---|
| | Busulfan | BCNU | Chlorambuzil | Cyclophosphamid | Estramustin | Ifosfamid | Lomustin | Melphalan | Nimustin | Prednimustin | Thiotepa | Treosulfan | Trofosfamid | Cytarabin | Fluorouracil |
| Knochenmarkdepression | + | + | + | + | + | + | + | + | + | + | + | + | + | + | + |
| Anorexie – Nausen – Erbrechen | + | + | + | (+) | + | + | + | + | + | + | + | + | + | + | + |
| Schleimhäute | | | | | | | | | | | | | | + | + |
| Haarausfall | | + | | + | | + | | | | | + | | + | | + |
| Herz | | | | | | | | | | | | | | | |
| Lunge | + | | | | | | | | | | | | | | |
| Leber | | | | | + | | | | + | | | | | | |
| Niere | | | | | | | | | + | | + | | | | |
| Blase | | | | + | | + | | | | | + | | + | | |
| Periphere Nerven | | | | | | | | | | | | | | | |
| ZNS | | | | | | | | | | | | | | | |
| Haut | | | | | + | | | | | | | | | | |
| Magen, Darm | | | | | | | | | | | | | + | + | + |
| Fieber | | | | | | | | | | | | | | | |
| Sonstiges | | + | | | + | | | | | | | | + | | |

Chemotherapeutika wegen ihres Eingriffs in den Nukleinsäurestoffwechsel als potentiell mutagen, teratogen und karzinogen betrachtet werden.

*Beurteilung von Nebenwirkungen*

Die proliferationshemmenden Wirkungen der Zytostatika, insbesondere am hämopoetischen System, sowie die geschilderten sehr

| Klasse II | | | | | Kl. III | | | Klasse IV | | | | | | | | Klasse V | | | | | | |
|---|---|---|---|---|---|---|---|---|---|---|---|---|---|---|---|---|---|---|---|---|---|---|
| Methotrexat | Mercaptopurin | 6-Thioguanin | Etoposid | Teniposid | Vinblastin | Vincristin | Vindesin | Actinomycin D | Bleomycin | Daunorubicin | Doxorubicin | Epirubicin | Mithramycin | Mitomycin-C | Mitoxantron | Carboplatin | Cisplatin | Dacarbacin | Hexamethylmelamin | Hydroxycarbamid | Asparaginase | Procarbazin |
| + | + | + | + | + | + | + | (+) | + |  | + | + | + | + | + | + | + | + | + | + | + | + | + |
| + | + | + | + | + | (+) |  | + | + | + | + | + | + | + | + | + | + | + | + | + | + | + | + |
| + |  | + |  |  |  |  |  | + | + | + | + | + | + | + | + |  |  |  |  | + |  |  |
| + |  |  | + | + | + | + | + | + | + | + | + | + |  | + | + |  |  | + | + | + |  | + |
|  |  |  |  |  |  |  |  |  |  | + | + | + |  |  | + | (+) | (+) |  |  |  |  |  |
| + |  |  |  |  |  |  |  |  | + |  |  |  | (+) |  |  |  |  |  |  |  |  |  |
| + |  |  | + |  |  |  |  |  |  |  |  |  | + | (+) |  |  | (+) | + |  |  | + |  |
| + |  |  | + |  |  |  |  |  |  |  |  |  | + | (+) |  | (+) | + | + |  |  |  |  |
| + |  |  | + |  |  |  |  |  |  |  |  |  |  |  |  |  |  |  |  |  |  |  |
|  |  |  | + |  | (+) | + | + |  |  |  |  |  |  |  |  |  | + |  | + |  | (+) |  |
| + |  |  |  |  |  |  |  |  |  |  |  |  |  |  |  |  |  |  |  |  |  |  |
| + |  |  | + | + |  |  | + | + | + |  |  |  |  |  |  |  |  |  |  | + |  | + |
| + |  |  |  |  |  | + | + | + |  |  |  |  |  |  |  |  |  |  |  | + |  |  |
| + |  |  |  |  |  | + | + | + |  |  |  |  |  |  |  |  |  |  | + |  | + |  |
| + |  | + |  |  |  | + | + | + | + |  |  |  |  | + |  |  | + |  |  |  | + |  |

verschiedenartigen substanzspezifischen Nebenwirkungen erfordern die sorgfältige und kontinuierliche Überwachung des Patienten unter der Behandlung. Ähnlich den Standards, die für die Beurteilung eines Therapieerfolges aufgestellt wurden, hat man Toxizitätskriterien für die unter der Therapie auftretenden Nebenwirkungen entwickelt. Besonders zu empfehlen sind hier die von der WHO aufgestellten Toxizitätstabellen (Wander u. Nagel 1986).

# 1.4 Therapie spezieller Nebenwirkungen der systemischen Zytostatikatherapie

## 1.4.1 Knochenmarkdepression

Das Ausmaß der Knochenmarkschädigung hängt einerseits vom Wirkungsmechanismus und andererseits von der Dosis der jeweils applizierten Zytostatika ab. Diese Tatsache ermöglicht es zumindest durch Anpassung der Dosierung an das Blutbild schwere Komplikationen zu vermeiden (siehe Tabelle 35). Es kommt in der Regel zunächst zu einem Abfall der Leukozyten, insbesondere der Granulozyten, und erst im weiteren Verlauf zu einer Thrombozytopenie. Tiefstwerte (Nadir) dieser Zellkompartimente werden 7–14 Tage nach Zytostatikagabe beobachtet. Mit einer erhöhten Infektionsgefahr muß bei Granulozytenzahlen unter 1500/µl, mit Blutungen bei Thrombozytenzahlen unter 20000/µl gerechnet werden. Nach einer Stoßtherapie in größeren Abständen wird eine Normalisierung des Blutbilds nach 3–4 Wochen erreicht (Drings u. Schreml 1983).

## 1.4.2 Emesis

Längeres Erbrechen führt zur Anorexie, Dehydratation, Elektrolytstörung und zusammen mit der zytotoxischen Schädigung der Darmepithelien und Störungen der Verdauungsfunktion zur Gewichtsabnahme des Kranken. Übelkeit und Erbrechen können von dem betroffenen Patienten als subjektiv so unangenehm empfunden werden, daß unter Umständen auch eine Durchführung einer potentiell-kurativen Chemotherapie in Frage gestellt werden kann. Die chemisch sehr unterschiedlichen zytostatischen Medikamente haben unterschiedliche emetogene Wirkungen (Tabelle 36), die von der Dosis und der Dauer der Applikation und in nicht unerheblichem Maße von individuellen Faktoren der Patientin abhängen. Bei Kombinationschemotherapien addieren sich möglicherweise die emetischen Wirkungen der einzelnen Substanzen. Dieses Anorexia-Nausea-Erbrechen-Syndrom kann durch die Kombination verschiedener Pharmaka (Tabelle 37) vermindert oder verhindert

**Tabelle 35.** Richtlinien zur Anpassung der Zytostatikadosierung

| Leukozyten/mm$^3$ | Thrombozyten/mm$^3$ | Dosis [%] |
|---|---|---|
| Über 4000 | Über 100 000 | 100 |
| 3000–4000 | 75 000–100 000 | 75 |
| 2000–3000 | 50 000–75 000 | 50 |
| Unter 2000 | Unter 50 000 | 0 |

**Tabelle 36.** Emetogene Potenz von Zytostatika. (Nach Drings u. Schreml 1983)

| | |
|---|---|
| Größte emetische Aktivität | Cisplatin, Dacarbazin, Cyclophosphamid, Adriamycin, Daunomycin, Streptotocin |
| Mäßige emetische Aktivität | Methotrexat, Dactinomycin, Fluorouracil, Carmustin, Mitomycin-C, Procarbazin, Ifosfamid |
| Geringe emetische Aktivität | Melphalan, Busolfan, Chlorambucil, 6-Mercaptopurin, Thiuguanin, L-Asparaginase, Bleomycin |
| Keine emetische Aktivität | Vincristin, Vindesin |

werden. Wichtig für den Erfolg eines antiemetischen Programms ist, daß diese Therapie vor dem 1. Therapiezyklus einsetzt, die antiemetische Therapie in regelmäßigen Intervallen durchgeführt, die Nebenwirkungen der Antiemetika und deren Prophylaxe beachtet und Begleitmaßnahmen, z. B. eine ausreichende Flüssigkeitszufuhr, sorgfältig durchgeführt werden (Fink et al. 1986).

## 1.4.3 Behandlung von Infektionen

Unter den lebensbedrohlichen Komplikationen einer antineoplastischen Therapie stehen die Infektionen an 1. Stelle. Ursache einer erhöhten Infektionsanfälligkeit können sein: Schädigungen der anatomischen Barrieren wie Haut und Schleimhäute, eine Verminderung der humoralen und zellulären Immunität oder eine herabgesetzte Phagozytosefähigkeit der Granulozyten. Erreger, die bei Patienten mit einer Abwehrschwäche Infektionen hervorrufen, sind

**Tabelle 37.** Ausgewählte Antiemetika und deren Nebenwirkungen. (Nach Schmoll et al. 1986)

| Generischer Name | Handelsname | Zufuhr | Einzeldosis[a] | Nebenwirkungen |
|---|---|---|---|---|
| *Phenothiazine* | | | | Sedierung |
| Chlorpromazin | Megaphen | P. o., i. m., i. v. | 50 mg | Orthostase |
| Promethazin | Atosil | P. o., i. m., i. v. | 25–50 mg | Hypotone |
| | | | | Dysregulation |
| Levomepromazin | Neurocil | P. o., i. m. | 25 mg | Bradykardie |
| Thiethylperazin | Torecan | P. o., supp., i. m. | 10 mg | Inappetenz |
| Triflupromazin | Psyquil | P. o., supp., i. m., i. v. | 10–70 mg | Trockener Mund |
| | | | | Obstipation |
| *Butyrophenone* | | | | Durchfall |
| Haloperidol | Haldol | P. o., i. m., i. v. | 1 mg | Sehstörungen |
| | Sigaperidol | P. o., i. m., i. v. | 1 mg | Geschmacksstörun-gen |
| Droperidol | Dehydrobenz-peridol | I. v., i. m. | Bis 0,1 mg/kg KG (!) | Blasenentleerungs-störungen |
| | | | | Parästhesien |
| Metoclopramid | Paspertin | P. o., supp., i. v. | 10–20 mg | Hypästhesien |
| Domperidon | Motilium | P. o., i. v. | 10 mg | Störungen der Wärmeregulation |
| Dimenhydrinat | Vomex A | P. o., supp., i. v., i. m. | 50–150 mg | Extrapyramidale |
| | Novomina | Supp., p. o. | 50 mg | Symptomatik |
| | | | | Unruhe, Agitation |
| Piperazin | Bonamine | P. o., supp. | 25–50 mg | Dyskinetisches |
| | Peremesin | P. o., supp. | 50 mg | Syndrom |
| Ondansetvon | Zofvan | P. o., i. v. | 8 mg | Kopfschmerzen |
| | | | | Flush |

[a] Je nach Applikationsart, Ko- und Prämedikation.

häufig fakultativ pathogene Organismen (Bakterien, Pilze, Viren oder Parasiten). Die meisten Infektionen werden durch *Bakterien,* besonders gramnegative Erreger wie E. coli, Pseudomonas, Klebsiellen, Enterobacter und Proteus, ferner durch Anaerobier, Salmonellen und Staphylokokken hervorgerufen. Zusätzlich spielen Pilze wie Candida, Aspergillus, Kryptokokkus, Viren (Herpes simplex, Varicella-Zoster-Virus und Zytomegalie) und Protozoen (Toxoplasma, Pseumocystis carinii) eine Rolle. Vor Beginn einer *Antibiotikatherapie* sollte immer eine Keimanalyse angestrebt werden. Solange der infektiöse Keim nicht bekannt wird oder wenn er kurzfristig nicht zu isolieren ist, sollte eine empirische Antibiotikatherapie (Initialtherapie) erfolgen, die aus einer Kombination von Cephalosporinen der 3. Generation (Tacef, Cefobis, Claforan, Moxalactam) mit einem Aminoglykosid (Refobacin, Gernebcin) besteht. Bei Verdacht auf eine Pseudomonasinfektion kann zusätzlich für die Cephalosporine im Austausch Azlocillin (Securopen) gegeben werden.

Es muß besonders betont werden, daß Patienten, die unter Zytostatika stehen, auch anfällig für *Tuberkulose* und systemische *Mykosen* sein können. An diese Erkrankung muß bei antibiotikaresistenten fieberhaften Zuständen gedacht werden. Gegebenenfalls ist eine tuberkulostatische Therapie bzw. eine systemische antimykotische Therapie notwendig.

Infolge der zytostatikabedingten Immunsuppression treten relativ häufig *Virusinfektionen* auf, die heute mit Substanzen wie Adenin-Arabinosid-Monophosphat (Vitarabin-Phosphat) oder Aciclovir (Zovirax) oder auch immunmodulierenden Substanzen, z. B. die Interferone (z. B. Fiblaferon), behandelt werden können.

Wichtiges Prinzip zur Behandlung von Infektionen zytostatisch behandelter Patientinnen ist jedoch die Infektionsprophylaxe durch allgemeinhygienische Maßnahmen. Reichen diese Maßnahmen in Kombination mit der Antibiotika-, Antimykotika- und antiviraler Therapie nicht aus, so müssen gegebenenfalls zusätzliche Maßnahmen zur Dekontamination des Gastrointestinaltrakts ergriffen werden, um eine Infektion von seiten der körpereigenen Mikroflora, die ein wesentliches Erregerreservoir darstellt, auszuschalten (Schmoll et al. 1986).

### 1.4.4 Behandlung der Hyperkalzämie

Bei Patientinnen mit metastasiertem Mammakarzinom unter Östrogen- oder Antiöstrogentherapie oder auch unter Chemotherapie kann es durch osteolytische Metastasen oder durch ektope Produktion von Parathormon als Ausdruck eines paraneoplastischen Syndroms zum Hyperkalzämiesyndrom kommen. Wegen seiner psychischen (Müdigkeit, Depression, Psychose und Desorientiertheit) und neurologischen (Adynamie, Hyperreflexie, Ataxie, Koma) Symptome wird dieses Syndrom gelegentlich mit der Symptomatik bei Hirnmetastasen verwechselt. Das Auftreten von gleichzeitigen renalen, gastrointestinalen und kardiovaskulären Symptomen sowie die Bestimmung der Serumkalziumkonzentration erlauben jedoch eine klare Diagnose.

Die Therapie besteht in einer reichlichen Flüssigkeitszufuhr, eventuell mit dem zwischenzeitlichen Absetzen der Therapie sowie einer kalziumarmen Diät. In schwierigen Fällen wird man zusätzlich eine forcierte Diurese vornehmen und gegebenenfalls Glucokortikoide, Kalzitonin, eventuell Mitramycin und Phosphat applizieren. In seltenen Fällen ist eine Dialyse indiziert.

### 1.4.5 Nephrotoxizität

Die Gruppe der spezifischen nephrotoxischen Zytostatika ist heterogen (Bleomycin, Carboplatin, Cisplatin, Cyclophosphamid, Darcarbacin, Etoposid, Hexamethylmelamin, Melphalan, Methotrexat, Mitomycin, Procarbacin und Teneposid).

Cisplatin ist das wichtigste nephrotoxische Zytostatikum. Bei ungenügender Diurese oder bei eingeschränkter Nierenfunktion (z. B. Kreatinin im Serum $>1,5$ mg% oder einer endogenen Kreatininclearance $<50$ ml/min) verabreicht, kann es zu einer ausgedehnten Nekrose der proximalen und distalen Tubuli kommen.

Das frühzeitige Erkennen einer zytostatikainduzierten Niereninsuffizienz ist durch die Bestimmung der endogenen Kreatininclearance (EKC) möglich. Die Normwerte für die EKC liegen bei über 80 ml/min bezogen auf die Körperoberfläche. Bei Werten zwischen 60 und 80 ml/min ist keine Dosisreduktion für Cisplatin

erforderlich. Liegen jedoch die Werte für die endogene Kreatininclearance unter 60 ml/min, sollte Cisplatin nicht mehr appliziert
werden. Somit ist ersichtlich, daß die wichtigste Voraussetzung für
eine Cisplatintherapie die unauffällige endogene Kreatininclearance ist. Daneben können die nephrotoxischen Nebenwirkungen
der oben genannten Medikamente durch protektive Begleitmaßnahmen verhindert oder zumindestens vermindert werden. Hierzu
zählt im wesentlichen die Hyperhydratation. Sie sollte über mehrere Stunden vor, während und nach der Cisplatinapplikation mit
Hilfe von Elektrolytlösungen bis zum Erreichen der Urinproduk-
tion von 250 ml/h erfolgen. Dazu kann gegebenenfalls zusätzlich
eine Applikation von Mannit (20%ig) zur Einleitung einer osmotischen Diurese notwendig werden. Im Anschluß an die Cisplatin-
gabe erfolgt eine Posthydratation mit 2000–2500 ml Elektrolytlösungen intravenös über ca. 6 h. Danach wird die Patientin angehal-
ten, in den nächsten 12 h 2–3 l peroral zu sich zu nehmen.

Die Nephrotoxizität von Carboplatin ist deutlich geringer als
die von Cisplatin. Auch unterhalb einer endogenen Kreatininclearance von 60 ml/min kann Carboplatin appliziert werden. Bei einer
verzögerten Ausscheidung tritt jedoch durch die längere Einwir-
kungszeit des Medikaments die Knochenmarktoxizität in den Vordergrund. Deshalb hat sich bewährt, bei einer endokrinen Kreatininclearance zwischen 30 und 60 ml/min bei Thrombozytenwerten
über 200000 eine Carboplatingesamtdosis von 450 mg nicht zu
überschreiten, bei Thrombozytenwerten unter 200000 kann immerhin noch eine Gesamtdosis von 300 mg Carboplatin appliziert werden. Bei einer endokrinen Kreatininclearance unter 30 ml/min
sollte auch kein Carboplatin mehr gegeben werden.


### 1.4.6 Urotoxizität

Die Urotoxizität der Oxazaphosphorine (Cyclophosphamid, Ifosfamid, Trofosfamid) ist durch eine sich akut manifestierende asepti-
sche hämorrhagische Zystitis gekennzeichnet. Neben allgemeinen
prophylaktischen Maßnahmen wie reichlicher Flüssigkeitszufuhr
und forcierter Diurese ist heute eine sichere Prophylaxe mit der
Gabe von Mesna (Uromitexan) möglich:

- Bei *konventioneller Dosis* von Endoxan, Ifosfamid oder Trofosfamid werden Uromitexan 3 mal in einer Dosierung entsprechend 20% der Zytostatikadosis i. v. zum Zeitpunkt Null, nach 4 und 8 h appliziert.
- Daneben kann anstatt der i. v.-Gabe nach 4 und 8 h Uromitexan auch als *Trinkampulle,* und zwar in Abhängigkeit vom Körpergewicht (bis 50 kg 1 Trinkamp., 50–100 kg 2 Trinkamp. und über 100 kg 3 Trinkamp.) per os nach 4 und 8 h in Fruchtsaft oder einem Colagetränk gegeben werden.
- Bei *hochdosierter Gabe* von Endoxan, Ifosfamid oder Trofosfamid ist eine intensive Uromitexantherapie entsprechend spezieller Studienprotokolle erforderlich.

# 2 Systemische Hormontherapie

## 2.1 Definition

Die heutigen Konzepte einer endokrinen Therapie gynäkologischer Malignome gehen in ihren Ursprüngen auf Schinzinger zurück, der bereits 1889 die beidseitige Ovarektomie der jungen Frau mit fortgeschrittenem Mammakarzinom als hormonelle Maßnahme empfahl. In der Folgezeit wurde eine Vielzahl endokrin-ablativer oder endokrin-additiver Behandlungsverfahren erprobt. Durch diese endokrinen Behandlungsmethoden in einem nicht vorselektionierten Krankengut sind objektive Remissionen in 20–35% der Fälle zu erzielen. Liegen Informationen über den Östrogen- und Progesteronrezeptorbesatz von Tumorzellen der Patientin vor, so können bei Östrogenrezeptorpositivität in 50–60%, bei Östrogenrezeptorpositivität und klinisch günstigen Prognoseparameter (siehe hierzu auch Kap. 3) in bis zu 80% und bei Östrogen- und Progesteronrezeptorpositivität in 65–75% der Fälle objektive Remissionen auf eine endokrine Therapie beobachtet werden.

Übergeordnetes Ziel aller hormonellen Therapiemaßnahmen ist zur Zeit die Ausschaltung der Östrogenquellen oder die Hemmung der Östrogenwirkung auf zellulärer Ebene. Die Ausschaltung der

Östrogenquellen kann ablativ durch die operative Ovarektomie, durch Radiomenolyse, Hypophysektomie oder eine Adrenalektomie erfolgen. Diese oft sehr eingreifenden ablativen Verfahren konnten in den letzten Jahren durch den Einsatz neuer chemischer Substanzen (hormonadditiver Verfahren), mit denen eine reversible Hemmung einer ovariellen, adrenalen oder hypophysären Hormonproduktion zu erzielen ist, ersetzt werden. Besondere Bedeutung haben selbstverständlich auch die hormonellen Therapiemöglichkeiten, die eine Hemmung der östrogenen Wirkung auf zellulärer Ebene bewirken.

## 2.2 Verschiedene Hormone

Während man lange Zeit nur über ablative hormonelle Behandlungsverfahren wie Ovarektomie, Adrenalektomie und Hypophysektomie verfügte, haben mit Zunahme der Erkenntnis über die Steroidhormone und der Synthese entsprechender Analoga dann additive Hormontherapien wie die Applikation von Kortikosteroiden, von Androgenen und Östrogenen sowie von Gestagenen Eingang in hormonelle Behandlungskonzepte gefunden. Entscheidend waren jedoch die Ergebnisse der Hormonrezeptorforschung, die zur Entwicklung der Antiöstrogene (Tamoxifen, 3-Hydroxytamoxifen) geführt haben. Die Antiöstrogene hemmen kompetetiv die Wirkung des Östrogens am Östrogenrezeptor. Neben den Antiöstrogenen spielen heute Aromatasehemmer (z. B. Aminoglutethimid), die die intrazelluläre Östrogensynthese aus Androstendion blockieren können, eine große Rolle. Neu in der endokrinen Behandlungsstrategie sind die GnRH-Agonisten (Antigonadotropine) wie Goserelinacetet (Zoladex), Buserelin (Suprefact) oder Gonadorelinacetat (Decapeptyl), die in der Lage sind, die Ausschüttung von FSH und LH zu bremsen und damit die Östrogensynthese im Ovar zu blockieren (chemische Kastration) (siehe Abschn. 12).

Systemische hormonelle Therapiemaßnahmen bei gynäkologischen Karzinomen werden heute überwiegend mit Hilfe der Antiöstrogene, den Aromatasehemmern und den GnRH-Agonisten durchgeführt. Hinzu kommt noch die Therapie mit hochdosierten Gestagenen (Medroxyprogesteronacetat, Megestrolacetat). Die ablativen Behandlungsverfahren sind dagegen in den Hintergrund getreten, ebenso die hormonell-additiven Therapien mit hochdosierten Östrogenen und eine Androgentherapie. Eine hochdosierte Behandlung mit Kortikosteroiden kommt eigentlich nur noch in Sonderfällen (wie ZNS-Metastasen, Hyperkalzämie und invasive Lebermetastasierung) zum Einsatz.

## 2.3 Nebenwirkungen

Das Besondere der Antiöstrogentherapie mit Tamoxifen oder 4-Hydroxytamoxifen liegt darin, daß eine deutliche Tumorwirksamkeit verbunden ist mit geringen Nebenwirkungen. Gravierende akute und subakute Nebenwirkungen fehlen ganz, gelegentlich können Beschwerden wie Hitzewallungen, Juckreiz sowie Leukozyto- und Thrombozytopenien, die meist passager sind, beobachtet werden. Bei dem Aromatasehemmer Aminoglutethimid wird einmal die Aromatisierung von Androstendion zu Östron supprimiert, zum anderen die Steroidsynthese der Nebenniere gehemmt. Da durch die Aminoglutethimidgabe die Gluko- und Mineralokortikoidsynthese der Nebenniere beeinträchtigt wird, sollte zur Vermeidung einer Addison-Krise bei eingeschränkter Hypophysenfunktion eine zusätzliche Substitution mit Hydrokortison (40 mg/die) oder Kortisonacetat (37,5 mg/die) zumindestens für die ersten Therapiewochen erfolgen.

Bei der Behandlung mit GnRH-Analoga führt die Östrogensuppression bei der Mehrzahl der Patientinnen zu Menopausensymptomen wie mäßige Hitzewallungen, Verlust der Libido, Gemütsschwankungen, Kopfschmerzen und trockene Schleimhäute.

Deutlich stärkere Nebenwirkungen zeigen sich dagegen bei der Behandlung mit hochdosierten Gestagenen (Medroxyprogesteronacetat, Megestrolacetat). Hier kann es zur Wasserretention mit Verstärkung einer eventuell bestehenden Herzinsuffizienz, zur möglichen Entgleisung eines präexistenten Diabetes mellitus und zu malignem Blutdruckanstieg bei bekannter Hypertonie kommen.

Darüber hinaus ist sicher das Thromboembolierisiko bei Neigung zu Thrombophlebitiden erhöht. Bei 60% der Patientinnen kommt es bei präexistenter Adipositas zu einem weiteren Gewichtsanstieg ($>$10–20%).

*Überwachung der Nebenwirkungen*

Patienten unter einer systemischen Hormontherapie müssen vergleichbar den Patienten unter zytostatischen Therapiemaßnahmen in 4wöchigen Abständen durch den behandelnden Arzt kontrolliert werden. Daneben müssen die Nebenwirkungen entsprechend der Richtlinien der WHO (vgl. auch Abschn. 1.3) erfaßt und dokumentiert werden. Zusätzlich hat sich für die nebenwirkungsreiche hochdosierte Gestagentherapie bewährt, die für diese Substanzgruppe typischen Nebenwirkungen, z. B. Cushingisierung, Ödeme, Gewichtszunahme, Blutdruckanstieg und Verschlechterung eines präexistenten Diabetes mellitus, zu dokumentieren.

*Spezielle Nebenwirkungen*

Spezielle Nebenwirkungen für die systemische medikamentöse Hormontherapie fehlen. Hier ist die Hormontherapie der zytostatischen Therapie deutlich überlegen. Dies ist auch der Grund, warum bei hormonsensitiven Tumoren (positiver Östrogen- bzw. Progesteronrezeptorbesatz) als erster therapeutischer Behandlungsschritt mit einer hormonellen Maßnahme begonnen werden sollte.

# 3 Mammakarzinom

## 3.1 Definition

Das Mammakarzinom ist in den westlich geprägten Industrieländern, mit Ausnahme von Japan, die weitaus häufigste Tumorkrankheit der Frau. Jede 16.–20. Frau erkrankt während ihres Lebens an dieser Neoplasie. Die Anzahl der Neuerkrankungen pro Jahr (Inzidenz) und die Mortalität, bezogen auf 100000 gesunde Frauen, schwanken regional sehr stark. So sind die Zahlen für Inzidenz und Mortalität dieser Tumorentität beispielsweise in den USA, in der BRD, in der Schweiz und Österreich mit ca. 90 bzw. ca. 30–35 fast 4mal so hoch wie in Japan und den südamerikanischen Ländern. Auffallend ist, daß bei prämenopausalen Frauen unter 50 Jahren die Inzidenz des Mammakarzinoms in vielen westlichen Ländern seit Jahren leicht ansteigt.

## 3.2 Ätiologie

Wie bei wohl allen malignen Erkrankungen weiß man wenig über die auslösenden Ursachen. Bekannt sind dagegen eine Reihe von endogenen und exogenen prädisponierenden Faktoren für die Entstehung eines Mammakarzinoms, welche mit einer 2- bis 5fachen Erhöhung der normalen Inzidenz verbunden sind. Zu den endogenen Faktoren zählen zum einen endokrine Einflüsse wie frühe Menarche, späte Menopause, Multiparität oder späte 1. Schwangerschaft. Genetische Faktoren wie Mammakarzinom bei Verwandten I. Grads sowie benigne Mastopathien sind 4mal häufiger mit Mammakarzinomen assoziiert. Zu den exogenen Faktoren werden Strahlenbelastung, langdauernde Östrogenbehandlung in der Postmenopause sowie Ernährungseinflüsse gezählt.

## 3.3 Diagnostik und Klinik

### 3.3.1 Histologie

Histologisch kann das Mammakarzinom in das duktale Karzinom und das lobuläre Karzinom untergliedert werden. Die häufigsten histologischen Tumorformen sind das invasiv duktale Karzinom (75%), das invasiv-lobuläre (10%), das medulläre und das Kolloidkarzinom (3–5%).

Seltenere Formen sind das tubuläre, das adenoidzystische und das papilläre Karzinom. Extrem selten sind Karzinosarkome. Das

Komedokarzinom und das differenzierte tubuläre Karzinom haben von den invasiven duktalen Karzinomen die günstigste Prognose. Die besten 5- und 10-Jahres-Überlebensraten zeigen die lobulären Karzinome. Von besonderer prognostischer Bedeutung ist das Phänomen der Multizentrizität. Offenbar haben multizentrisch auftretende Karzinome eine schlechtere Prognose als unizentrische. Spezielle Erscheinungsformen des Mammakarzinoms sind das Paget-Karzinom und das inflammatorische Mammakarzinom. Pathogenetisch wird das Paget-Karzinom als Spezialform des duktalen Mammakarzinoms aufgefaßt, das von einem Gangkarzinom ausgeht und die Epidermis der Mamille infiltriert. Das inflammatorische Mammakarzinom ist offenbar nicht ein eigenständiger histologischer Karzinomtyp, sondern eine spezielle Ausbreitungsform eines invasiven Karzinoms innerhalb subepidermaler Lymphgefäße.

### 3.3.2 TNM-Klassifikation und Stadieneinteilung

Die Prognose des Mammakarzinoms wird entscheidend von der Größe des Primärtumors, der Zahl der bei der 1. Manifestation tumorös infiltrierten axillären Lymphknoten und von dem Vorhandensein von Fernmetastasen bestimmt. Die Ausbreitung der Tumorerkrankung wird präoperativ klinisch und postoperativ nach histologischer Aufarbeitung des entfernten Gewebes (pT pN) entsprechend der TNM-Klassifikation der UICC von 1990 festgelegt (Spiessl et al. 1990).

### 3.3.3 Prognosekriterien

Die Abkehr von einem einheitlichen Therapiekonzept für alle Mammakarzinome und die Zuwendung zu einer individualisierten Therapie macht notwendigerweise die Erarbeitung von Kriterien für die individuelle Risikoeinschätzung notwendig. Aus diesem Grund haben sich neben dem *histologischen Tumortyp*, der *Tumorgröße* und dem *Lymphknotenbefall* eine Reihe von histologisch faßbaren Prognosekriterien ergeben, die von klinischer Bedeutung sind:

- Beurteilung des Tumorstromas,
- histopathologisches Grading,
- nukleares Grading,
- Proliferationsaktivität,
- Chromosomensatz,
- Lymphbahneinbruch,
- Blutgefäßeinbruch,
- Mamillenbefall,
- Multizentrizität,
- Sitz eventuell positiver Lymphknoten (Level I, II oder III),
- Befall der Lymphknotenkapsel,
- Größe der Metastasen in Lymphknoten,
- biochemischer und immunhistochemischer Rezeptorbesatz (Östrogenrezeptor, Progesteronrezeptor),
- Bestimmung von Onkogenprodukten.

### 3.3.4 Apparativ-diagnostische Verfahren

Von entscheidender Bedeutung für die Festlegung der weiteren Behandlungsstrategie ist neben der genauen Kenntnis der Größe des Primärtumors und des Lymphknotenbefalls, ob zum Zeitpunkt der Operation bereits eine Fernmetastasierung vorliegt. Zu diesem Zweck müssen im Rahmen der Primärtherapie ein Skelettszintigramm bzw. ein röntgenologischer Skelettstatus, eine Lebersonographie und ein Röntgenthorax durchgeführt werden. Die Durchführung eines CT oder eines NMR ist nur bei Verdacht auf zentrale Metastasen oder bei speziellen Metastasenlokalisationen erforderlich.

### 3.3.5 Laboruntersuchungen

Zu den Standardlaboruntersuchungen zählen Blutbild (Hb, Leukozyten, gegebenenfalls Differentialblutbild und Thrombozyten), Elektrolyte, Gerinnungsstatus, SGOT, SGPT, harnpflichtige Substanzen, alkalische Phosphatase, Serumkalzium und die BSG. Als Tumormarker sollten CEA, CA 15-3 bzw. MCA („mucine like carcinoma associated antigen") bestimmt werden.

# 3.4 Behandlungsstrategien und Indikationsstellung

Zum Zeitpunkt der Diagnose befinden sich 80–90% aller Mammakarzinome in einem operablen und 5–10% in einem lokal fortgeschrittenen oder sogar bereits metastasierten Stadium. 20–30% der Frauen entwickeln als 1. Manifestation der Metastasierung ein Lokalrezidiv, bei 65–70% aller Mammakarzinome tritt im Verlauf der Erkrankung eine Fernmetastasierung ein.

Die Primärtherapie im kurativen Stadium ist und bleibt die operative Entfernung des Tumors bzw. der Brustdrüse mit Ausräumung der axillären Lymphknoten. Die operativen Maßnahmen werden gegebenenfalls durch eine zusätzliche strahlentherapeutische Intervention ergänzt. Medikamentöse systemische Maßnahmen können entweder adjuvant im Anschluß an Operation und Radiatio oder palliativ, d. h. zur Behandlung von Rezidiven bzw. Metastasen, eingesetzt werden. Medikamentöse systemische Maßnahmen können auch bei primär inoperablen Fällen, z. B. bei inflammatorischen Mammakarzinomen, neoadjuvant zur Verkleinerung des Tumors und zum Erreichen einer Operabilität eingesetzt werden. Prinzipiell stehen an medikamentösen systemischen Maßnahmen zytostatische oder hormonelle Therapiemaßnahmen zur Verfügung.

## 3.4.1 Adjuvante Therapiemaßnahmen

Das Schicksal der Patientin wird offenbar durch die bei der Operation schon vorhandenen, jedoch klinisch sich erst später manifestierenden Fernmetastasen bestimmt. Dies hat dazu geführt, die beim metastasierten Mammakarzinom als wirksam nachgewiesene Chemo- und Hormontherapiemöglichkeiten adjuvant, d. h. mit dem Ziel der Verbesserung der Ergebnisse der Primärtherapie, direkt postoperativ einzusetzen. Ziel dieser systemischen Therapiemaßnahmen ist die Vernichtung okkulter Mikrometastasen vor ihrer klinischen Manifestation bzw. vor ihrer Erkennung. Für die Therapieauswahl (Chemotherapie oder Hormontherapie) entscheidend ist der Menopausenstatus, der Hormonrezeptornachweis im Primärtumor (biochemisch und/oder immunhistochemisch) und das Ausmaß des axillären Lymphknotenbefalls.

*Adjuvante Chemotherapie*

Von einer adjuvanten Chemotherapie profitieren insbesondere *prä-menopausale Patientinnen* der Tumorstadien T1-3a, N+ mit 1-3 karzinomatös befallenen Lymphknoten, und zwar offenbar unabhängig vom Östrogenrezeptorbefund.

In gleicher Weise profitieren auch *postmenopausale Patientinnen* mit gleichen Tumorausbreitungsstadien (T1-3a N+), die jünger als 70 Jahre sind und die einen negativen Östrogenrezeptorbesatz aufweisen. Diese Patientinnen sollten adjuvant eine Chemotherapie erhalten. Standardschema ist CMF (Cyclophosphamid, Methotrexat, Fluorouracil). Es werden 6 Zyklen in 4wöchigen Abständen appliziert (vgl. Tabelle 38). Der Therapiebeginn soll postoperativ frühzeitig, zumindest in den ersten 28 Tagen nach der Primärtherapie erfolgen. Ist eine gleichzeitige adjuvante Strahlentherapie geplant, hat sich die Sandwichtherapie, beginnend mit

**Tabelle 38.** Chemotherapie des Mammakarzinoms (*NW* Nebenwirkungen)

**A. Standardtherapie**

*Prä- und Postmenopause (adjuvant/Metastasierung)*

| Cyclophosphamid/Methotrexat/Fluorouracil | | | CMF |
|---|---|---|---|
| Cyclophosphamid | 100 mg/m$^2$ | p. o. | Tag 1-14 |
| Methotrexat | 40 mg/m$^2$ | i. v. | Tag 1+8 |
| 5-Fluorouracil | 600 mg/m$^2$ | i. v. | Tag 1+8 |

Wiederholung Tag 28

NW: Übelkeit, Erbrechen, Leuko-, Thrombopenie, Alopezie

*Prä- und Postmenopause (adjuvant/Metastasierung)*

| Modifiziertes CMF-Schema | | | |
|---|---|---|---|
| Cyclophosphamid | 500 mg/m$^2$ | i. v. | Tag 1+8 |
| Methotrexat | 40 mg/m$^2$ | i. v. | Tag 1+8 |
| 5-Fluorouracil | 500 mg/m$^2$ | i. v. | Tag 1+8 |

Wiederholung Tag 28

NW: Übelkeit, Erbrechen, Leuko-, Thrombopenie, Alopezie

**Tabelle 38.** (Fortsetzung)

### B. Therapie für Hochrisikopatientinnen

*Dreierkombinationen*

| Fluorouracil/Adriblastin/Cyclophosphamid | | | | FAC |
| oder Epirubicin | | | | FEC |

| 5-Fluorouracil | $500 \text{ mg/m}^2$ | i. v. | Tag 1 |
| Adriamycin/Epirubicin | $50 \text{ mg/m}^2$ | i. v. | Tag 1 |
| Cyclophosphamid | $500 \text{ mg/m}^2$ | i. v. | Tag 1 |

Wiederholung Tag 28

NW: Übelkeit, Erbrechen, Leuko-, Thrombopenie, Alopezie
*Cave:* Kardiotoxizität,
      Höchstdosis Adriamiycin $550 \text{ mg/m}^2$,
      Höchstdosis Epirubicin $750 \text{ mg/m}^2$

*Zweierkombinationen*

AC oder EC oder NC

| Adriamycin | $40 \text{ mg/m}^2$ | i. v. | Tag 1 |
| oder | | | |
| Epirubicin | $40 \text{ mg/m}^2$ | i. v. | Tag 1 |
| oder | | | |
| Novantron | $12 \text{ mg/m}^2$ | i. v. | Tag 1 |
| mit | | | |
| Cyclophosphamid | $600 \text{ mg/m}^2$ | i. v. | Tag 1 |

Wiederholung Tag 21

NW: Übelkeit, Erbrechen, Leuko-, Thrombopenie, Alopezie
*Cave:* Kardiotoxizität,
      Höchstdosis Adriblastin $550 \text{ mg/m}^2$,
      Höchstdosis Epirubicin $750 \text{ mg/m}^2$,
      Höchstdosis Novantron $200 \text{ mg/m}^2$

| Novantron/Prednimustin | | | | Noste |

| Novantron | $12 \text{ mg/m}^2$ | i. v. | Tag 1 |
| Prednimustin | $100 \text{ mg/m}^2$ | p. o. | Tag 3–7 |

Wiederholung Tag 28

NW: Übelkeit, Leuko-, Thrombopenie, Alopezie
*Cave:* Höchstdosis Novantron $200 \text{ mg/m}^2$

**Tabelle 38.** (Fortsetzung)

## C. Monotherapien (Erhaltungstherapien/bzw. niedriges Risiko)

| Epirubicin | | | E „weekly" |
|---|---|---|---|
| Epirubicin | 12–20 mg/m² | i. v. | 1 mal/Woche |

Fortlaufend bis Progression

NW: Übelkeit, Erbrechen, Leuko-, Thrombopenie
*Cave:* Kardiotoxizität
        Höchstdosis Epirubicin 750 mg/m²

| Mitoxantron | | | N-Mono |
|---|---|---|---|
| Novantron | 12 mg/m² | i. v. | Tag 1 |

Wiederholung Tag 21

NW: Übelkeit, Erbrechen, Leuko-, Thrombopenie
*Cave:* Höchstdosis Novantron 200 mg/m²

| Prednimustin | | | Sterecyt Mono |
|---|---|---|---|
| Prednimustin | 40 mg/m² | p. o. | tgl. |

Fortlaufend bis Progression

NW: Übelkeit, Leuko-, Thrombopenie

## D. Fortgeschrittene Mammakarzinome (Schema der 3. Wahl)

| Modifiziertes Cooper-Schema | | | CMFVP |
|---|---|---|---|
| Cyclophosphamid | 80 mg/m² | p. o. | Tag 1–14 |
| Methotrexat | 5 mg/m² | p. o. | Tag 3–5 und 11–13 |
| 5-Fluorouracil | 500 mg/m² | i. v. | Tag 14 + 21 |
| Vincristin | 1 mg/m² | i. v. | Tag 14 + 21 |
| Prednison | 5 mg | p. o. | Tag 1–28 |

Wiederholung Tag 28

NW: Übelkeit, Brechreiz, Leuko-, Thrombopenie

3 Zyklen CMF, dann eine anschließende Radiatio und anschließend 3 weitere Zyklen CMF bewährt. Neben diesen beiden genannten Patientengruppen, bei denen der Effekt einer adjuvanten Therapie als gesichert gelten kann (Rezidivsenkung um 20–40% und Überlebensgewinn von ca. 10–20% nach 5 Jahren), gibt es weitere Patientengruppen, die derzeit unter Studienbedingungen einer adjuvanten Chemotherapie zugeführt werden sollten. Hierzu gehören zum einen prä- und postmenopausale Patientinnen (T1–3a N+) mit Befall von 4–9 Lymphknoten und negativem Hormonrezeptorbefund. Eine CMF-Chemotherapie ist bei diesen Patientinnen weniger wirksam als bei den beiden erstgenannten Gruppen, sie scheint jedoch durchaus indiziert zu sein.

Eine *eingeschränkte Indikation* zur adjuvanten Chemotherapie scheint darüber hinaus bei prä- und postmenopausalen Patientinnen T1–3a $N_0$) ohne axillären Lymphknotenbefall mit negativem Hormonrezeptornachweis im Primärtumor zu bestehen. Sie scheint uns aber bei diesem Tumorstadium nur bei Hochrisikogruppen indiziert zu sein, insbesondere wenn große Primärtumoren, ein ungünstiges histologisches Grading, eine hohe Proliferationsrate oder andere Risikomerkmale vorliegen, da bei diesen Gruppen ein schnelles Tumorwachstum mit hohem Metastasierungsrisiko vorliegt, das gegebenenfalls durch den Einsatz einer adjuvanten Therapie vermindert werden kann.

Prä- und postmenopausale Patientinnen (T1–3a N+) mit Befall von mehr als 10 axillären Lymphknoten und negativem Hormonrezeptorbesatz sind als Hochrisikopatientinnen einzustufen. Hier scheint die Standardtherapie mit CMF nicht ausreichend wirksam zu sein. Bei dieser Patientengruppe wird derzeit geprüft, ob eventuell intensivere Chemotherapieschemata wie VAC, FAC, FEC (siehe Tabelle 38) zu besseren Therapieresultaten führen. *Keine Indikation* zur Durchführung einer adjuvanten Chemotherapie ergibt sich für Patientinnen, die biologisch älter sind als 70 Jahre und für all die Patientinnen, die aufgrund internistischer Grunderkrankungen einer aggressiven Chemotherapiekombination nicht zugeführt werden können (z. B. Nieren- und Leberinsuffizienz, chronisch-rezidivierende Infekte und andere).

Generell ist festzustellen, daß das am häufigsten angewandte und am besten analysierte Chemotherapieschema das CMF-

Schema darstellt. Die optimalen Dosierungen scheinen für Cyclophosphamid bei 500 mg/m², für Methotrexat bei 40 mg/m² und für Fluorouracil bei 600 mg/m² zu liegen. Für diese Zytostatikakombination liegen unterschiedlichste Applikationsformen vor. Am besten bewährt hat sich das Schema, alle 3 Medikamente am Tag 1 und 8 jeweils zu 100% i. v. zu applizieren. Die Zyklen sollen alle 28 Tage wiederholt werden. Klinische Studien haben gezeigt, daß Laufzeiten einer adjuvanten Chemotherapie über 6 Monate hinaus nicht indiziert sind. Es kann derzeit nicht beantwortet werden, ob eine kürzere Therapiedauer von z. B. 3 Monaten eine vergleichbare Effektivität besitzt wie chemotherapeutische Maßnahmen mit einer Dauer von 6 Monaten. Es sollte möglichst versucht werden, die Chemotherapiestöße zu 100% zu applizieren, da Dosisreduktionen zu Wirksamkeitsverlusten führen.

*Adjuvante Hormontherapie*

Eine adjuvante Hormontherapie mit Antiöstrogenen, z. B. Tamoxifen, verlängert bei lymphknotenpositiven, rezeptorpositiven *postmenopausalen Patientinnen* (T1–3a N+), ER+ und/oder PR+) das

**Tabelle 39.** Hormontherapie des Mammakarzinoms

| *Postmenopause adjuvant (Metastasierung)* | | | |
|---|---|---|---|
| Tamoxifen | | | TAM |
| Tamoxifen | 30 mg | p. o. | tgl. |

Adjuvant 2 Jahre oder fortlaufend bis Progression
NW: selten, Übelkeit, Hitzewallungen, Thrombo- und Leukopenie

| *Postmenopause (Metastasierung)* | | | |
|---|---|---|---|
| Aminoglutethimid | | | AG |
| Aminogluthetimid | 500 mg | p. o. | tgl. |
| ggf. + Kortisonacetat | 37,5 mg | p. o. | tgl. |

Fortlaufend bis Progression
NW: Müdigkeit, Adynamie, Hypotonie, Nausea

**Tabelle 39.** (Fortsetzung)

| *Prä- und Postmenopause (Metastasierung)* | | | |
|---|---|---|---|
| Hochdosis Medroxyprogesteronacetat | | | HD-MPA |
| Medroxyprogesteronacetat | 1000 mg | p. o. | tgl. |

Fortlaufend bis Progression

NW: Gewichtszunahme, Hypertonie, Thrombose, Cushing
*Cave:* Hypertone Krise, Embolie und diabetogene Stoffwechsellage

| Megestrolacetat | | | MA |
|---|---|---|---|
| Megestrolacetat | 160–320 mg | p. o. | tgl. |

Fortlaufend bis Progression

NW: Gewichtszunahme, Hypertonie, Thrombose, Cushing
*Cave:* Hypertone Krise, Embolie und diabetogene Stoffwechsellage

| *Prämenopause (Metastasierung)* | | | |
|---|---|---|---|
| GnRH-Behandlung | | | GnRH-Analoga |
| Buserelin | 1 Amp. | s. c. | alle 3–4 Wochen |
| oder | | | |
| Goserelinacetat | 1 Amp. | s. c. | alle 4 Wochen |
| oder | | | |
| Gonadorelinacetat | 1 Amp. | i. m. | alle 4 Wochen |

Fortlaufend bis Progression

NW: Hitzewallungen, Libidoverlust

| *Prä- und Postmenopause (rein palliativ)* | | | |
|---|---|---|---|
| Drostanolonpropionat (Masterid) | | | |
| Drostanolonpropionat | 100 mg | i. m. | Tag 1, 3, 5 |

Fortlaufend 1 mal/Woche

| Testolacton (Fludestrin) | | | |
|---|---|---|---|
| Testolacton | 250 mg | i. m. | 1 mal/Woche |

Fortlaufend 1 mal/Woche

rezidivfreie Intervall. In einigen Studien zeigen sich in Subgruppen Trends für die Verlängerung der Überlebenszeit sowie die Reduktion der Frühmortalität. Insgesamt sollten diese adjuvanten hormontherapeutischen Maßnahmen vorerst jedoch nur in Studien durchgeführt werden, da die zur Zeit vorliegenden Studiendaten keine abschließende Schlußfolgerung zulassen.

Die Tagesdosis von Tamoxifen sollte 30 mg p. o. nicht überschreiten und die Therapiedauer vorerst auf 2 Jahre begrenzt bleiben (Tabelle 39).

*Keine gesicherte Indikation* einer adjuvanten Therapie mit Antiöstrogenen besteht zur Zeit für postmenopausale Patientinnen ohne axillären Lymphknotenbefall mit positivem Hormonrezeptornachweis (T1-3a $N_0$, ER und/oder PgR+). Sie ist aber zu empfehlen bei ungünstigen Prognosekriterien am Primärtumor.

*Keine Indikation* für eine Tamoxifentherapie besteht bislang für prämenopausale Patientinnen ohne axillären Lymphknotenbefall mit positivem Hormonrezeptornachweis (T1-3a $N_0$, ER+ und PgR+).

Bei dieser Patientinnengruppe wird derzeit in ersten klinischen Studien die Effektivität von GnRH-Analoga, z. B. Buserelin (Suprefact), Gonadorelinacetat (Decapeptyl) oder Goserelinacetat (Zoladex), geprüft. Klinische Ergebnisse liegen noch nicht vor.

## 3.5 Systemische Therapie des metastasierten Mammakarzinoms

Prinzipiell ist das Mammakarzinom beim Nachweis von Fernmetastasen nicht mehr heilbar. Systemische Therapiemaßnahmen sollten sich deshalb einerseits auf die klinische Besserung von tumorbedingten Beschwerden, d. h. die Erhöhung der Lebensqualität, und andererseits auf eine Verminderung des Lebenserwartungsdefizits beschränken. Da der individuelle Krankheitsverlauf bei Patientinnen mit metastasiertem Mammakarzinom außerordentlich variiert, muß in jedem Einzelfall der zu erwartende Behandlungserfolg den therapiebedingten Nebenwirkungen (siehe hierzu auch Tabelle 37) gegenübergestellt und Nutzen und Einschränkung der Lebensquali-

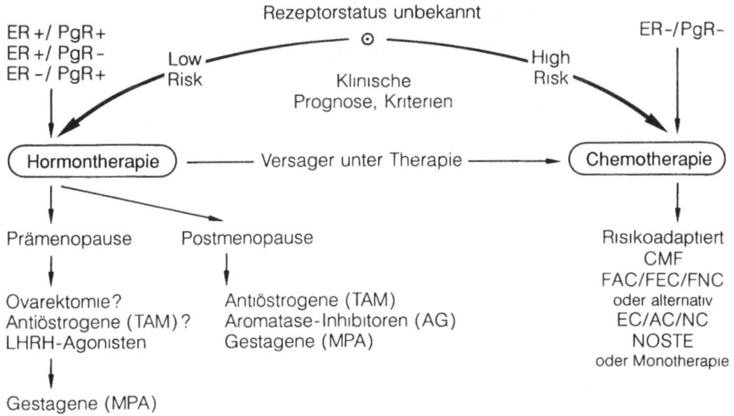


**Abb. 2.** Therapeutisches Vorgehen beim metastasierenden Mammakarzinom (*ER* Östrogenrezeptor, *PgR* Progesteronrezeptor)

tät gegeneinander abgewogen werden. In den meisten Zentren wird bislang das therapeutische Vorgehen beim metastasierten Mammakarzinom entsprechend dem Vorliegen günstiger oder ungünstiger Prognosefaktoren festgelegt. Der zeitliche Abstand des Auftretens eines Rezidivs oder von Metastasen zu der Primärtherapie, zum Ort der Metastasierung und zum Rezeptorstatus des Primärtumors sind die wesentlichen Prognosekriterien, die zur Einteilung der Patientin in eine Low-risk- oder High-risk-Situation benötigt werden.

Abbildung 2 zeigt das auf diesen Prognosekriterien aufbauende Therapieschema. Es wird deutlich, daß die Therapie des metastasierten Mammakarzinoms in einer Kaskade von verschiedenen medikamentösen systemischen Therapieschritten besteht, die das Ziel haben, zum richtigen Zeitpunkt für einen jeweils bestimmten Zeitraum die jeweils adäquate Therapie einzusetzen, die einerseits die größtmögliche Effizienz erhoffen läßt und andererseits die geringste Beeinträchtigung der Lebensqualität der Patientin, z. B. toxische Nebenwirkungen, Hospitalisierungszeit und Schmerzbeeinflussung, mit sich bringt.

### 3.5.1 Zytostatische Therapie
### des metastasierten Mammakarzinoms

Entsprechend den eben genannten Prognosekriterien erhalten alle Patientinnen mit ungünstigen Prognosekriterien, d. h. mit einem kurzen Zeitintervall zwischen Primärtherapie und Auftreten von Metastasen, negativem Rezeptorstatus und ungünstiger Metastasenlokalisation, primär eine Kombinationschemotherapie.

Die Tatsache, daß das Mammakarzinom zu den chemotherapiesensiblen Neoplasien gehört, ist seit der Publikation von Cooper (1969) bekannt. Insbesondere die Arbeit von Cooper, der mit einer systemischen Kombinationschemotherapie aus Cyclophosphamid, Methotrexat, Fluorouracil, Vincristin und Prednison (CMFVP) Remissionsraten von 90% beschrieb, führte zu einer Flut von Folgeuntersuchungen mit den in der ursprünglichen Fünferkombination verwendeten Medikamente in allen nur denkbaren Variationen, unterschiedlichen Dosierungssequenzen und Applikationsformen. Die bisher mit diesen Medikamenten vorliegenden Studienergebnisse lassen sich wie folgt zusammenfassen: Cyclophosphamid, Methotrexat und 5-Fluorouracil (CMF) sind die wirksamsten Medikamente dieser ursprünglichen Fünferkombination. Der Zusatz von Prednison zu CMF kann wahrscheinlich die Resultate nur unwesentlich verbessern. Aber durch den Zusatz von Kortison scheint die Toleranz gegenüber den Zytostatika verbessert zu sein und eine Dosisreduktion kann verhindert werden (Übersicht bei Kreienberg u. Melchert 1988).

Es kann somit festgehalten werden, daß die systemische Verabreichung von Cyclophosphamid, Methotrexat und Fluorouracil beim metastasierten Mammakarzinom eine sehr wirksame Chemotherapiekombination darstellt, die auch heute noch als Therapie der ersten Wahl zum Einsatz kommen sollte (siehe Abb. 2). Neue Aspekte in der Auswahl der optimalen Chemotherapiekombinationen für das metastasierte Mammakarzinom haben sich durch die Einführung der Antrazykline wie das Adriamycin als hochwirksames Zytostatikum ab 1975 ergeben. Zusätzliche Applikation der Antrazykline in Kombination mit Cyclophosphamid, Methotrexat und Fluorouracil ergeben im Mittel 10–20% höhere Remissionen, als bei der alleinigen Verwendung der bekannten CMF-Kombination zu beobachten wären. Die verbesserten Remissionsraten sind jedoch mit einer erhöhten Toxizität, insbesondere mit der durch Adriamycin verursachten Kardiotoxizität belastet, so daß trotz der bisher vorliegenden Studien nicht global entschieden werden kann, ob als Ersttherapie eine CMF-Kombination oder eine Adriamycin- (Adriblastin-) Kombination zum Einsatz kommen sollte. Hier wird die Entscheidung im wesentlichen von der Metastasenlokalisation und von dem Zustand der Patientin beeinflußt werden. Jüngere Patientinnen mit ungünstiger Metastasenlokalisation wie Leber- und Lungenmetastasen wird man sicher eher einer antrazyklinhaltigen Chemotherapiekombination zuführen als ältere Patientinnen mit einer überwiegenden Knochenmetastasierung. Die Entscheidung, welche systemische Kombination beim metastasierten Mammakarzinom eingesetzt werden sollte, wird darüber hinaus noch dadurch erschwert, daß einige nebenwirkungsärmere Antrazyklinderivate, z. B. das 4-Epirubicin (Farmorubicin) und das Mitoxantron (Novantron), zur Verfügung stehen. Von diesen Substanzen ist zu erwarten, daß entweder gleich hohe Ansprechraten bei geringerer Toxizität (Kardiotoxizität, Übelkeit, Brechreiz, Haarausfall und hämatologische Toxizität) oder auch höhere Ansprechraten bei gleicher Toxizität erzielt werden können.

### 3.5.2 Hormontherapie des metastasierten Mammakarzinoms

Wie schon oben erwähnt, kommen endokrine Therapiemaßnahmen des metastasierten Mammakarzinoms dann zum Einsatz, wenn entweder im Primärtumor ein positiver Östrogen- und/oder Progesteronrezeptorbesatz nachgewiesen werden konnte oder wenn klinische Prognosekriterien vorliegen, die für ein Ansprechen auf eine hormonelle Therapiemaßnahme sprechen. Prinzipiell muß man bei der systemischen medikamentösen Hormontherapie des metastasierten Mammakarzinoms Maßnahmen in der Prä- und Postmenopause unterscheiden. Bei der Therapie des hormonsensitiven Rezidivs bzw. der Metastasen bei *prä- und perimenopausalen Patientinnen* steht zu erwarten, daß die Ovarektomie in Zukunft durch eine

Behandlung mit GnRH-Analoga abgelöst wird. Dazu stehen bereits folgende Depot-Präparate zur Verfügung:

- Buserelin (Suprefact-Depot),
- Goserelinacetat (Zoladex),
- Gonadorelinacetat (Decapeptyl).

Die Behandlung mit Antiöstrogenen (Tamoxifen, 4-Hydroxytamoxifen) in der Prämenopause ist durch die nichtabschätzbaren peripheren östrogenen Wirkungen der Antiöstrogene bei dieser Patientinnengruppe derzeit gegenüber der Behandlung mit GnRH-Analoga etwas in den Hintergrund getreten.

Zur Behandlung von Rezidiven und Metastasen bei *postmenopausalen Frauen* mit hormonsensitiven Tumoren stehen uns prinzipiell die Antiöstrogene, die Aromatasehemmer und die Gestagene (hochdosiert) zur Verfügung (s. Abb. 2). Als Therapie der 1. Wahl hat sich die Antiöstrogenbehandlung mit Tamoxifen 30 mg/die p. o. als Dauertherapie durchgesetzt. Die Therapie der zweiten Wahl stellt die Behandlung mit Aromatasehemmern, z. B. Aminoglutethimid (Orimeten) in einer Dosierung von 500 mg/die unter zusätzlicher Gabe von Kortisonacetat, dar.

Die hochdosierte Gestagentherapie kann entweder mit Medroxyprogesteronacetat (Clinovir, Farlutal) oder mit Megestrolacetat (Megestat 160) durchgeführt werden. Die Initialdosis für Medroxyprogesteronacetat beträgt 1000 mg/die. Die individuell erforderliche Langzeitdosis sollte durch eine MPA-Serumspiegelbestimmung eingestellt und kontrolliert werden, da offenbar Patientinnen, die MPA-Spiegel von mehr als 100 ng/ml aufweisen, eher mit objektiven Remissionen reagieren als Patientinnen mit Serumspiegeln unter 100 ng/ml. Vom Megestrolacetat werden Tagesdosen zwischen 160 und 320 mg benötigt. Die Höhe des wirksamen Serumspiegels für Megestrolacetat ist bislang nicht bekannt. Bei positiven Androgenrezeptorbefunden oder fortgeschrittenen Mammakarzinomen mit kataboler Stoffwechselsituation kann in Ausnahmefällen eine Androgentherapie oder eine hochdosierte Kortisontherapie notwendig sein. Hier hat sich die Gabe von Testolacton (Fludestrin, Masterid) 250 mg i. m. 1mal wöchentlich bewährt.

Patientinnen, die auf eine erste hormonelle Therapiemaßnahme, z. B. mit Antiöstrogenen, angesprochen haben, werden bei

Progredienz im Intervall auf eine weitere hormonelle Therapiemaßnahme umgesetzt. Patientinnen, die primär unter hormonellen Therapiemaßnahmen progredient sind, werden sofort einer systemischen Chemotherapie zugeführt.

# 4 Ovarialkarzinom

## 4.1 Definition, Inzidenz und Mortalität

Mit 15 Neuerkrankungen pro 100 000 Frauen im Jahr stehen die
malignen Tumoren der Ovarien nach dem Dickdarmkarzinom an
5. Stelle der Häufigkeit maligner Tumoren bei der Frau. Die Ovarialkarzinome machen ein Fünftel aller gynäkologischen Malignome
aus. Mit 6–10% ist es das vierthäufigste weibliche Malignom. Bei
der Mehrzahl der Karzinome handelt es sich um Tumore, die vom
Müllerschen Keimepithel ausgehen. Überwiegend tritt das Ovarialkarzinom nach der Menopause auf, es erkranken jedoch auch
junge Frauen, gelegentlich sogar Kinder.

## 4.2 Ätiologie

Die Ätiologie des Ovarialkarzinoms ist bisher unbekannt. Ob
ernährungsbedingte oder andere Umweltfaktoren die auffälligen
biographischen Verteilungen der Inzidenzraten verursachen, bleibt
unklar. Schwangerschaft und geringere Zahlen von Ovulationen
scheinen in gewisser Weise vor einem Ovarialkarzinom zu schützen.

# 4.3 Diagnostik und Klinik

## 4.3.1 Histologie

Das Ovarialkarzinom ist keine histopathologische Einheit. Entsprechend der WHO lassen sich die malignen Ovarialtumoren folgendermaßen klassifizieren:

- vom Coelomepithel ausgehende *epitheliale Tumoren* (85–90%),
- vom sexuell differenzierten *Stroma* ausgehende *Tumoren* (2%),
- von *Keimzellen* ausgehende *Tumoren* (5%),
- *Sarkome* und maligne mesenchymale Mischtumoren (3,5%).

Wichtig ist, daß als Ovarialkarzinom nur die epithelialen Tumoren bezeichnet werden, hierunter subsummieren sich die serösen und muzinösen →Cystadenokarzinome, das endometrioide Karzinom und das mesonephroide klarzellige Karzinom sowie das undifferenzierte Adenokarzinom des Ovars. Prognostisch wichtig ist neben der histologischen Klassifikation der malignen Ovarialtumoren zum einen die Festlegung der malignen Potenz. Hier werden Karzinome mit niedrigerem Malignitätsgrad („low malignant potential" = LMP, Borderline-Tumoren) von eindeutigen malignen Tumoren unterschieden. Darüber hinaus ist der Tumordifferenzierungsgrad (Grading) von prognostischer Bedeutung.

## 4.3.2 Stadieneinteilung

Beim Ovarialkarzinom wird die Stadieneinteilung entsprechend der TNM-Klassifikation der WHO oder nach den Richtlinien der FIGO vorgenommen. Die prätherapeutische klinische Stadieneinteilung ist beim Ovarialkarzinom weitgehend bedeutungslos. Grundlage für das weitere Vorgehen ist das intraoperative Staging (pT, pN, M).

### 4.3.3 Prognosefaktoren

Der wichtigste Prognosefaktor maligner Ovarialtumoren ist sicher die Ausdehnung des Tumors zum Zeitpunkt der Primärtherapie. Die Prognose wird zusätzlich beeinflußt von:

- Größe des Resttumors nach der Operation,
- Morphologie (histologischer Typ und Subtyp),
- Differenzierungsgrad,
- Proliferationsrate,
- Ploidiegrad,
- Vorhandensein von Wachstumsfaktoren bzw. von Wachstumsrezeptoren,
- eventuell der Hormonrezeptorstatus.

Daneben sind sicher Alter und Allgemeinzustand der Patientin, internistische Grunderkrankungen und gegebenenfalls auch die Abwehrlage der Patientin für die Ausbreitung des Tumors von Bedeutung.

### 4.3.4 Apparative diagnostische Verfahren

Die apparativen diagnostischen Verfahren werden zur Bestimmung der lokalen Operabilität, insbesondere bei fortgeschrittenen Tumoren, und zum Ausschluß anderer Karzinome eingesetzt. Da ein Viertel aller Ovarialkarzinome Metastasen von Karzinomen der Mamma, der Genitalorgane, des Magen-Darm-Trakts sowie auch maligne Lymphome sein können, sollten folgende Untersuchungen durchgeführt werden:

- Zysto- und Rektoskopie,
- Röntgenthorax,
- i. v.-Pyelogramm,
- Kolonkontrasteinlauf,
- Magen- und Darmpassage,
- Leberultraschall,
- CT kleines Becken und gegebenenfalls auch des oberen Mittelbauchs,

- Hohlraumdiagnostik (z. B. Gastroskopie u. a. m.),
- gegebenenfalls Mammographie,
- Skelettszintigraphie.

### 4.3.5 Laboruntersuchungen

Zu den Standardlaboruntersuchungen zählen Blutbild (Hb, Leukozyten, gegebenenfalls Differentialblutbild, Thrombozyten), Elektrolyte, Gerinnungsstatus, SGOT, SGPT, alkalische Phosphatase, $\gamma$-GT, harnpflichtige Substanzen und die Bestimmung der endokrinen Kreatininclearance, alkalische Phosphatase, Blutzucker, Gesamteiweiß, als Tumormarker sollten CA 125 und CA 724 bestimmt werden. Die Markerbestimmung gegebenenfalls erst, wenn die histologische Diagnose vorliegt (z. B. bei Keimzelltumoren zusätzlich AFP).

## 4.4 Behandlungsstrategien und Indikationsstellung

Das therapeutische Vorgehen bei Patientinnen mit Ovarialkarzinomen wird durch die Ausbreitung des Tumors, seine biologischen Eigenschaften und das Alter und den Allgemeinzustand der Patientin beeinflußt. Grundlage jeder Behandlung ist die Operation mit möglichst radikaler Entfernung der vorhandenen Tumormassen. Die Operation sollte aus der Entfernung des Uterus und beider Adnexe, der Resektion des großen Netzes sowie der Entfernung aller weiteren vorhandenen Tumorknoten bestehen, um keine Tumorreste über 2 cm zurückzulassen. Über den therapeutischen Nutzen iliakaler und paraaortaler Lymphonodektomie liegen derzeit noch keine allgemein gesicherten Ergebnisse vor. Bei den fortgeschrittenen Karzinomen im Stadium III und IV, die immerhin mehr als 70% aller Patientinnen mit Ovarialkarzinom ausmachen, besteht das therapeutische Ziel darin, soviel Tumorgewebe wie möglich zu entfernen, um günstige Voraussetzungen für eine nachfolgende Chemotherapie zu schaffen. Die Strahlentherapie des Ovarialkarzinoms perkutan oder als intrakavitäre Applikation von radioaktiven Substanzen ist in den letzten Jahren in den Hintergrund getreten, da zum einen Ovarialkarzinome nur wenig auf eine Bestrahlung ansprechen und zum anderen die Erfolge der Chemotherapie bei dieser Tumorentität überzeugend sind. In Einzelfällen kann die Radiatio jedoch durchaus in der Behandlung des Ovarialkarzinoms hilfreich und erforderlich sein.

## 4.5 Chemotherapie des Ovarialkarzinoms

Der medikamentösen zytostatischen Therapie des Ovarialkarzinoms kommt deshalb besondere Bedeutung zu, da die Mehrzahl dieser Neoplasien so fortgeschritten ist, daß die Patientin durch keine noch so radikal-operative Maßnahme geheilt werden kann. Darüber hinaus gehören die Ovarialkarzinome zu den Tumoren, die am besten auf eine antineoplastische Therapie ansprechen. Die wirksamsten Substanzen sind Cisplatin und Carboplatin sowie Melphalan und Cyclophosphamid, Chlorambuzil und Ifosfamid. Weitere wirksame Substanzen, die vorwiegend in Kombination verwendet werden, sind Adriamycin und 4-Epirubicin, Mitoxantron, Hexamethylmelamin, Fluorouracil, Methotrexat sowie Etoposid (noch ca. 25% Remissionen nach Cisplatinresistenz).

Monotherapien mit Alkylantien (Cyclophosphamid oder Melphalan) führen in 30–50% der Fälle zu objektiven Tumorrückbildungen. Der Anteil der kompletten Remission liegt dabei jedoch unter 10%. Der Monotherapie mit Alkylantien sind alle Kombinationschemotherapieschemata überlegen, die Cisplatin enthalten. Hier finden sich komplette Remissionen in 25–30%, bei kleinen Resttumoren sogar in 50–80% der Fälle. Auch die Dauer des rezidivfreien Überlebens und des Gesamtüberlebens ist im Median bei cisplatinhaltigen Kombinationen um 10 Monate länger als bei einer Monotherapie mit Alkylantien. Nach bislang vorliegenden Ergebnissen scheint die Standardtherapie in der Behandlung des fortgeschrittenen Ovarialkarzinoms im Anschluß an die möglichst radikale Tumorentfernung in einer Chemotherapiezweierkombination aus Cisplatin plus einer Alkylantientherapie (z. B. Cisplatin und Cyclophosphamid, CP) zu liegen (Tabelle 40). Dreifachkombinatio-

**Tabelle 40.** Chemotherapie des Ovarialkarzinoms

*Monotherapie (Schemata der 1. Wahl)*

| Cyclophosphamid | | | Monotherapie |
|---|---|---|---|

| Cyclophosphamid | 1000 mg/m² | i. v. | Tag 1 |
|---|---|---|---|

Wiederholung Tag 21 über 3–4 Zyklen
dann

| Cyclophosphamid | 100 mg/m² | p. o. | tgl. |
|---|---|---|---|

Fortlaufend bis Progression

NW: Übelkeit, Erbrechen, Leuko-, Thrombopenie

| Cisplatin | | | Monotherapie |
|---|---|---|---|

| Cisplatin | 60–100 mg/m² | i. v. | Tag 1 |
|---|---|---|---|

Wiederholung Tag 21

NW: Übelkeit, Erbrechen, Leuko-, Thrombopenie
*Cave:* Nephrotoxizität

| Carboplatin | | | Monotherapie |
|---|---|---|---|

| Carboplatin | 300–400 mg/m² | i. v. | Tag 1 |
|---|---|---|---|

Wiederholung Tag 28

NW: Übelkeit, Erbrechen, Leuko-, Thrombopenie
*Cave:* Nephrotoxizität

*Monotherapie (Schemata der 2. Wahl)*

| Etoposid | | | Monotherapie |
|---|---|---|---|

| Etoposid | 150–200 mg/m² | i. v. | Tag 1–3 |
|---|---|---|---|

Wiederholung Tag 28, gegebenenfalls kann nach 3 Zyklen peroral
weitertherapiert werden.

NW: Übelkeit, Leuko-, Thrombopenie, Alopezie

| Treosulfan | | | Monotherapie |
|---|---|---|---|

| Treosulfan | 400–600 mg/m² | p. o. | Tag 1–28 |
|---|---|---|---|

Wiederholung nach 4wöchiger Pause

NW: Übelkeit, Erbrechen, Leuko-, Thrombopenie

**Tabelle 40.** (Fortsetzung)

*Kombinationschemotherapie (Schemata der 1. Wahl)*

| Cisplatin/Cyclophosphamid | | | | PC |
|---|---|---|---|---|

| Cisplatin | 80 mg/m$^2$ | i. v. | Tag 1 |
| Cyclophosphamid | 600–1000 mg/m$^2$ | i. v. | Tag 1 |

Wiederholung Tag 28

NW: Übelkeit, Erbrechen, Leuko-, Thrombopenie
*Cave:* Nephro-, Neuro-, Ototoxizität

| Carboplatin/Cyclophosphamid | | | |
|---|---|---|---|

| Carboplatin | 350 mg/m$^2$ | i. v. | Tag 1 |
| Cyclophosphamid | 600–1000 mg/m$^2$ | i. v. | Tag 1 |

Wiederholung Tag 28

NW: Übelkeit, Erbrechen, Leuko-, Thrombopenie
*Cave:* Nephro-, Neuro-, Ototoxizität

| Cisplatin oder Carboplatin/Etoposid | | | |
|---|---|---|---|

| Cisplatin | 80 mg/m$^2$ | i. v. | Tag 1 |
| oder | | | |
| Carboplatin | 350 mg/m$^2$ | i. v. | Tag 1 |
| Etoposid | 100 mg/m$^2$ | i. v. | Tag 1–3 |

Wiederholung Tag 28

NW: Übelkeit, Erbrechen, Leuko-, Thrombopenie
*Cave:* Nephro-, Neuro-, Ototoxizität

*Kombinationsschemata für Hochrisikopatientinnen*

| Cisplatin/Adriamycin Epirubicin/Cyclophosphamid | | | | PAC/PEC |
|---|---|---|---|---|

| Cisplatin | 50 mg/m$^2$ | i. v. | Tag 1 |
| Adriamycin | | | |
| oder Epirubicin | 50 mg/m$^2$ | i. v. | Tag 1 |
| Cyclophosphamid | 500 mg/m$^2$ | i. v. | Tag 1 |

Wiederholung Tag 28

NW: Übelkeit, Erbrechen, Leuko-, Thrombopenie
*Cave:* Nephro-, Kardio-, Neuro-, Ototoxizität
     Höchstdosis Adriamycin 550 mg/m$^2$
     Epirubicin 750 mg/m$^2$

**Tabelle 40.** (Fortsetzung)

*Kombinationsschemata für Hochrisikopatientinnen*

Hexa-CAF-Schema

| Hexamethylmelamin | 150 mg/m$^2$ | p. o. | Tag 1–14 |
| Cyclophosphamid | 150 mg/m$^2$ | p. o. | Tag 1–14 |
| Methotrexat | 40 mg/m$^2$ | i. v. | Tag 1 + 8 |
| 5-Fluorouracil | 600 mg/m$^2$ | i. v. | Tag 1 + 8 |

Wiederholung Tag 28–42

NW: Übelkeit, Erbrechen, Leuko-, Thrombopenie

*Kombinationstherapie (Schemata der 3. Wahl)*

Cyclophosphamid/Fluorouracil

| Cyclophosphamid | 80 mg/m$^2$ | p. o. | Tag 1–28 |
| 5-Fluorouracil | 500 mg/m$^2$ | p. o. | 1 mal/Woche |
| | | | als Trinkampulle |
| oder | | i. v. | 1 mal Woche |

Wiederholung ab Tag 43
NW: Übelkeit, Leuko-, Thrombopenie

nen (z. B. Cyclophosphamid, Adriamycin und Cisplatin, CAP) und Vierfachkombinationen (Cyclophosphamid, Hexamethylmelamin, Adriamycin und Cisplatin, CHAP) scheinen keine weitere Wirkungssteigerung bei deutlich höherer Toxizität zu erbringen (Tabelle 40). Die optimale Therapiedauer zum Erreichen einer histologisch verifizierbaren vollständigen Remission ist bislang nicht bekannt, zumal die Ausgangsvoraussetzungen für den Einsatz der Chemotherapie individuell sehr unterschiedlich sind. Wir setzen in der Regel eine Zweierkombination mit Cisplatin und Endoxan über 6 Zyklen ein und kontrollieren den Therapieerfolg klinisch (Palpation), radiologisch (CT) postoperativ und nach 6 Zyklen sowie mit Hilfe von Tumormarkern (CA 12-5). Bei vermuteter klinischer kompletter Remission wird eventuell bei jungen Frauen zur Sicherung des Therapieerfolgs und zur Frage des Absetzens der Chemotherapie eine Second-look-Operation durchgeführt.

## 4.5.2 Palliative Chemotherapie

Eine kurativ intentionierte Chemotherapie kann nicht mehr durchgeführt werden, wenn aufgrund der Tumorausdehnung im Stadium III mit großen Resttumormassen zu rechnen oder auch im Stadium IV keine operative Reduktion der Tumormassen möglich ist und es sich darüber hinaus noch um alte Patientinnen handelt, gegebenenfalls mit internistischen Grunderkrankungen, oder auch um extrem kachektische Patientinnen. Bei diesen Patientinnen ist eine Alkylantienmonotherapie einer cisplatinhaltigen Kombinationstherapie sicher vorzuziehen. Als Therapie der Wahl kann entweder Endoxan 100–150 mg pro Tag per os als Dauertherapie, eine Monotherapie mit Chlorambuzil 4 mg/m$^2$ per os tgl. oder eine Melphalanmonotherapie mit 8 mg/m$^2$ per os Tag 1–5 mit Wiederholung alle 4 Wochen durchgeführt werden. Diese Therapie kann in Abhängigkeit vom Ansprechen bis zur Progression oder bei fehlender Progression und guter Toleranz auch über Jahre gegeben werden. Wenn eine komplette Remission nach palliativer Chemotherapie vermutet wird, ist durchaus auch eine histopathologische Beurteilung indiziert, weil komplette Remissionen, z. B. nach einer Melphalanmonotherapie, von sehr langer Dauer sein können und daher die Gabe von diesen Alkylantien über mehrere Jahre bei Feststellung der kompletten Remission vermieden werden kann. Die Formen dieser palliativen Chemotherapie können selbstverständlich auch als sogenannte Erhaltungs- und Konsolidierungstherapie nach Erreichen einer kompletten oder partiellen Remission oder nach einer kurativen intentionierten Chemotherapie mit Endoxan und Cisplatin zur Anwendung kommen.

## 4.5.3 Rezidivtherapie

Tritt nach einer Vorbehandlung mit einer Alkylantienmonotherapie ein Rezidiv auf, so kann bei der Hälfte dieser Patientinnen mit dem Einsatz einer cisplatinhaltigen Kombination (CP, CAP, CHAP), insbesondere wenn höhere Cisplatindosierungen zur Anwendung kommen, noch eine Remission erreicht werden. Andererseits kann jedoch auch, da kurative Möglichkeiten zum Zeitpunkt des Rezidivs fehlen, eine weitere Monotherapie angeschlossen werden. Als wirksame Substanzen haben sich hier Etoposid, Hexamethylmelamin (18% objektive Remissionen), Adriamycin oder Epirubicin (8% objektive Remissionen) und Mitoxantron erwiesen. Ist das Rezidiv nach primärer Vorbehandlung mit einer cisplatinhaltigen Kombination aufgetreten, so sind die Chancen gering, mit einer erneuten Cisplatintherapie eine Remission zu erzielen. Bei Vorbehandlung mit niedrigen Cisplatindosierungen kann der Versuch gemacht werden, mit einer höheren Cisplatindosierung zum Erfolg zu kommen ($100-200 \text{ mg/m}^2$). Dies sollte jedoch wegen der hohen Toxizität dieser Substanz nur in Zentren durchgeführt werden. Darüber hinaus kann versucht werden, eine Rezidivtherapie mit einer Etoposidmonotherapie, mit einer Adriamycinmonotherapie oder auch mit einer Epirubicinmonotherapie zu versuchen.

### 4.5.4 Intraperitoneale Chemotherapie

Mit der intraperitonealen Applikation soll die Konzentration des Zytostatikums am Tumor erhöht und der therapeutische Index verbessert werden. Primär eignet sich die Applikation von Cisplatin, Mitoxantron, Methotrexat und Fluorouracil, Adriamycin, Mitomycin sowie die Kombination aus Cisplatin, Cytosin-Arabinosid und Adriamycin. In Einzelfällen konnten eindrucksvolle Rückbildungen und die Palliation von Symptomen nachgewiesen werden. Vergleiche, ob die systemische Gabe von Zytostatikakombinationen der intraperitonealen Gabe überlegen sind, liegen bislang nicht vor, so daß wir intraperitoneal nur dann Chemotherapeutika applizieren, wenn eine ausgeprägte Aszitesbildung vorliegt. Als intraperitoneale Therapie hat sich bei uns derzeit die Monotherapie mit Mitoxantron (Novantron) in einer Dosierung von 30 $\text{mg/m}^2$ bewährt.

## 4.6 Hormontherapie des Ovarialkarzinoms

Zur Behandlung von Patientinnen mit Ovarialkarzinomen wurden bisher Androgene, Anabolika, Kortikoide, Gestagene und Antiöstrogene eingesetzt. Androgene können zwar zur Verbesserung des

**Tabelle 41.** Hormontherapie beim Ovarialkarzinom (rein palliativ)

| Megestrolacetat | | | MA |
|---|---|---|---|
| Megestrolacetat | 800 mg | p. o. | Tag 1–28 |
| | 400 mg | p. o. | ab Tag 29 |

Fortlaufend bis Progression

NW: Gewichtszunahme, Hypertonie, Thrombose, Cushing
*Cave:* Hypertone Krise, Embolie und diabetogene Stoffwechsellage

Allgemeinbefindens der Patientin beitragen, führen jedoch zu ausgeprägten Virilisationserscheinungen, so daß die Androgene mit dieser therapeutischen Zielsetzung durch Anabolika oder einer Kortikoidtherapie ersetzt werden sollte. Obwohl, wie heute bekannt ist, typische Ovarialkarzinome im hohen Prozentsatz Östrogen- (65%) und Progesteronrezeptoren (50%) aufweisen, haben die hormontherapeutischen Konzepte bislang zu keinen überzeugenden Tumorregressionen geführt. Seit Anfang 1960 werden Gestagene beim Ovarialkarzinom meist als Ultima ratio eingesetzt (Tabelle 41). Unter dieser Therapie konnte nur bei knapp 10% der Patientinnen eine Teilremission oder ein „no change" des Tumorwachstums beobachtet werden. Diese Resultate zeigen, daß mit einer Gestagentherapie bei einem austherapierten Ovarialkarzinom nur in Einzelfällen eine Teilremission erzielt werden kann. Trotzdem ist ein palliativer Therapieversuch bei andersweitig fehlenden Alternativen besonders zur Verbesserung des Allgemeinbefindens (Anabol) und nicht zuletzt auch aus psychologischen Gründen durchaus möglich. Ähnlich effektiv bzw. ineffektiv wie die Gestagentherapie scheint auch die Therapie mit Antiöstrogenen (Tamoxifen) zu sein. Hier werden objektive Remissionen bei etwa 12% beschrieben. Neu sind erste präklinische Resultate, die mit Hilfe der GnRH-Agonisten als Folge einer drastischen Senkung der Gonadotropine therapeutische Effekte beim Ovarialkarzinom erzielten. Einzige Überlegung ist die Tatsache, daß FSH und LH offenbar für einen bestimmten Prozentsatz von Ovarialkarzinomzellen als Wachstumsfaktoren dienen. Klinische Ergebnisse liegen zu dieser hormonellen Therapiemaßnahme beim Ovarialkarzinom noch nicht vor.

# 4.7 Chemotherapie bei Keimzelltumoren der Frau

Die weiblichen Keimzelltumoren sind ähnlich chemotherapiesensibel wie die epithelialen Ovarialtumoren. Bewährt haben sich cisplatin- oder adriamycinhaltige Polychemotherapieschemata (s. Tabelle 42). Gleiches gilt generell auch für die Dysgerminone, die primär strahlensensibel sind. Hier sollte durchaus bei jungen Patientinnen und bei hohem Risiko zur Metastasierung eher eine Chemotherapie als eine Strahlentherapie zum Einsatz kommen. Die Chemotherapie der malignen Keimzelltumoren der Frau kann prinzipiell sowohl adjuvant als auch palliativ eingesetzt werden. Es haben sich 2 Schemata als wirksam klassifiziert: zum einen das VAC-Schema und das PVB-Schema, wobei das PVB-Schema offenbar etwas wirksamer zu sein scheint (s. Tabelle 42).

**Tabelle 42.** Chemotherapie der Keimzelltumoren

*Schemata der 1. Wahl*

| Cisplatin/Vinblastin/Bleomycin | | | PVB |
|---|---|---|---|
| Cisplatin | $20\ \text{mg/m}^2$ | i. v. | Tag 1–5 |
| Vinblastin | $8\ \text{mg/m}^2$ | i. v. | Tag 1+2 |
| Bleomycin | 30 mg | i. v. | Tag 2 |
| | | +12mal | 1 mal/Woche |

Wiederholung Tag 21

NW: Übelkeit, Erbrechen, Leuko-, Thrombopenie
*Cave:* Nephro-, Neuro-, Ototoxizität

| Vincristin/Actinomycin-D/Cyclophosphamid | | | VAC |
|---|---|---|---|
| Vincristin[a] | $1{,}5\ \text{mg/m}^2$ | i. v. | Tag 1 |
| Actinomycin-D | $0{,}3\ \text{mg/m}^2$ | i. v. | Tag 1–5 |
| Cyclophosphamid | $250\ \text{mg/m}^2$ | i. v. | Tag 1–5 |

Wiederholung Tag 28

NW: Starke Übelkeit, Erbrechen

[a] Gegebenenfalls kann Vincristin in den ersten 12 Wochen 1 mal wöchentlich i. v. kontinuierlich appliziert werden.

**Tabelle 42.** (Fortsetzung)

*Schemata der 2. Wahl*

| Vincristin/Adriamycin | | | | VA |
|---|---|---|---|---|
| Vincristin | 1,5 mg/m$^2$ | i. v. | Tag 1 | |
| Adriamycin | 50 mg/m$^2$ | i. v. | Tag 1 | |

Wiederholung Tag 28

NW: Übelkeit, Erbrechen, Leuko-, Thrombopenie
*Cave:* Kardio- und Neurotoxizität
Höchstdosis Adriamycin 550 mg/m$^2$

Methotrexat High-dose-Schema

| Methotrexat | 500 mg/m$^2$ | i. v. | über 24 h |
|---|---|---|---|
| Nach 24 h | | | |
| Citrovorum Factor | | | |
| (Leukovorin) | 40 mg/m$^2$ | i. v. | |
| Anschließend | | | |
| Leukovorin | 4 mg/m$^2$ | i. m. | alle 6 h |
| | | | Tag 2–4 |

Wiederholung Tag 14

NW: Stomatitis, spezifische Methotrexatnebenwirkungen

Bleomycin/CCNU

| Bleomycin | 20 mg/m$^2$ | i. v. | 2 mal/Woche |
|---|---|---|---|
| CCNU | 100 mg/m$^2$ | p. o. | alle 6–8 Wochen |

Fortlaufend bis Progression

NW: Übelkeit, Erbrechen, Leuko-, Thrombopenie

# 5. Das Zervixkarzinom

## 5.1 Definition

Das Zervixkarzinom gehört nach wie vor zu den häufigsten bösartigen Geschwülsten der Frau. Allerdings ist die Inzidenz und die Mortalität in den letzten 30 Jahren abnehmend. Der Erkrankungsgipfel liegt zwischen dem 45. und 55. Lebensjahr, die Mortalität beträgt 10–12 auf 100000 Frauen im Jahr.

## 5.2 Ätiologie

Als prädisponierende Faktoren werden mangelnde Sexualhygiene, frühzeitige Aufnahme sexueller Beziehungen, Promiskuität und hohe Geburtenzahl angesehen. Neuere Untersuchungen haben gezeigt, daß offenbar die Infektion mit humanen Papillomaviren als Initiator in Kombination mit einer Zweitinfektion ggf. mit Herpes-simplex-Virus-Typ-II, anderen Viren oder auch im Zusammenwirken mit kanzerogenen Stoffen (z. B. Zigarettenrauchen) als Promotor wirken und eine Proliferation der Zellen, Dedifferenzierung und gegebenenfalls die Ausbildung einer zervikalen interepithelialen Neoplasie (CIN) verursachen können. Kausale Zusammenhänge sind jedoch bislang nicht eindeutig nachgewiesen.

## 5.3 Diagnostik und Klinik

### 5.3.1 Histologie

Bei den Zervixkarzinomen handelt es sich in 90% der Fälle um verhornende, nichtverhornende oder kleinzellige Plattenepithelkarzinome. In 5–15% der Fälle liegen Adenokarzinome vor.

### 5.3.2 Stadieneinteilung

Das Zervixkarzinom wird prätherapeutisch nach den Richtlinien
der UICC nach dem TNM-System oder nach den Richtlinien der
FIGO eingeteilt. Für die Festlegung der Behandlungsstrategien ist
jedoch der postoperativ festgelegte Tumordurchmesser, der Befall
der Parametrien und der iliakalen Lymphknoten von entscheidender Bedeutung (pT, pN), zumal zwischen der präoperativen klinischen Stadieneinteilung und der pathohistologischen Beurteilung
des Tumorausbreitungsstadiums erhebliche Diskrepanzen bestehen.


### 5.3.3 Prognosekriterien

Neben den bekannten quantitativ meßbaren Tumorparametern wie
*Invasionstiefe, Tumorvolumen* und *Art der Metastasierung* in
*Lymphknoten* und *Parametrien* sind beim Zervixkarzinom die quali-
tativen Tumorkriterien von besonderer prognostischer Bedeutung:

- Reifegrad des Tumors,
- Art des Tumorwachstums,
- Tumoreinbruch in Blut- und Lymphgefäße,
- Ausmaß einer entzündlichen Stromareaktion.


### 5.3.4 Apparative Diagnostik

Präoperativ sollten folgende diagnostische Verfahren zur Auswahl
des geeigneten Behandlungsverfahrens vorliegen:

- Zytologie,
- Kolposkopie,
- Histologie (durch Biopsie, Konisation oder fraktionelle Abra-
  sio),
- Röntgenthorax in 2 Ebenen,
- i. v.-Pyelogramm,
- Zystoskopie,
- Rektosigmoidoskopie,
- Kolon-KE bei fortgeschrittenen Stadien,

- gegebenenfalls Computertomographie des Beckens und Abdomens zur Beurteilung des paraaortalen Lymphknotenbefalls,
- Sonographie des Abdomens.

## 5.3.5 Labordiagnostik

Zu den Standardlaboruntersuchungen zählen Blutbild (Hb, Leukozyten, Differentialblutbild, Thrombozyten), Elektrolyte, Gerinnungsstatus, GOT, GPT, $\gamma$-GT, harnpflichtige Substanzen, endogene Kreatininclearance. Als Tumormarker sollten CEA und SCC („Squamous cell carcinoma antigen") bestimmt werden.

## 5.4 Behandlungsstrategie und Indikationsstellung

Die Behandlung des Zervixkarzinoms besteht entweder aus der primären alleinigen Operation (I a einfache Radikaloperation, I b–II b erweiterte Radikaloperation nach Wertheim-Meigs) in einer Kombination von Operation und Strahlentherapie oder in der alleinigen Strahlenbehandlung. Bis zum Stadium II b steht bei uns das operative Vorgehen im Vordergrund, solange zwischen Tumor und Beckenwand eine Operationsebene und eine allgemeine Operabilität von seiten der Patientin gegeben sind. Vorteil der operativen Intervention in Form der erweiterten Radikaloperation nach Wertheim-Meigs besteht zum einen in der Möglichkeit, radikal die Tumormassen zu entfernen, zum anderen in der Tatsache, daß nur dann die Tumorausbreitung exakt bestimmt und Prognosefaktoren, die für die Gesamterkrankung von entscheidender Bedeutung sind, erarbeitet werden können, wenn nach der Operation die Möglichkeit besteht, das Operationspräparat histopathologisch aufzuarbeiten. Für nichtoperable Patientinnen kommt eine primäre Strahlentherapie in Form einer kombinierten Radium-/Afterloading-Telekobalt-Bestrahlung in Frage (Friedberg u. Herzog 1988).

# 5.5 Chemotherapie beim Zervixkarzinom

Das Zervixkarzinom ist nur gering chemotherapiesensibel. Als aktivste Substanzen haben sich Cisplatin, Carboplatin, Doxorubicin, Ifosfamid, Bleomycin, Vindesin, Cyclophosphamid, Fluorouracil, Methotrexat und Mitomycin mit Remissionsraten bis zu 30% als Monotherapeutika erwiesen.

Mit Kombinationschemotherapien lassen sich Remissionsraten von 20–50% erreichen. Die Überlegenheit der Kombinationschemotherapie gegenüber der Monotherapie ist bislang nicht eindeutig in prospektiv randomisierten Studien bewiesen. Darüber hinaus sind bei allen chemotherapeutischen Interventionen komplette Remissionen mit unter 10% selten. Die Remissionsdauer beträgt im Median knapp 4 Monate, die mediane Überlebenszeit 6–8 Monate.

Es muß jedoch an dieser Stelle erwähnt werden, daß der Einsatz der systemischen medikamentösen Chemotherapie beim Zervixkarzinom bislang nur in Einzelfällen erfolgt ist. Die Chemotherapie wurde überwiegend palliativ und vorwiegend bei Patientinnen eingesetzt, bei denen die Möglichkeit einer operativen und radiologischen Behandlung bereits ausgeschöpft waren. Als Folge der vorausgegangenen Primärtherapie mit Hyalinisierung des Gewebes und schlechter Durchblutung waren selbstverständlich auch die Ergebnisse der Chemotherapie wenig zufriedenstellend. Derzeit werden neoadjuvant und adjuvant systemische und auch lokale intraarterielle chemotherapeutische Maßnahmen in prospektiv randomisierten Studien neu überprüft. Ergebnisse liegen hierzu noch nicht vor, so daß die Behandlungsstrategien und Indikationsstellungen für eine Therapie mit antineoplastischen Substanzen nicht abschließend beurteilt werden können.

Bei Fernmetastasen und bei diffuser lokaler Metastasierung ist selbstverständlich eine palliative Chemotherapie sinnvoll. Bei etwa 10% der Patientinnen kann eine komplette Remission erzielt und damit die Überlebenszeit verlängert werden. Bei jüngeren Patientinnen sollte eine Kombinationschemotherapie eingesetzt werden. Die wirksamsten Kombinationschemotherapieschemata beinhalten Cisplatin. Geprüft wurden bislang Schemata mit Cisplatin, Bleomycin, Methotrexat und Leucoverin, Cisplatin, Bleomycin und Adriamycin und Cisplatin, Bleomycin, Adriamycin und Cyclophosphamid.

**Tabelle 43.** Chemotherapie beim Zervixkarzinom

---

*1. Monotherapie*

---

Cisplatin                                                                 Monotherapie

---

Cisplatin                          50–100 mg/m²     i. v.        Tag 1

Wiederholung Tag 21–28

NW: Übelkeit, Erbrechen, Leuko-, Thrombopenie
*Cave:* Nephro-, Oto-, Neurotoxizität

---

*2. Zweierkombinationen*

---

Cisplatin/Ifosfamid

---

Cisplatin                          300 mg/m²        i. v.        Tag 1
Ifosfamid                          5000 mg/m²       i. v.        Tag 1

Wiederholung Tag 28

NW: Leuko-, Thrombozytopenie, Erbrechen, Alopezie
*Cave:* Nephrotoxizität, Zystitis

---

Eine prospektive Multizenterstudie von deutschen Universitätskliniken hat offenbar mit gutem Erfolg die Kombination Cisplatin und Ifosfamid in dieser palliativen Situation überprüft (Tabelle 43). Welche der vorgeschlagenen Kombinationen die besten Resultate ergibt, ist bislang nicht eindeutig festzulegen. Vielleicht wäre derzeit der Kombination Cisplatin und Ifosfamid der Vorzug zu geben.

Bei Vorliegen prognostisch ungünstiger Faktoren, ausgedehnter Vorbestrahlung im kleinen Becken, Einschränkung der Nierenfunktion, bei schlechtem Allgemeinzustand und einem fortgeschrittenen Alter der Patientin sollte, wenn eine Chemotherapie überhaupt notwendig ist, einer Monotherapie der Vorzug gegeben werden. Hier kommen eine Cisplatinmonotherapie, eine Vindesinmonotherapie oder eine Adriamycinmonotherapie mit Remissionsraten bis zu 40% in Frage. Eine Monotherapie sollte beim Ansprechen auf diese Therapie bis zu einer Progression, die Kombinationstherapien über 4 Zyklen bis zur Remission (Induktion) und dann für weitere

2 Zyklen (zur Konsolidierung) fortgesetzt werden (Erhaltungsthera-
pie). Eine Fortsetzung darüber hinaus ist wegen der Toxizität der
Schemata nicht empfehlenswert.

## 5.6 Hormontherapie beim Zervixkarzinom

Da es sich bei den Zervixkarzinomen fast ausschließlich um hor-
monnichtsensible Karzinome handelt, stehen hormonelle therapeutische Maßnahmen zur Therapie des Zervixkarzinoms derzeit nicht
zur Verfügung.

# 6 Korpuskarzinom

## 6.1 Definition

Das Endometriumkarzinom ist heute das häufigste Genitalkarzi-
nom der Frau. Es tritt überwiegend bei Frauen im Klimakterium
und in der Postmenopause auf, der Häufigkeitsgipfel liegt zwischen
dem 55. und 60. Lebensjahr. Die Inzidenz beträgt 15–22/100000
Frauen und Jahr. In den letzten Jahren ist eine Zunahme der
Erkrankungshäufigkeit zu registrieren.

## 6.2 Ätiologie

Als das Korpuskarzinom begünstigender Faktor wird eine lang
dauernde Östrogeneinwirkung auf das Endometrium diskutiert.
Hierfür sprechen auch Beobachtungen, daß bei Patientinnen mit
wiederholten anovulatorischen Zyklen, hormonproduzierenden
Ovarialtumoren oder bei Patientinnen mit Stein-Leventhal-Syn-
drom eher Endometriumkarzinome entstehen. Ein direkter kausaler
Zusammenhang zwischen Östrogenen und Karzinomentstehung ist

bis heute nicht eindeutig bewiesen. Es besteht jedoch kein Zweifel, daß eine Verabreichung hoher Östrogendosen über lange Zeit mit einem deutlich erhöhten Risiko für eine Karzinomentstehung verbunden sind. Das Endometriumkarzinom entsteht aus Vorstufen. Eine solche Vorstufe ist die adenomatöse Hyperplasie mit Zellatypien, aus der sich in einem hohen Prozentsatz ein Endometriumkarzinom entwickelt.

## 6.3 Diagnostik und Klinik

### 6.3.1 Histologie

60% der Korpuskarzinome sind Adenokarzinome. In 21% der Fälle findet sich ein Adenokankroid, in 7% ein adenosquamöses Karzinom, in 6% ein hellzelliges Karzinom und in 5% ein papilläres Karzinom. Bei der Mehrzahl der Tumoren können Differenzierungsart und Differenzierungsgrad sowie Zellreife unterschieden werden. Es wird unterschieden zwischen hochdifferenzierten Adenokarzinomen (G I), Adenokarzinomen mit teilweise soliden Anteilen (G II) und Adenokarzinomen mit überwiegend soliden oder völlig undifferenzierten Karzinomanteilen (G III). Das Karzinomwachstum geht überwiegend vom Fundus uteri aus und wächst entweder exophytär in das Uteruslumen oder endophytär in die angrenzenden Myometriumschichten.

### 6.3.2 Stadieneinteilung

Überwiegend kommt die Stadieneinteilung nach den Richtlinien der FIGO (International Federation of Gynecology and Obstetrics) zur Anwendung oder auch das TNM-System nach den Richtlinien der UICC (Spiessl et al. 1990).

### 6.3.3 Prognosefaktoren

Für die Prognose der Patientin mit Endometriumkarzinom ist
neben

- der Tumorausbreitung (FIGO, TNM),
- der histologische Typ,
- der Differenzierungsgrad,
- die Art des Tumorwachstums,
- die Infiltrationstiefe in das Myometrium sowie
- die Ausbreitung auf dem Lymph- und Blutweg

von Bedeutung. Neben diesen überwiegend histopathologischen
Kriterien hat der Östrogen- und Progesteronrezeptorstatus (immun-
histochemisch und biochemisch) und offenbar auch die CEA-
Bestimmung prognostische Bedeutung.


### 6.3.4   Apparative Diagnostik

Siehe 5.3.4.
   Gegebenenfalls kann fakultativ bei besonderen Fragestellungen
eine Hysteroskopie, die Vaginalsonographie sowie ein CT des Bek-
kens und Abdomens durchgeführt werden.


### 6.3.5 Laboruntersuchungen

Siehe 5.3.5.
   Gegebenenfalls soll als Tumormarker das CEA bestimmt werden.


## 6.4 Behandlungsstrategie und Indikationsstellung

Das Endometriumkarzinom wird primär einer Operation oder auch
einer alleinigen Strahlentherapie zugeführt. Im Stadium I ist die
einfache Hysterektomie unter Mitnahme beider Adnexe, im Stadium II - mit Befall der Zervix - die erweiterte Radikaloperation

nach Wertheim-Meigs mit Uterusexstirpation, Entfernung beider Adnexe, Mitnahme einer Scheidenmanschette sowie der parametranen Ansatzzone und eine Lymphonodektomie anzuraten. Für eine nichtoperable Patientin empfiehlt sich eine primäre Strahlentherapie lokal durch Beladung des Uterus mit Afterloading oder Radium in Kombination mit einer Perkutanbestrahlung. Diese primärtherapeutischen Therapiestrategien werden gegebenenfalls durch eine systemische chemotherapeutische oder hormonelle Therapiemaßnahme ergänzt.

## 6.5 Chemotherapie beim Korpuskarzinom

Das Korpuskarzinom ist mäßig chemotherapiesensibel. Cisplatin, Doxorubicin, Fluorouracil und Cyclophosphamid sind die wirksamsten Substanzen und zeigen eine Remissionsrate von etwa 20–40%. Komplette Remissionen sind selten. Bei einer aggressiven Kombinationschemotherapie finden sich vermehrt objektive Remissionen bei längerer Remissionsdauer, jedoch bei größerer Toxizität, so daß die Monotherapie überwiegend bei älteren Patienten, die Kombinationstherapie überwiegend bei jüngeren Patientinnen zum Einsatz kommen sollte (Tabelle 44).

**Tabelle 44.** Chemotherapie des Korpuskarzinoms

| Adriamycin/Cyclophosphamid | | | | AC |
|---|---|---|---|---|
| Adriamycin | 40 mg/m$^2$ | i. v. | Tag 1 | |
| Cyclophosphamid | 500 mg/m$^2$ | i. v. | Tag 1 | |

Wiederholung Tag 21

NW: Übelkeit, Erbrechen, Leuko-, Thrombopenie, Alopezie
*Cave:* Höchstdosis Adriamycin 550 mg/m$^2$

# 6.6 Hormontherapie beim Korpuskarzinom

Findet sich ein positiver Östrogen- oder Progesteronrezeptorbesatz beim Korpuskarzinom, so ist die systemische Hormonbehandlung die Therapie der 1. Wahl. Die jeweilige individuelle Hormonempfindlichkeit hängt vom Differenzierungsgrad ab, der wiederum eine Korrelation zum Progesteronrezeptorstatus zeigt. Die Gestagene (Megestrolacetat, Medroxyprogesteronacetat) und eventuell auch Antiöstrogene (Tamoxifen) scheinen bei Patientinnen mit langsamem Tumorwachstum, langem freiem Intervall nach Primärtherapie und hochpositivem Rezeptorstatus mit Remissionsraten von 25–40% und einer Remissionsdauer von ca. 1,5 Jahren außerordentlich wirksam zu sein (Tabelle 45). Die Dosis der Antiöstrogene ist offenbar mit 30 mg/die ausreichend, Megestrolacetat wird fort-

**Tabelle 45.** Hormontherapie des Korpuskarzinoms

| | | | |
|---|---|---|---|
| Medroxyprogesteronacetat | | | MPA |
| Medroxyprogesteronacetat | 300–1000 mg[a] | p. o. | tgl. |

Fortlaufend bis Progression

NW: Gewichtszunahme, Hypertonie, Thrombose, Cushing
*Cave:* Hypertone Krise, Embolie und diabetogene Stoffwechsellage

| | | | |
|---|---|---|---|
| Megestrolacetat | | | MA |
| Megestrolacetat | 160 mg | p. o. | tgl. |

Fortlaufend bis Progression

NW: Gewichtszunahme, Hypertonie, Thrombose, Cushing
*Cave:* Hypertone Krise, Embolie und diabetogene Stoffwechsellage

| | | | |
|---|---|---|---|
| Tamoxifen | | | TAM |
| Tamoxifen | 30 mg | p. o. | tgl. |

Fortlaufend bis Progression

NW: Selten, Nausea, Hitzewallungen, Leuko-, Thrombopenie

[a] Hochdifferenzierte Tumoren 300 mg/die
Undifferenzierte Tumoren > 500 mg/die

laufend mit 160 mg/die dosiert, beim Medroxyprogesteronacetat scheinen die hochdifferenzierten hochrezeptorpositiven Tumoren mit 300 mg/die ausreichend therapiert zu sein, während bei undifferenzierten Tumoren die Verabreichung von 1000 mg/die Medroxyprogesteronacetat/die sinnvoller erscheinen.

# 7 Tubenkarzinom

## 7.1 Definition

Tubenkarzinome sind selten. Nur 0,3% aller gynäkologischer Karzinome sind primäre Malignome der Tube. Der Altersgipfel der erkrankten Patientinnen liegt zwischen dem 45. und 52. Lebensjahr.

## 7.2 Ätiologie

Die Ätiologie der Tubenkarzinome ist nicht bekannt.

## 7.3 Diagnostik und Klinik

Es handelt sich in der Mehrzahl der Fälle um Adenokarzinome. Das Karzinom wächst zunächst in das Tubenlumen vor. Wegen der guten Lymphdrainage der Tube finden sich frühzeitig iliakale und paraaortale Lymphknotenmetastasen.

### 7.3.1 Stadieneinteilung

Wegen der geringen Fallzahlen existiert keine eigenständige TNM- oder FIGO-Klassifikation.

## 7.3.2 Prognosekriterien

Unbekannt.

## 7.3.3 Apparative Diagnostik

Da es sich bei Tubenkarzinomen im wesentlichen um Zufallsbefunde handelt, die erst intraoperativ entdeckt werden, wird das Tubenkarzinom präoperativ - in Analogie zum Ovarialkarzinom - diagnostiziert (siehe dort).

## 7.3.4 Laboruntersuchungen

Zu den Standardlaboruntersuchungen zählen Blutbild (Hb, Leukozyten, gegebenenfalls Differentialblutbild, Thrombozyten), Elektrolyte, Gerinnung, GOT, GPT, GTT, harnpflichtige Substanzen, endogene Kreatininclearance. Als Tumormarker sollten CEA und CA 12-5 bestimmt werden.

# 7.4 Behandlungsstrategien und Indikationsstellung

Die Primärbehandlung des Tubenkarzinoms besteht aus der Operation mit Entfernung des Uterus und den beiden Adnexen. Wie beim Ovarialkarzinom sollte auch das große Netz mitreseziert werden. Wegen der Metastasierungswege wäre die Entfernung der iliakalen und paraaortalen Lymphknoten sinnvoll.

# 7.5 Chemotherapie beim Tubenkarzinom

Ob eine adjuvante Chemotherapie nach operativer Entfernung eines Tubenkarzinoms sinnvoll ist, kann aufgrund der geringen Fallzahlen nicht beantwortet werden. Bei Patientinnen mit inoperablem Tumor oder fortgeschrittener Tumoraussaat kommt eine Chemotherapie wie beim Ovarialkarzinom in Frage (Tabelle 40). Bewährt haben sich hier die cisplatinhaltigen Kombinationen PC und PAC sowie die weniger aggressive Behandlung mit FAC. Sicher kann auch das Adriamycin in den Kombinationen durch das besser verträgliche Epirubicin (Farmorubicin) bei gleicher oder höherer Dosierung ersetzt werden.

## 7.6 Hormontherapie beim Tubenkarzinom

Liegen Informationen über den Rezeptorstatus vor, so kann bei positivem Progesteronrezeptorbesatz in Einzelfällen palliativ Medroxyprogesteronacetat (z. B. Farlutal, Clinovir) 1000 mg/die per os zum Einsatz gebracht werden.

# 8 Vulvakarzinom

## 8.1 Definition

2–5% der bösartigen Tumoren des weiblichen Genitales sind Vulvakarzinome. Der Altersgipfel liegt zwischen dem 60. und 70. Lebensjahr. 80–85% aller Fälle treten nach der Menopause auf.

## 8.2 Ätiologie

Die Ätiologie des Vulvakarzinoms ist nicht bekannt. Unspezifisch chronische Infektionen der Vulva, Virusinfektionen überwiegend mit HPV-Viren und Herpes-simplex-Virusinfektionen in Verbindung mit den physikalischen Reizen scheinen für die Entstehung des Vulvakarzinoms von Bedeutung zu sein.

# 8.3 Diagnostik und Klinik

## 8.3.1 Histologie

Über 90% der Vulvakarzinome sind Plattenepithelkarzinome, überwiegend auf dem Boden einer atypischen hyperplastischen Dystrophie oder eines Carcinoma in situ und in 20–25% im Bereich eines Lichen craurosis entstehend.

## 8.3.2 Stadieneinteilung

Die Stadieneinteilung wird entsprechend den Richtlinien der UICC, nach der TNM-Klassifikation oder nach den Richtlinien der FIGO vorgenommen.

## 8.3.3 Prognosekriterien

Neben der Tumorgröße sind

- Tumorreifungsgrad,
- Invasionstiefe des Karzinoms und
- metastatischer Befall der Lymphknoten

von entscheidender prognostischer Bedeutung.

## 8.3.4 Apparative Diagnostik

Zur präoperativen apparativen Diagnostik gehören neben der

- histologischen Sicherung,
- Röntgenthorax in 2 Ebenen,
- i. v.-Pyelogramm,
- Kolonkontrasteinlauf sowie
- gegebenenfalls ein CT des kleinen Beckens

zur Beurteilung des Lymphknotenbefalls.

### 8.3.5 Labordiagnostik

Zu der Standardlabordiagnostik zählen Blutbild (Hb, Leukozyten, gegebenfalls Differenzialblutbild, Thrombozyten), Elektrolyte, Gerinnungsstatus, SGOT, SGPT, $\gamma$-GT und harnpflichtige Substanzen, gegebenenfalls unter Einschluß der endogenen Kreatininclearance. Als Tumormarker sollte CEA und SCC präoperativ bestimmt werden.

## 8.4 Behandlungsstrategie und Indikationsstellung

Die Möglichkeiten der operativen Behandlung des Vulvakarzinoms reicht von der lokalen Tumorexzision bis hin zur erweiterten Vulvektomie mit Ausräumung der inguinalen und gegebenenfalls auch der pelvinen Lymphknoten. Darüber hinaus sind auch Elektro- und kryochirurgische Verfahren und auch die konventionelle Strahlentherapie zum Einsatz gekommen. Die besten Resultate sind bislang mit der Vulvaradikaloperation und Ausräumung der inguinalen Lymphknoten erzielt worden. Dabei wurde eine En-bloc-Resektion des Tumors weit im Gesunden mit Entfernung der regionären Lymphknoten durchgeführt. In Abhängigkeit vom Befund wird dann überwiegend eine radiologische Zusatzbehandlung mit Kontakttherapie, Telegammabestrahlung sowie Bestrahlung mit schnellen Elektronen durchgeführt.

## 8.5 Chemotherapie beim Vulvakarzinom

Das Vulvakarzinom zählt zu den wenig chemosensiblen Tumoren. Aus diesem Grund sind auch chemotherapeutische Möglichkeiten überwiegend bei Frauen mit inkurablen Karzinomen eingesetzt worden. Alkylantien, Fluorouracil und die Vinkaalkaloide haben als Monotherapie oder in Kombination im geringen Maße zu objektiven Remissionen von nur sehr kurzer Dauer geführt. Darüber hinaus ist aufgrund des Altersprofils der Patientinnen per se der Einsatz einer aggressiven Chemotherapie problematisch. Bei sorgfältiger Abwägung der Nebenwirkungs-Nutzen-Relation können die Monotherapien und Kombinationschemotherapien zum Einsatz kommen, die auch bei Zervixkarzinomen derzeit geprüft werden (s. Tabelle 48).

## 8.6 Hormontherapie beim Vulvakarzinom

Für eine Hormontherapie besteht beim Vulvakarzinom *keine* Indikation.

# 9 Vaginalkarzinom

## 9.1 Definition

Die Malignome der Vagina gehören zu den seltenen bösartigen Neubildungen der weiblichen Genitalorgane. Sie betreffen etwa 1% aller Genitalmalignome. Die Inzidenz beträgt 0,8/100000 Frauen und Jahr, der Häufigkeitsgipfel liegt zwischen dem 6. und 7. Lebensjahrzehnt.

## 9.2 Ätiologie

Über die Entstehung der Vaginalmalignome sind keine spezifischen Ursachen bekannt. Chronische Reizzustände oder chronische Entzündungszustände können zur vaginalen Neoplasie disponieren. Nach intrauteriner Diethylstilbestrolexposition kam es bei jungen Frauen in den USA gehäuft zu vaginalen Klarzelladenokarzinomen. Inwieweit Virusinfektionen auch für die Entstehung der Vaginalkarzinome von Bedeutung sind, ist ungeklärt.

# 9.3 Diagnostik und Klinik

## 9.3.1 Histologie

Ca. 95% der Vaginalkarzinome sind Plattenepithelkarzinome. Daneben gibt es auch hellzellige Plattenepithelkarzinome, die sich aus dem Müllerschen Epithel ableiten, sowie Mischformen und Übergänge zu klarzelligen Adenokarzinomen. 3% der Vaginalkarzinome sind Malignome nichtepithelialer Herkunft (Sarkome).

## 9.3.2 Stadieneinteilung

Die Stadieneinteilung der Vaginalkarzinome wird nach den Kriterien der FIGO vorgenommen. Das Karzinom infiltriert schnell die angrenzenden Organe per continuitatem oder über den Lymphweg in die nahegelegenen Lymphknoten.

## 9.3.3 Prognosekriterien

Neben der primären Tumorausdehnung sind die Infiltrationstiefe, die Lymphangiosis und Hämangiosis von prognostischer Bedeutung.

## 9.3.4 Apparative Diagnostik

Auffallende Befunde in der Vagina werden exzidiert (PE). Wichtig ist, daß eine Vielzahl von Malignomen anderer Organlokalisationen in die Vagina metastasieren können. Dazu gehören Korpus-, Zervix-, Vulva-, Ovarial-, Blasen- und Rektumkarzinome, Hypernephrome, Chorionkarzinome und maligne Melanome, so daß vor Beginn einer Therapie diese Primärtumoren ausgeschlossen werden müssen.

### 9.3.5 Labordiagnostik

Zu den Standardlaboruntersuchungen zählen Blutbild (Hb, Leukozyten, gegebenenfalls Differentialblutbild, Thrombozyten), Elektrolyte, Gerinnungsstatus, SGOT, SGPT, $\gamma$-GT und die harnpflichtigen
Substanzen. Als Tumormarker sollten CEA und SCC bestimmt
werden.

## 9.4 Behandlungsstrategie und Indikationsstellung

Zur Behandlung des Vaginalkarzinoms kommen primär die radikale Operation oder eine Strahlentherapie in Betracht. Die Karzinome im oberen Vaginaldrittel werden entsprechend ihrer lympho-
genen Ausbreitung in Analogie zum Zervixkarzinom einer erweiterten Radikaloperation nach Wertheim-Meigs unter Mitnahme der
Scheide zugeführt. Die primäre Strahlenbehandlung erfolgt kombiniert als Kontakt- und Perkutanbestrahlung, ebenfalls in Analogie
zum Zervixkarzinom. Vaginalkarzinome des unteren Scheidendrit-
tels werden überwiegend wie Vulvakarzinome operativ und radiologisch behandelt. Bei Karzinomen im medialen Scheidendrittel mit
Befall des Rektums oder der Blase können nur ultraradikale Opera-
tionsverfahren wie eine vordere und hintere oder eine totale Exen-
teration den Tumor operativ sanieren. Da nicht alle Zentren diese
Eingriffe durchführen, wird in diesen Fällen häufig eine primäre
Strahlenbehandlung vorgenommen.

## 9.5 Chemotherapie des Vaginalkarzinoms

Chemotherapeutische Ansätze sind bislang überwiegend bei Patientinnen mit fortgeschrittenen Vaginalkarzinomen durchgeführt worden. Die Chemotherapie ist häufig als Ultima ratio zum Einsatz
gekommen und hat nach Operation und Radiatio zu keinen überzeugenden Behandlungsergebnissen geführt. Ob durch den früheren Einsatz einer Chemotherapie als Monotherapie oder als Kom-

binationstherapie diese Ergebnisse verbesserbar sind, bleibt abzuwarten. Generell kommen die beim Zervixkarzinom dargestellten Monotherapieschemata und Kombinationschemotherapieschemata auch für den Einsatz beim Vaginalkarzinom in Frage (s. Tabelle 43).

## 9.6 Hormontherapie des Vaginalkarzinoms

Da es sich bei dem Vaginalkarzinom um ein nichthormonsensibles Karzinom handelt, ist derzeit keine der hormontherapeutischen Maßnahmen indiziert.

# 10 Trophoblasttumoren

## 10.1 Definition und Inzidenz

Unter dem Begriff der gestationsbedingten Trophoblasterkrankung werden Blasenmole, invasive Blasenmole und das Chorionkarzinom zusammengefaßt. Blasenmolen treten etwa in 1 von 1000 Schwangerschaften auf, invasive Chorionkarzinome finden sich in 1 von 50 Blasenmolen. Das Altersmaximum liegt bei 20–40 Jahren.

## 10.2 Ätiologie

Ein primärer Defekt der Eizelle ist offenbar für die Entstehung einer Blasenmole verantwortlich. Man nimmt an, daß der Zellkern der zur Befruchtung gelangenden Eizelle ausgestoßen worden ist, da das genetische Substrat von seiten der Mutter fehlt. Daneben werden rassische Besonderheiten, virale Noxen und immunologische Faktoren zur Ätiologie diskutiert.

# 10.3 Diagnostik und Klinik

## 10.3.1 Histologie

Charakteristisch für die Blasenmole sind histologisch ein ausgeprägtes Stromaödem, das weitgehende Fehlen von Zottengefäßen und die Trophoblastzellproliferation. Die invasive Mole zeigt eine stärker ausgeprägte Trophoblastzellproliferation und die weiter fortgeschrittene myometrane Invasion. Beim Chorionkarzinom ist die Zottenstruktur vollständig aufgehoben, Myometriuminfiltration und Einbruch in Blutgefäße sind typisch. Metastasen von Chorionkarzinomen befinden sich bevorzugt in Lunge, Vagina, Gehirn und Leber.

## 10.3.2 Stadieneinteilung

Vom New England Trophoblast Disease Center wird folgende Stadieneinteilung vorgeschlagen:

*Stadium 0:* Molenschwangerschaft.
- *Low-risk-Situation:* HCG < 100000 U/ml im Urin, Uterus nicht größer als dem Termin entsprechend, Ovarialzyste < 6 cm, keine prognostisch ungünstigen epidemiologischen oder Stoffwechselfaktoren.
- *High-risk-Situation:* HCG > 100000 U/ml im Urin, Uterus für Termin zu groß, Ovarien > 6 cm, prognostisch ungünstige epidemiologische oder Stoffwechselfaktoren (Molenschwangerschaft oder Trophoblasttumor, Alter über 40 Jahre, Gestose, Koagulopathie, Tumorembolie, Hyperthyreoidismus).

*Stadium I:* Begrenzung auf den Uterus.
*Stadium II:* Metastasen ins kleine Becken und/oder Vagina.
*Stadium III:* Metastasen in der Lunge.
*Stadium IV:* Andere Fernmetastasen.

Über diese Stadieneinteilung hinaus wird für die Durchführung der Chemotherapie noch einmal gesondert in einer Low- oder High-risk-Gruppe unterschieden (siehe dort).

### 10.3.3 Prognosefaktoren

Die Prognosebeurteilung wird heute nach dem

- hCG-Wert im Urin,
- Sitz der Metastasen,
- Intervall zwischen Schwangerschaft und Manifestation des Chorionkarzinoms und
- vorausgegangenen Chemo- oder Radiotherapien

vorgenommen.

Der *Low-risk-Gruppe* müssen Patientinnen zugeordnet werden, deren $\beta$-hCG-Werte unter 100000 U/ml im Urin liegen, die keine Leber- oder Hirnmetastasen sowie ein kurzes Intervall von 4 Monaten zwischen Schwangerschaft und Manifestation des Chorionkarzinoms aufweisen und bei denen keine vorangegangene Chemo- oder Radiotherapie durchgeführt wurde.

Einer *High-risk-Situation* müssen Patientinnen zugeordnet werden, deren hCG-Wert über 100000 U/ml im Urin liegt, die Hirn- oder Lebermetastasen aufweisen, deren Intervall zwischen Schwangerschaft und Manifestation des Tumors 4 Monate beträgt und die eine vorausgegangene Chemotherapie durchgemacht haben.

Außer des hCG im Urin sollte in Zukunft der hCG-Wert im Serum gemessen werden, die exakte Grenze zwischen Low- und High-risk-Situationen ist dafür allerdings noch nicht festgelegt.

### 10.3.4 Apparative Diagnostik

Besonders wichtig für die Effizienzbeurteilung der Therapie ist die apparative Diagnostik über den Primärsitz des Tumors und dessen Ausbreitung. Hierzu müssen vor Therapiebeginn

- Ultraschall,
- Vaginalsonographie,
- Untersuchungen in Narkose,
- Saugkürettage des Uterus bzw. fraktionierte Abrasio,
- Computertomographie sowie Beckenangiographie

durchgeführt werden. Daneben sind erforderlich

- Röntgenthorax in 2 Ebenen,
- Lebersonographie und
- eventuell Laparoskopie zur Fernmetastasensuche, gegebenenfalls auch mittels Computertomographie des Schädels.

## 10.3.5 Labordiagnostik

Zur Standardlabordiagnostik zählen Blutbild (Hb, Leukozyten, gegebenenfalls Differentialblutbild, Thrombozyten), Elektrolyte, Gerinnungsstatus, SGOT, SGPT, $\gamma$-GT und die harnpflichtigen Substanzen. Als Tumormarker muß $\beta$-hCG im Urin, im Serum und notfalls auch im Liquor bestimmt werden.

# 10.4 Behandlungsstrategien und Indikationsstellung

Entsprechend den Empfehlungen des New England Trophoblastic Disease Center ist der Behandlungsschritt der ersten Wahl bei der persistierenden und der invasiven Mole sowie beim Chorionkarzinom die Chemotherapie. Eine Hysterektomie ist angezeigt bei nichtmetastasierenden chemotherapieresistenten destruierenden Blasenmolen und bei den nichtmetastasierenden chemotherapierefraktären Chorionkarzinomen. Eine Strahlentherapie kommt immer dann in Betracht, wenn Metastasen im Bereich des ZNS, der Augen sowie metastatische Absiedlungen im Bereich der Vagina therapiert werden sollen.

# 10.5 Chemotherapie der Trophoblastentumoren

Das Chorionkarzinom ist überaus chemotherapiesensibel. Es besteht in einem sehr hohen Prozentsatz eine kurative Chance, insbesondere in den frühen Stadien. Die wirksamsten Substanzen sind Methotrexat in normaler und hoher Dosis, Aktinomycin-D, Chlorambuzil, Etoposid, Vincristin und Cisplatin.

Beim Vorliegen einer Blasenmole ist nur dann eine Chemotherapie erforderlich, wenn der hCG-Titer nach der Entleerung des Uterus durch die Vakuumaspiration nicht weiter abfällt, es zum Wiederanstieg des hCG-Titers oder zur Entwicklung von Metastasen kommt. In diesen Fällen erhalten Patientinnen mit *Low-risk-Situation* eine Methotrexatmonotherapie (niedrig- oder höherdosiert), *High-risk-Patientinnen* eine Polychemotherapie (s. Tabelle 46). Patientinnen mit invasiven Molen oder mit Chorionkarzinomen oder Metastasen (Stadium 0–I) erhalten entweder in der *Low-risk-Situation* eine Methotrexatmonotherapie (niedrig- oder höherdosiert), in der *High-risk-Situation* eine Mehrfachkombination aus MAC oder EMA/CO. Metastasierte Chorionkarzinome der Stadien II und III sollten sofort einer Chemotherapie zugeführt werden, und zwar ist hier die 1. Wahl die Methotrexat-Leukoverin-Therapie, bei Kontraindikation gegen Methotrexat wird eine Actinomycin-D-Monotherapie durchgeführt (z. B. Leberinsuffizienz).

Metastasierte Chorionkarzinome der Stadien II–IV und High-risk-Situation erhalten im Stadium III eine MAC- oder eine EMA/CO-Kombination, im Stadium IV die noch aggressivere Chemotherapie mit CHAMOCA, gegebenenfalls kann auch eine EMA/CO-Kombination verwendet werden (Tabelle 47), die natürlich nur in großen Zentren durchgeführt werden sollten.

**Tabelle 46.** Chemotherapie der Trophoblasttumoren

| *1. Therapieschritt* | | | |
| --- | --- | --- | --- |
| Methotrexat | | | Niedrigdosiert |
| Methotrexat | 15 mg/m$^2$ | i. v. | Tag 1–5 |
| Wiederholung Tag 21 | | | |
| NW: Stomatitis, Leberenzymveränderungen | | | |
| oder | | | |
| Actinomycin D | | | |
| Actinomycin D | 0,3 mg/m$^2$ | i. v. | Tag 1–7 |
| Wiederholung Tag 21 | | | |
| NW: Stomatitis | | | |

**Tabelle 46.** (Fortsetzung)

### 2. Therapieschritt

| Methotrexat | | | Mittelhochdosiert |
|---|---|---|---|
| Methotrexat | 75 mg/m$^2$ | i. v. | 6mal im Abstand von 8 h |
| Nach 8 h Leukovorin | 27,5 mg/m$^2$ | p. o. | 6 Tage im Abstand von 6 h |

Wiederholung Tag 21

NW: Stomatitis, Leberenzymveränderungen

oder

Methotrexat/Actinomycin D

| Methotrexat | 15-20 mg/m$^2$ | i. v. | Tag 1-5 |
|---|---|---|---|
| Actinomycin D | 0,3 mg/m$^2$ | i. v. | Tag 1-5 |

Wiederholung Tag 21

NW: Stomatitis, Leberenzymveränderungen

### 3. Therapieschritt (Hochrisikosituation)

Methotrexat/Actinomycin D/Mercaptopurin

| Methotrexat | 15-20 mg/m$^2$ | i. v. | Tag 1-5 |
|---|---|---|---|
| Actinomycin D | 0,3 mg/m$^2$ | i. v. | Tag 1-5 |
| Mercaptopurin | 200 mg/m$^2$ | i. v. | Tag 1-5 |

Wiederholung Tag 28

NW: Übelkeit, Erbrechen, Alopezie, Stomatitis und Leberenzymveränderungen

| Methotrexat | | | Ultrahochdosiert |
|---|---|---|---|
| Methotrexat | 500 mg/m$^2$ | i. v. | Tag 1 (über 24 h) |
| nach 3 h Leukovorin | 40 mg/m$^2$ | i. v. | Tag 1 |
| anschließend Leukovorin | 4 mg/m$^2$ | i. m. | Tag 2-4 (alle 6 h) |

NW: Stomatitis, Leberenzymveränderungen
*Cave:* Therapie nur durchführen, wenn Methotrexatblutspiegel bestimmbar sind

**Tabelle 47.** Schemata bei Zentrumsbehandlung

| Etoposid/Methotrexat/Actinomycin/Cyclophosphamid/Vincristin | | | | EMA/CO |
|---|---|---|---|---|
| Etoposid | 100 mg/m$^2$ | i. v. | Kurzinf. | Tag 1, 2 |
| Methotrexat anschließend | 100 mg/m$^2$ | i. v. | Bolus | Tag 1 |
| Methotrexat | 200 mg/m$^2$ | i. v. | 12-h-Inf. | |
| Leukovorin | je 15 mg | p. o. | Alle 8 h | Tag 2, 3 |
| Actinomycin D | 0,5 mg | i. v. | | Tag 1, 2 |
| Cyclophosphamid | 600 mg/m$^2$ | i. v. | Bolus | Tag 8 |
| Vincristin | 1 mg/m$^2$ | i. v. | | Tag 8 |

Wiederholung des Zyklus, wenn keine größere Toxizität die weitere Therapie verhindert, am Tag 15

*Cave:* Cyclophosphamid und Vincristin dürfen nur gegeben werden, wenn an Tag 8 keine größere Toxizität vorhanden ist; sonst: Zuwarten bis Rückbildung der Toxizität

| CHAMOCA-Protokoll | | | |
|---|---|---|---|
| Hydroxyharnstoff | je 500 mg | p. o. alle 12 h | Tag 1 |
| Actinomycin D | 0,5 mg | i. v. | Tag 4, 5, 6 |
| Vincristin | 1 mg/m$^2$ | i. v. | Tag 2 |
| Methotrexat | 100 mg/m$^2$ | i. v. Bolus | Tag 2 |
| gefolgt von | 200 mg/m$^2$ | 12-h-Inf. | |
| Cyclophosphamid | 500 mg/m$^2$ | i. v. | Tag 3, 9 |
| Leukovorin[a] | je 15 mg | i. m. alle 6 h | Tag 3–5 |
| Doxorubicin | 30 mg/m$^2$ | i. v. | Tag 9 |

Wiederholung Tag 22(–29)

[a] Beginnend 24 h nach Beginn der Methotrexatgabe.


Wichtig ist, daß die Chemotherapie sowohl in der Low-risk- als auch in der High-risk-Gruppe und in den verschiedenen Stadien so lange durchgeführt wird, bis der hCG-Spiegel sich im Normbereich befindet. Ist der hCG-Wert in 3 aufeinanderfolgenden Wochen nicht mehr nachweisbar, wird in der Low-risk-Gruppe die Behandlung beendet. Eine monatliche hCG-Kontrolle erfolgt dann über weitere 12 Monate. In der High-risk-Gruppe wird die Chemotherapie ebenfalls so lange fortgesetzt, bis hCG an 3 aufeinanderfolgenden Wochen nicht mehr nachweisbar ist. Hier werden jedoch aus Sicherheitsgründen 3 weitere Therapiezyklen zur Konsolidierung angeschlossen.

Bei primären und sekundären Therapieversagern sollte zunächst die nächst aggressivere Chemotherapie angewendet werden (siehe Tabelle 46), d. h. nach einer Monotherapie die höherdosierte Monotherapie und dann eine Kombinationstherapie. Bei Versagen dieser Schemata kann auf eine Etoposidmonotherapie oder eine Etoposid-Cisplatin-Kombination übergegangen werden (siehe Tabelle 40).

## 10.6 Hormontherapie der Trophoblasttumoren

Eine Hormontherapie ist unwirksam und entfällt damit.

# 11 Sarkome

## 11.1 Defintion

Sarkome im Bereich der weiblichen Genitalorgane sind selten. Ihr Anteil an der Gesamtzahl aller bösartigen Neubildungen in diesem Bereich beträgt ca. 2–3%. 80% der Genitalsarkome sind maligne mesenchymale Geschwülste des Corpus uteri, Sarkome der Cervix uteri (8%), des Ovars (7%), der Vulva (2%) und der Vagina (2%). Sarkome der Tuben sind dagegen äußerst selten. Bei den Sarkomen des Corpus uteri liegt bei Zusammenfassung aller histologischen Typen der Altersgipfel bei ungefähr 55 Jahren.

## 11.2 Ätiologie

Über die Ätiologie der Sarkome ist nichts bekannt.

## 11.3 Diagnostik und Klinik

### 11.3.1 Histologie

Es ist schwer, bei der Nomenklaturenvielfalt der Sarkome einen
Überblick zu bekommen. Eine vereinfachte, die histogenetischen
und die klinischen Belange berücksichtigende Einteilung läßt
3 Hauptgruppen unterscheiden:

- Leiomyosarkome,
- maligne mesodermale Mischtumoren,
- endometriale Stromatumoren.

### 11.3.2 Stadieneinteilung

Die Sarkome zeigen hinsichtlich Wachstum und ihrer Tumorausbreitung ein unterschiedliches Verhalten. Während die Leiomyosarkome in der Tiefe der Uteruswandung bzw. eines Myomknotens
gewisse Zeit unentdeckt wachsen, machen sich die Schleimhautsar-
kome schon bald durch polypöse frühzeitig blutende Tumormassen
bemerkbar. Die weitere Tumorausdehnung erfolgt dann per continuitatem in die benachbarten Beckenorgane. Typisch für Sarkome
ist der frühzeitige Blutgefäßeinbruch und daß frühzeitig stomato-
gen Metastasen, und zwar überwiegend in der Lunge entstehen.

### 11.3.3 Prognosekriterien

Mitoserate, Differenzierungsgrad sowie der pathohistologische
Nachweis eines Tumoreinbruchs in Blut- und Lymphgefäße sind
die wichtigsten prognostischen Faktoren.

### 11.3.4 Apparative Diagnostik

Nach Lokalisation der Sarkome im Bereich der Vulva, der Vagina
und des Uterus bzw. der Tuben und der Ovarien müssen die bei
diesen Organmalignomen typischen prätherapeutisch apparativen
Verfahren zur Diagnostik zum Einsatz kommen. Wichtig ist bei den
Sarkomen, daß bei Verdacht auf diese Tumorintentität der Rönt-

genthorax in 2 Ebenen zur frühzeitigen Metastasenlokalisation veranlaßt wird.

### 11.3.5 Laboruntersuchungen

Zu den Standardlaboruntersuchungen zählen Blutbild (Hb, Leukozyten, gegebenenfalls Differentialblutbild, Thrombozyten), Elektrolyte, Gerinnungsstatus, SGOT, SGPT, $\gamma$-GT und harnpflichtige Substanzen. Spezielle Tumormarker sind nicht bekannt.

## 11.4 Behandlungsstrategien und Indikationsstellung

Die frühzeitige Erkennung eines Sarkoms und die möglichst radikale operative Primärtherapie weit im Gesunden wird heute als Standardtherapie angesehen. Konnte der Tumor nicht im Gesunden entfernt werden, wird eine Strahlentherapie empfohlen, obwohl die Effektivität der Strahlentherapie bei Sarkomen nicht eindeutig nachgewiesen ist.

## 11.5 Chemotherapie der Sarkome

Durch den frühzeitigen Gefäßeinbruch und damit die frühe hämatogene Metastasierung ist von einer systemischen Anwendung zytostatischer Substanzen eine Verbesserung der insgesamt schlechten Prognose zu erwarten. Eine adjuvante Polychemotherapie kann derzeit nicht empfohlen werden, da überzeugende Studienergebnisse zu dieser Fragestellung bislang nicht vorliegen. In Einzelfällen, insbesondere bei jungen Patientinnen mit nachgewiesener Haemangiosis carcinomatosa oder prognostisch ungünstiger Situation, können jedoch die Schemata zum Einsatz gebracht werden, die für die metastasierten gynäkologischen Sarkome empfohlen werden.

Bei gesicherter Fernmetastasierung wird häufig das Cyvadic-Schema eingesetzt (s. Tabelle 48), für das Remissionen bis zu 40% beschrieben werden. Als Alternative können auch Ifosfamid mit Anthracyclinen oder auch Ifosfamid mit Etoposid eingesetzt werden.

# 11.6 Hormontherapie der Sarkome

Überwiegend entfällt eine hormonelle medikamentöse Maßnahme bei den Sarkomen im Bereich der Gynäkologie, da es sich überwiegend um nichthormonsensible Tumoren handelt. Eine Ausnahme davon bilden die endometrialen Stromasarkome sowie die Mischtumoren mit hohem Adenokarzinomanteil. Hier kann der Versuch einer hochdosierten Gestagenbehandlung mit 1000 mg Medroxyprogesteronacetat/die peroral (Farlutal, Clinovir) oder mit Megestrolacetat (Megestat) 160–320 mg/die peroral gemacht werden.

**Tabelle 48.** Chemotherapie der Sarkome

| *Palliative Therapie* | | | |
|---|---|---|---|
| CYVADIC-Schema | | | CYVADIC |
| Cyclophosphamid | 500 mg/m$^2$ | i. v. | Tag 1 |
| Vincristin | 1 mg/m$^2$ | i. v. | Tag 1 + 5 |
| Adriamycin | 50 mg/m$^2$ | i. v. | Tag 1 |
| DTIC | 250 mg/m$^2$ | i. v. | Tag 1–5 |

Wiederholung Tag 28

NW: Übelkeit, Erbrechen, Leuko-, Thrombopenie
*Cave:* Kardio- und Neurotoxizität
    Höchstdosis Adriamycin 550 mg/m$^2$

| Ifosfamid/Cisplatin | | | |
|---|---|---|---|
| Ifosfamid | 1600 mg/m$^2$ | i. v. | Tag 1–5 |
| Cisplatin | 20 mg/m$^2$ | i. v. | Tag 1–5 |

Wiederholung Tag 28

NW: Übelkeit, Erbrechen, Leuko-, Thrombopenie
*Cave:* Blasen- und Nephrotoxizität

| Vinblastin | | | Monotherapie |
|---|---|---|---|
| Vinblastin | 0,1–0,3 mg/kg KG | i. v. | 1 mal/Woche |

Fortlaufend bis Progression

NW: Leuko-, Thrombopenie, Übelkeit, Erbrechen

# 12 Gebräuchliche Zytostatika und Hormonpräparate in der heutigen Krebstherapie

## 12.1 Zytostatika. Einteilung nach Stoffklassen entsprechend ihrer molekularbiologischen Wirkung

| Freiname (generic name) | Registrierter Handelsname (Hersteller) | Abkürzung | Handelsformen | Indikationen (gyn. Ca.) |
|---|---|---|---|---|
| **1. Alkylierende Substanzen (Klasse 1)** | | | | |
| Busulfan | Myleran | BUS | Tbl. 0,5/2 mg | – |
| Carmustin | Carmubris | BCNU | Inj. Fl. 100 mg | – |
|  | Nitromon |  | Inj. Fl. 100 mg | |
| Chlorambucil | Leukeran | CLB | Tbl. 2/5 mg | Ov |
| Cyclophosphamid | Endoxan | CTX | Drg. 50 mg, Inj. Fl. 100/200/500/1000 mg | Ma/Ov/Corp |
|  | Cyclostin | CYCLO | Drg. 50 mg, Inj. Fl. 100/200/500/1000 mg | |
| Estramustin | Estracyt | ESTRA | Kps. 140 mg | – |
|  |  |  | Inj. Fl. 150/230 mg | |
| Ifosfamid | Holoxan | IFO | Inj. Fl. 250/500/1000/2000 mg | Ov/Ma |
| Lomustin | CCNU | CCNU | Kps. 40 mg | – |
|  | Cecenu | CeCenu | Kps. 40 mg | |
|  | Lomeblastin | LOM | Kps. 40 mg | |

| Freiname (generic name) | Registrierter Handelsname (Hersteller) | Abkürzung | Handelsformen | Indikationen (gyn. Ca.) |
| --- | --- | --- | --- | --- |
| Melphalan | Alkeran | L-Pam | Tbl. 2/5 mg<br>Inj. Fl. 100 mg | Ma/Ov |
| Nimustin | ACNU | NIM | Inj. Fl. 200 mg | – |
| Prednimustin | Sterecyt | STER | Tbl. 20/100 mg | Ma |
| Thiotepa | Thiotepa „Lederle" | T-TEPA | Inj. Fl. 15 mg | Ov |
| Treosulfan | Treosulfan Löwens | TREO | Kps. 250 mg | Ov |
| Trofosfamid | Ixoten | TRO | Tbl. 50 mg | Ma/Ov |

2. Antimetabolite (Klasse 2)

| Freiname (generic name) | Registrierter Handelsname (Hersteller) | Abkürzung | Handelsformen | Indikationen (gyn. Ca.) |
| --- | --- | --- | --- | --- |
| Cytosinarabinosid | Alexan<br>Udicil | Ara-C | Amp. 40/100/1000 mg<br>Inj. Fl. 100/500/1000/2000 mg | – |
| Fluorouracil | Fluoroblastin | 5-FU | Inj. Fl. 250/500 mg | Ma/Ov |
| | Fluorouracil R. P. Lösung | 5-FU | Inj. Fl. 250/500/1000 mg | |
| | Fluoro-uracil „Roche" 5-FU | | Amp. 250 mg<br>Trinkamp. 250 mg | |
| Mercaptopurin | Puri-Nethol | PURI | Tbl. 50 mg | – |
| Methotrexat | Methotrexat „Lederle" MTX | | Tbl. 2,5 mg, Inj. Fl.<br>5/25/50/500/1000/5000 mg | Cho/Ma/Coll |
| | Methotrexat medac | | Tbl. 10 mg, Inj. Fl.<br>5/50/250/500/1000/5000 mg | |
| | Methotrexat R. P. Lösung | | Inj. Fl. 5/50/500/1000 mg | |
| | Farmitrexat | | Inj. Fl. 5/20/50/500/1000/5000 mg | |
| Thioguanin | Thioguanin | THIO | Tbl. 40 mg | – |

## 3. Spindelgifte (Klasse 3)

| | | | | |
|---|---|---|---|---|
| Etoposid | Vepesid | VP 16 | Amp. 50 mg | Ov |
| | | | Kps. 100 mg | |
| Teniposid | VM-26-Bristol | VM-26 | Amp. 50 mg | – |
| Vinblastinsulfat | Velbe | VLB | Inj. Fl. 10 mg | Cho/Ma |
| | Vinblastin R. P. | | Inj. Fl. 10 mg | |
| Vincristinsulfat | Vincristinliquid | VCR | Inj. Fl. 1 mg | Ma/Sark |
| | | | Spritze 1/2 mg | |
| | Vincristin 1 mg Bristol | | Inj. Fl. 1 mg | |
| | Vincrinstinsulfat R. P. | | Inj. Fl. 1/2 mg | |
| | Lösung | | | |
| Vindesinsulfat | Eldisine | VDS | Inj. Fl. 5 mg | Ma |

## 4. Antibiotika (Klasse 4)

| | | | | |
|---|---|---|---|---|
| Actinomycin D | Lyovac-Cosmegen | Act-D | Inj. Fl. 0,5 mg | Cho/Sark |
| Bleomycin | Bleomycinum Mack | BLEO | Inj. Fl. 15 mg | Cer/Vul/Vag |
| Daunorubicin | Daunoblastin | DNR | Inj. Fl. 20 mg | Sark |
| (= Daunomycin | Daunorubicin R. P. | | Inj. Fl. 20 mg | |
| = Rubidomycin) | | | | |
| Doxorubicin | Adriblastin | ADM, ADR | Inj. Fl. 10/50 mg | Ma/Ov |
| (= Adriamycin) | | | | |
| Epirubicin | Farmorubicin | FAR | Inj. Fl. 10/20/50 mg | Ma/Ov |
| Mithramycin | Mithramycin „Pfizer" | MMTH | Amp. 2,5 mg | |
| Mitomycin | Mitomycin medac | MC | Inj. Fl. 2/10/20 mg | |
| Mitoxantron | Novantron | NOV | Inj. Fl. 10/20/25/30 mg | Ma/Ov |

| Freiname (generic name) | Registrierter Handelsname (Hersteller) | Abkürzung | Handelsformen | Indikationen (gyn. Ca.) |
|---|---|---|---|---|
| **5. Andere Substanzen (Klasse 5)** | | | | |
| Carboplatin | Carboplat | CBDCA | Inj. Fl. 100/300/900 mg | Cer/Ov |
| Cisplatin | Cisplatin | CDDP | Inj. Fl. 10/25/50 mg | Cer/Ov |
| | Cisplatin-Lösung | | Inj. Fl. 10/25/50/100 mg | |
| | Cisplatin R. P. Lösung | | Inj. Fl. 10/25/50 mg | |
| | Platiplastin-Lösung | | Inj. Fl. 10/50 mg | |
| | Platinex-Lösung | | Inj. Fl. 10/25/50 mg | |
| Dacarbazin | D. T. J. C. | DTJC | Inj. Fl. 100/200 mg | Sark |
| | DTJC 100/200 | | Inj. Fl. 100/200 mg | |
| | Deticene | | | |
| Hexamethylmelamin | Hexastat | Hexa | Kps. 100 mg | Ov |
| Hydroxyharnstoff | Litalir | HU | Kps. 500 mg | Ma |
| L-Asparaginase | Crasnitin | (L-)Asp | Inj. Fl. 10000 E | – |
| | Asparaginase-Medac | | Inj. Fl. 5000/10000 E | |
| Procarbazin | Natulan | PRO | Kps. 50 mg | – |

## 12.2 Hormonpräparate

| Freiname (generic name) | Registrierter Handelsname (Hersteller) | Abkürzung | Handelsformen | Indikation (gyn. Ca.) |
|---|---|---|---|---|
| 1. Nebennierenrindenhormone/Glukokortikoide (unvollständige Auswahl) | | | | |
| Prednison | Decortin | | Tbl. 5/50 mg | Ma |
| | Hostacortin | | Tbl. 5 mg | |
| | Prednison | | Tbl. 20 mg | |
| | Prednison | | Tbl. 5/20 mg | |
| | Prednison Ratiopharm | | Tbl. 5 mg | |
| | u. a.m. | | | |
| Prednisolon | Ultracorten | | Tbl. 5 mg | |
| | Decortin H | | Tbl. 5 mg | |
| | Deltacortil | | Tbl. 5 mg | |
| | Duraprednisolon | | Tbl. 5 mg | |
| | Hostacortin-H | | Tbl. 5 mg | |
| | u. a. m. | | | |
| Dexamethason | Fortecortin | | Tbl. 0,5/1,5/4 mg | Zentrale |
| | Decadron-Phosphat | | Amp. 4/8 mg | Filiae |
| | u. a. m. | | | |
| Cortisonacetat | Cortison CIBA | | Tbl. 25 mg | Zusatz |
| | u. a. m. | | | Aromatase-hemmer |

| Freiname (generic name) | Registrierter Handelsname (Hersteller) | Abkürzung | Handelsformen | Indikationen (gyn. Ca.) |
|---|---|---|---|---|
| **2. Androgene/Anabolika** | | | | |
| Testosteron | Testoviven | | Amp. 50/100/250 mg | Mamma palliativ? |
| Testolacton | Fludestrin | | Tbl. 50 mg | " |
| Drostanolon-propionat | Masterid | | Amp. 100 mg | " |
| Nandrolon | Anadur | | Amp. 50 mg | " |
| | Decadurabolin | | Amp. 25/50 mg | |
| Metenolon | Primobolan | | Amp. 50 mg | " |
| **3. Antiandrogene** | | | | |
| Cyproteronacetat | Androcur-10 | | Tbl. 10 mg | |
| Flutamid | Fugerel | | Tbl. 250 mg | |
| **4. Östrogene (nur Beispiele)** | | | | |
| Äthynilöstradiol | Progynon C | | Tbl. 0,02 mg | |
| Östradiol | Progynova | | Tbl. 2 mg | |
| Estradiolvalerat | Pogynon-Depot 40 | | Amp. 40 mg | |
| Fosfestrol | Honvan | | Amp. 60 mg | |

## 5. Antiöstrogene/Aromatasehemmer

| | | | | |
|---|---|---|---|---|
| Tamoxifen | Duratamoxifen | TAM | Tbl. 10/20 mg | Mamma/Corp |
| | Kessar | | Tbl. 10/20/30/40 mg | |
| | Nolvadex | | Tbl. 10/20/30/40 mg | |
| | Tamofen | | Tbl. 10/20 mg | |
| | Tamoxasta | | Tbl. 10/20 mg | |
| | Tamoxifen-medac | | Tbl. 10/20/30/40 mg | |
| | Tamoxifen-ratiopharm | | Tbl. 10/20 mg | |
| Aminoglutethimid | Orimeten | | Tbl. 250 mg | Mamma |

## 6. GnRH-Analoga/LH-FSH-Blocker

| | | | |
|---|---|---|---|
| Buserelin | Suprefact-Depot | Amp. | Mamma |
| Goserelinacetat | Zoladex | Implantat 3,8 mg | Mamma |
| Gonadorelinacetat | Decapeptyl | Amp. 0,5 mg | Mamma |

## 7. Gestagene

| | | | | |
|---|---|---|---|---|
| Medroxy-progesteronacetat | Clinovir | MPA | Trinkamp. 500 mg | Mamma |
| | | | Tbl. 100/200/250/400/500 mg | Corpus |
| | Farlutal | | Trinkamp. 500/1000 mg | |
| | | | Tbl. 100/200/250/500 mg | |
| Megestrolacetat | Megestat | MEGES | Tbl. 40/160 mg | " |
| | Niagestin | | Tbl. 15 mg | ? |
| Norethisteronacetat | Pimolut-Nor | | Tbl. 5/10 mg | ? |
| Gestonoroncaproat | Depostat | | Amp. 200 mg | anabol. |

# Literatur

Baltzer J (1986) Gynäkologische Malignome. In: Huhn D (Hrsg) Zytostatikatherapie maligner Erkrankungen. Fischer, Stuttgart, S 158

Bender HG (1984) Gynäkologische Onkologie für die Praxis. Thieme, Stuttgart

Bruhn HD (1980) Zytostatika-Fibel. Schattauer, Stuttgart

Brunner KW, Nagel GA (1985) Internistische Krebstherapie, 3. Aufl. Springer, Berlin Heidelberg New York

De Vita VT et al. (1985) Cancer, principles and practice of oncology, 2nd edn. Lippincott, Philadelphia

Drings P, Schreml W (1983) Supportive Maßnahmen bei der internistischen Tumorbehandlung. (Aktuelle Onkologie 7). Zuckschwerdt, München

Fink U, Peters HD, Schmoll HJ (1986) Antiemetische Therapie. In: Schmoll HJ, Peters HD, Fink U (Hrsg) Kompendium internistischer Onkologie, Teil 1. Springer, Berlin Heidelberg New York, S 317–344

Friedberg V, Herzog RE (1988) Die Therapie der Zervixkarzinome. In: Friedberg V, Thomsen KT (Hrsg) Gynäkologie und Geburtshilfe Bd III/2. Thieme, Stuttgart

Fritze D (1986) Medikamentöse Krebsbehandlung. Steinkopf, Darmstadt

Gross R, Schmidt CG (1985) Klinische Onkologie. Thieme, Stuttgart

Heidemann E (1988) Therapieschemata: Onkologie und Hämatologie. Urban & Schwarzenberg, München

Hilfrich J, Schmoll HJ, Fink U (1986) Therapiekonzepte gynäkologischer Tumoren und Mammacarcinome. In: Schmoll HJ, Peters HD, Fink U (Hrsg) Kompendium internistische Onkologie, Teil 2. Springer, Berlin Heidelberg New York

Illinger HJ, Herdrich K (1987) Arzneimittelinteraktionen bei der Therapie maligner Erkrankungen. Zuckschwerdt, München

Jonat W, Maass H (1985) Grundlagen endokriner Therapieprinzipien. In: Wulf KH, Schmidt-Matthiesen L (Hrsg) Allgemeine Onkologie. Urban & Schwarzenberg, München (Klinik der Frauenheilkunde und Geburtshilfe, Bd 10, S 283)

Kaufmann M, Kubli F, Drings P, Burkert H, Bastert G (1989) Medikamentöse Therapie der Genital- und Mammakarzinome, 4. Aufl. Karger, München

Kleeberg UR, Erdmann H (1980) Vademecum der Zytostatikatherapie. Kehrer, Freiburg

Kreienberg R, Melchert F (1988) Grundsätze der Chemo-, Hormon- und Immuntherapie. In: Friedberg V, Thomsen K (Hrsg) Gynäkologie und Geburtshilfe, Bd III/2. Thieme, Stuttgart, S 16

Melchert F (1985) Antineoplastische Chemotherapie. In: Wulf KH, Schmidt-Matthiesen H (Hrsg) Allgemeine Onkologie. Urban & Schwarzenberg, München (Klinik der Frauenheilkunde u. Geburtshilfe, Bd 10, S 295)

Moser K, Stacher A (1989) Chemotherapie maligner Erkrankungen. Leitfaden für Klinik und Praxis, 4. Aufl. Deutscher Ärzteverlag, Köln

Possinger K (1986) Mammakarzinom. In: Huhn D (Hrsg) Zytostatikatherapie maligner Erkrankungen. Fischer, Stuttgart, S 196

Sauer HJ, Wilmanns W (1982) Internistische Therapie maligner Erkrankungen, 2. Aufl. Urban & Schwarzenberg, München

Senn HJ, Drings P, Claus A, Jungi WF, Sauer R, Schlag P (1986) Checkliste Onkologie. Thieme, Stuttgart

Schmidt-Matthiesen H, Bastert G (1987) Gynäkologische Onkologie, 3. Aufl. Schattauer, Stuttgart

Schmoll HJ, Peters HD, Fink U (1986) Kompendium internistische Onkologie. Springer, Berlin Heidelberg New York Tokyo

Schünemann H, Beaufort F (1989) Gynäkologische Malignome: Tumortherapie und Nachsorge bei Mamma- und Genitalmalignomen, 3. Aufl. Zuckschwerdt, München

Spiessl B, Beahrs OH, Hermanek P, Hutter RVP, Scheibe O, Sobin LH, Wagner G (Hrsg) (1990) TNM-Atlas. UICC, 2. Aufl. Springer, Berlin Heidelberg New York Tokyo

Wander HE, Nagel GA (1986) Mammakarzinome, 4. Aufl. Zuckschwerdt, München

WHO (1979) Handbook for reporting results of cancer treatment. WHO offset publication No 48. WHO, Genève

Wulf KH, Schmidt-Matthiesen H (1986) Spezielle Gynäkologische Onkologie I u. II. Urban & Schwarzenberg, München (Klinik der Frauenheilkunde und Geburtshilfe, Bd 11 u. Bd 12)

# Der Schock in der Gynäkologie

*V. Friedberg*

## 1 Definition

Akutes Kreislaufversagen vielfältiger Ätiologie, das zu einer Störung der Kapillardurchblutung mit nachfolgendem $O_2$-Defizit im Gewebe führt. Die Folgen dieser peripheren Hypoxie sind zuerst funktionelle Veränderungen in der terminalen Strombahn (Mikrozirkulation) und schließlich morphologische Organschäden durch Zellnekrosen. Der schockbestimmenden Mikrozirkulationsstörungen sind beim hypovolämischen und kardiogenen Schock Veränderungen der Makrozirkulation vorgeschaltet, während beim septischen und anaphylaktischen Schock primär eine Störung der Mikrozirkulation vorliegt und die Makrozirkulation erst sekundär betroffen wird (Lasch 1978). Demnach handelt es sich beim Schock um eine Gruppe von Syndromen mit wechselnder hämodynamischer Charakteristik und unterschiedlicher Ätiologie.

## 2 Ätiologie

Man unterscheidet nach ihrer Ursache:

- hypovolämischer Schock,
- septischer Schock – Endotoxinschock,
- kardiogener Schock,
- traumatischer Schock,
- anaphylaktischer Schock,
- neurogener Schock.

Im folgenden soll nur die Therapie des hypovolämischen, septischen und anaphylaktischen Schocks besprochen werden.

# 3 Klinisches Bild

Meist kalte und blasse Haut (Kreislaufzentralisation), Kältegefühl, Schweißausbruch (kalter Schweiß) und zunehmende Zyanose der Akren (z. B. gut sichtbar am Nagelbett). Patientin ist zuerst oft sehr unruhig und durch die zentrale Hypoxie folgt schließlich eine Bewußtseinstrübung.

# 4 Diagnostik

Klinisches Bild (siehe oben), Anstieg der Pulsfrequenz (über 100/min). Der Blutdruck ist anfangs noch normal bei leichtem Anstieg des diastolischen Werts, so daß die Blutdruckamplitude vermindert ist (Zentralisation durch Konstriktion der Arteriolen als Kompensationsmechanismus). Später fortschreitender Blutdruckabfall, der die Kreislaufdekompensation anzeigt. Verminderung des Herzzeitvolumens und des zentralen Venendrucks.

Zu beachten ist, daß mehr oder weniger bei jeder Schockform Störungen der intravasalen Gerinnung auftreten können. Ursache dieser generalisiert einsetzenden intravasalen Gerinnung ist eine kontinuierliche Aktivierung im System der Hämostase, vorwiegend bedingt durch eine mehr oder minder generalisierte Schädigung des Gefäßendothels. Eine zuerst oft exzessive *Hyperkoagulabilität* (Aktivitätszunahme von Faktor V, VIII, IX und X) bei gleichzeitigem Aufbrauch und Verlust von Thrombozyten ist in diesem Stadium labormedizinisch faßbar (siehe unten). Durch die Thrombozytolyse werden vasoaktive und thromboplastische Faktoren (z. B. Thromboxan $TXA_2$) frei, die zu einer Vasokonstriktion und einer erhöhten lokalen Gefäßpermeabilität führen, wodurch eine *Hypo-*

*koagulabilität* des Bluts eintritt. Diese intravasalen Gerinnungsvorgänge führen schließlich zu einer kritischen Abnahme des Gerinnungspotentials, wodurch sekundär schwere Blutungskomplikationen auftreten (Verbrauchskoagulopathie).

*Laboruntersuchungen*

- Hb, Hk, Blutbild,
- Blutgase (z. B. respiratorische Insuffizienz mit Abfall des arteriellen $PO_2$ unter 60 mmHg,
- Säure-Basen-Status,
- Gerinnungsparameter: Thrombozyten, PTT, AT III, DD-Dimer (spezifisches Abbauprodukt des unlöslichen Fibrins) und eventuell TAT (der biologisch inaktive Komplex von AT III und dem aktivierten Faktor 2). Bei einem gleichzeitigen Anstieg von TAT und DD-Dimer liegt eine gesteigerte intravasale Koagulopathie vor.

*Differentialdiagnose*

Wichtig ist die Abgrenzung des echten Schocks von der banalen hypotonen Kreislaufdysregulation (vaso-vagale Synkope), Ohnmacht verschiedener Genese usw.

# 5 Prognose

Sie ist abhängig von der Schockursache sowie vom Beginn und der Effizienz der Therapie, wobei die Grenzen zwischen beherrschbarem und therapieresistentem Schockstadium fließend sind. Von zunehmender Bedeutung sind die sekundären Komplikationen wie Schocklunge, akutes Nierenversagen und Gerinnungsstörungen.

# 6 Therapie

Wegen der zunehmenden und häufig dann auch therapieresistenten Stadien ist eine möglichst frühzeitige Beseitigung der den Schock auslösenden Ursachen wichtig. Dabei ist häufig die interdisziplinäre Konsultation von Ärzten der inneren Medizin und der Anästhesie erforderlich, vor allem eine Intensivüberwachung der Patientin.

## 6.1 Allgemeine Maßnahmen

- Flache Lagerung der Patientin, eventuell mit Anheben der Beine (Verbesserung des venösen Rückstroms zum Herzen), Vermeidung von Wärmeverlusten (Wolldecken, Metallic-Folie).
- Sauerstoffzufuhr.
- Volumensubstitution.

Die in notfallmedizinischen Abhandlungen empfohlene Kopftieflagerung (Schocklage) ist umstritten, da sie durch Höhertreten des Zwerchfells unerwünschte Nebenwirkungen haben könnte. Auch die zerebrale Perfusion könnte durch Behinderung des venösen Abflusses infolge Erhöhung des intrathorakalen Drucks beeinträchtigt werden.

## 6.2 Hypovolämischer Schock

Der hypovolämische Schock ist die in der Klinik am häufigsten vorkommende Schockform. Eine Verminderung des zirkulierenden Blutvolumens kann Folge eines Verlusts von Blut, von Plasma oder von extrazellulärer Flüssigkeit sein (letztere z. B. durch einen paralytischen Ileus oder starkes Erbrechen). Im Vordergrund der therapeutischen Maßnahmen stehen daher die Beseitigung der Schockursache (z. B. Stillung der Blutung durch chirurgische Maßnahmen) und eine rasche Erhöhung des intravasalen Volumens.

## 6.2.1 Volumenersatz

Der Verlust von ca. 15–20% des Blutvolumens kann unter günstigen Umständen vom Organismus ohne therapeutische Maßnahmen durch Einstrom von extravasaler Flüssigkeit in die Blutbahn kompensiert werden (Folge: Hämodilution mit nachfolgender Verminderung von Hb, Hk und Erythrozyten).

Ziele der Behandlung des hypovolämischen Schocks sind die rasche Erhöhung des intravasalen Volumens, die Verbesserung des Herzzeitvolumens und seiner Verteilung sowie die Sicherung einer normalen Oxygenisierung des Bluts. Dabei sind als Sofortmaßnahmen kristalline und kolloidale Lösungen geeignet, allein schon unter dem Gesichtspunkt, einen venösen Zugang für die weitergehenden medikamentösen Maßnahmen offen zu halten. Die Blut- bzw. Plasmatransfusion steht nicht zuletzt wegen der Gefahr der Mikroembolisierung in der Lungenendstrombahn, wegen der Steigerung der Blutviskosität und wegen der Übertragungsgefahr von Infektionen (Hepatitis, AIDS) erst an 2. Stelle.

*Kristalloide Lösungen (z. B. Ringer-Webster-Lösung, Sterofundin, Tutofosin und andere)*

Es handelt sich dabei um elektrolyt- oder niedermolekulare Kohlenhydratlösungen, die frei durch die Kapillarmembran in den extravasalen Raum diffundieren können. Wegen der sehr kurzen Verweildauer in der Blutbahn müssen zum Ausgleich des Volumendefizits kristalloide Lösungen in höheren Dosen mit höherer Infusionsgeschwindigkeit appliziert werden. Zum Ausgleich des Verlusts muß etwa das 4fache des tatsächlichen Blutverlusts infundiert werden (von etwa 1000 ml kristalloider Lösungen sind ca. 800 ml nach 1 h im extravasalen Raum). Hierdurch besteht das Risiko einer Hyperhydratation mit einem Lungenödem. Bei Verwendung größerer Mengen kristalloider Lösungen wird deshalb auch die zusätzliche Anwendung von Albuminen empfohlen, vor allem auch die Anwendung von Erythrozytenkonzentraten, wodurch selbst größere Volumenverluste – auch ohne Anwendung von kolloidalen Lösungen – ausgeglichen werden können (Gruber 1984).

Vorteile der kristalloiden Lösungen sind ihre problemlose Lagerung, die rasche Verfügbarkeit und die meist niedrigen Kosten.

Hierbei handelt es sich um hochmolekulare Substanzen (MG über 10000), die entweder durch eine Erhöhung des onkotischen Drucks den Einstrom von interstitieller Flüssigkeit in die Blutbahn wirken (sogenannte Plasmaexpander, d. h. Volumeneffekt ist größer als die zugeführte Menge) oder um Substanzen, deren onkotischer Druck mit dem des Plasmas weitgehend übereinstimmt (Volumeneffekt entspricht der infundierten Menge). Von den bei uns zur Verfügung stehenden künstlichen kolloidalen Infusionslösungen handelt es sich um Dextrane, Gelatine- und Stärkelösungen.

*Dextrane*

Diese Substanzen sind Polysaccharide mit einem Molekulargewicht zwischen 60000 und 80000 (z. B. Macrodex 6%) oder einem Molekulargewicht von etwa 40000 (z. B. Rheomacrodex). Dextran 60 (Macrodex) ist ein echter Plasmaersatzstoff und verhält sich hinsichtlich seines Volumeneffekts im Organismus entsprechend einer identischen Menge Plasma.

*Halbwertszeit im Plasma:* Dextran 6–8 h.

Rheomacrodex 3 h.

*Höchstmengen:* 15 ml/kg KG etwa 1000 ml/Tag.

*Nebenwirkungen:* Anaphylaktische Reaktionen, weshalb vor jeder Erstinfusion die langsame i. v.-Injektion von 20 ml Promit (Hapten-Prophylaxe = Dextran 1) empfohlen wird. Bei Überschreiten der Höchstdosis ist mit Gerinnungsstörungen zu rechnen, die zu einer Blutungsneigung führen. Daher sollte Dextran bei Gerinnungsstörungen nicht benutzt werden.

Das niedermolekulare Dextran 40 (Rheomacrodex 10%) wird weniger für den akuten Volumenersatz als zur Förderung der Mikrozirkulation gegeben (Zunahme der nutritiven Kapillardurchblutung).

*Hydroxyäthylstärke* (z. B. Plasma oder HÄS-steril 10%ig; MG 450000)

*Halbwertszeit im Plasma:* ca. 12 h.

*Höchstdosis:* 20 ml/kg KG/h – etwa 1000–1200 ml/Tag.

*Nebenwirkungen:* Im wesentlichen wie bei Dextran, aber meist in schwächerer Form auftretende anaphylaktische Reaktionen, ebenfalls ist die Auswirkung auf die Blutgerinnung geringer.

*Gelatinelösungen* (z. B. Haemaccel 3,5%, Gelifundol)
Es sind kolloidale Lösungen, deren Volumeneffekt aber deutlich geringer ist als diejenigen einer gleichen Menge von Plasma, Dextran oder Stärke. Gelatinepräparate sind deshalb keine eigentlichen Plasmaersatzstoffe (Gruber 1984). Man muß von einer Gelatinelösung wesentlich mehr verwenden, um die gleiche Wirkung wie mit den oben erwähnten 3 Substanzen zu erzielen. Ihr Volumeneffekt nimmt etwa eine Mittelstellung ein zwischen den kristalloiden Lösungen und Plasma.
*Wirkungsdauer:* 4 h.
*Höchstmenge:* bis zu 1500 ml, eventuell auch mehr. Infusionsgeschwindigkeit je nach Befund: 500 ml/h.
*Nebenwirkungen:* Leichtere bis mittelschwere anaphylaktische Reaktionen sind häufig, selten ist dagegen eine Beeinflussung der Hämostase.


In der Literatur ist es jedoch noch immer umstritten, inwieweit und in welcher Menge beim hämorrhagischen Schock kristalloide bzw. kolloidale Lösungen zur Anwendung kommen sollen. Es besteht aber kein Zweifel, daß ein intravasaler Volumenmangel mit kolloidalen Volumenersatzmitteln rascher und effektiver ausgeglichen werden kann als mit kristalloiden Lösungen (Spilker u. Kilian 1987). Darüber hinaus sind Kolloide in der Lage, die schockspezifischen Mikrozirkulationsstörungen durch Verbesserung der Blutfluidität zu beheben. Eine zu große Menge an Elektrolytlösungen führt auch zu einer Erhöhung des extravaskulären Lungenwassers, möglicherweise zu einem Lungenödem, vor allem aber zu einer Störung des Gasaustauschs. Deshalb sollte ein intravasaler Volumenmangel *vorwiegend* mit kolloidalen Volumenersatzmitteln ausgeglichen werden. Die Menge der zugeführten Lösungen richtet sich nach dem zentralen Venendruck (ZVD).

Durch die Wasserbindungsfähigkeit der Volumenexpander sollten wegen der Verminderung der interstitiellen Flüssigkeit zusätzlich bilanzierte Elektrolytlösungen zugeführt werden.

238

*Plasmaersatzlösungen*

Der Volumeneffekt dieser Lösungen ist geringer als bei Dextran, so daß Nachinfusionen häufiger erforderlich sind:

Humanalbumin 5%
PPL 4% = Plasmaproteinlösung (Human) mit 4%igem Albumingehalt.

Die Albuminfraktion ist wesentlicher Bestandteil der Plasmaproteinfraktionen. Die 5%ige Lösung besitzt fast denselben onkotischen Druck wie das Blutplasma, d. h. sein Volumeneffekt entspricht demjenigen der zugeführten Menge, die 20%ige Lösung ist dagegen hyperonkotisch.

Plasmaproteinlösungen (PPL) und Albuminlösungen sind frei von der Gefahr einer Hepatitisübertragung. Beide Präparate haben den Nachteil, daß sie sehr teuer sind, weshalb die Indikation zu ihrer Anwendung streng zu stellen ist.

*Wirkungsdauer im Plasma:* ca. 16 h.

*Nebenwirkungen:* sehr selten allergische Reaktionen.


*Blutkonserven bzw. Erythrozytenkonzentrate*

Dem großen Vorteil einer Substitution von Sauerstoffträgern (besonders bei Erythrozytenkonzentraten) stehen die oben genannten Nachteile gegenüber, so daß Vorteile und Risiken gegeneinander abzuwägen sind. Dies gilt vor allem für Fälle, bei denen der Blutverlust unter 20% liegt und die den Schock auslösende Blutung mit einer gewissen Sicherheit gestillt werden konnte. Dabei sollten aber ältere Blutkonserven möglichst im Schock nicht verwendet werden, vor allem wegen ihres höheren Kaliumgehalts.

Neuere Tiefkühlkonservierungsverfahren für Blut ermöglichen es, Frischplasma nach initialer Schockgefrierung bei $-20\,°C$ bis $-40\,°C$ als „fresh frozen plasma" (FFP) aufzubewahren und Erythrozyten unter Zusatz von Schutzstoffen (z. B. Glyzerin), in flüssigem Sauerstoff bei einer Temperatur von $-196\,°C$ einzufrieren und über Jahre zu lagern. Wegen seines hohen Preises sollte FFP nur bei strenger Indikation (z. B. Mangel an Gerinnungsfaktoren) angewandt werden.

Insgesamt empfiehlt Spilker (Spilker u. Kilian 1987) beim hypovolämischen Schock folgendes therapeutisches Vorgehen:

In Abhängigkeit von der Blutverdünnung sollten die einzelnen Komponenten – künstliche Kolloide, Erythrozyten, Albumin, Frischplasma, Thrombozyten – zur Anwendung kommen. Ein Blutverlust bis zu 20% des normalen Ausgangsvolumens wird nach Spilker mit einem künstlichen kolloidalen Volumenersatzmittel ersetzt. Dabei bleibt das intravasale Volumen zu 100% erhalten, der Hämatokrit fällt auf ca. 35% (80% des Ausgangswerts) ab. Die nächsten 30% Volumenverlust werden mit Erythrozytenkonzentraten und künstlichen Kolloiden etwa im Mengenverhältnis 1:1 substituiert. Der Hämatokrit bleibt dabei konstant auf einer Verdünnung von 80%, während das Gesamteiweiß auf 60% des Ausgangswerts abgefallen ist. Bei weiteren Volumenverlusten sollte daher der Kolloidanteil mit 5%igem Humanalbumin ersetzt werden. An diesem Punkt sind die plasmatischen Gerinnungsfaktoren auf ca. 35% des Ausgangswerts abgesunken und müssen nun durch gefrorenes Frischplasma oder durch Frischblut ersetzt werden.

## 6.2.2 Ersatz von Gerinnungsfaktoren

In der klinischen Praxis richtet sich die Substitution von Gerinnungsfaktoren und von Thrombozyten in der Regel nach den vorliegenden Gerinnungsanalysen. Im allgemeinen hat sich ein globaler Ersatz aller Gerinnungsfaktoren mittels Frischplasma bzw. frischem Gefrierplasma (FFP) bewährt. Lediglich bei Einschränkungen hinsichtlich der Volumenbelastung ist die Gabe von einzelnen Faktorenkonzentraten vorzuziehen (Thrombozyten, AT-III-Konzentrate usw.). Die Indikation zur Fibrinogenzufuhr sollte sich streng nach dem Fibrinogenspiegel im Blut ausrichten (unter 100 mg%).

## 6.2.3 Ausgleich von Störungen des Säure-Basen-Haushalts

Wichtig ist auch eine Korrektur von Störungen im Säure-Basen-Haushalt, da die Gewebshypoxie zur Erhöhung des Milchsäurespiegels und damit zur Azidose führt. Die Behandlung einer metabolischen Azidose im Schock erfolgt überwiegend durch Wiederherstellung der Gewebeperfusion nach Ausgleich des Volumenverlusts. Bei längerdauernder Kreislaufinsuffizienz verstärkt sich jedoch die Azidose. Daher ist bei einer metabolischen Azidose die Gabe von Pufferlösungen notwendig, z. B. 8,4%ige Natriumbikarbonatlösung, wobei eine möglichst exakte Berechnung eines negativen Basenüberschusses erfolgen sollte, um eine Alkalose zu verhindern. Die zur Pufferung erforderliche Bikarbonatmenge errechnet sich aus dem Basendefizit (BE) nach der Formel:

$$0,3 \times kg\ KG \times BE = \text{erforderliche Menge Bikarbonat in mval.}$$

### 6.2.4 Weitere medikamentöse Therapie

Beim hämorrhagischen Schock ist der Einsatz von weiteren Medikamenten umstritten. Dazu gehört bei Zeichen einer kardialen Insuffizienz eine *Digitalisierung* oder die Anwendung von *Dopamin* (siehe unten), besonders wenn nach einer ausreichenden Infusionstherapie mit einer zu erwartenden Normalisierung des intravasalen Volumens eine Verbesserung der Blutdruckwerte nicht zu erzielen ist.

Der Einsatz von Kortikosteroiden, Proteinaseninhibitoren, Heparin usw. wird derzeit beim hypovolämischen Schock nicht mehr empfohlen.

Schließlich soll nochmals hinzugefügt werden, daß der Sicherung eines ausreichenden Gasaustauschs beim hämorrhagischen Schock eine hohe Priorität zukommt, weil bei diesen Patienten die Lungenfunktion durch eine zentrale Beeinträchtigung der Atemregulation durch Verlegung der Atemwege, z. B. durch eine Aspiration, lebensbedrohlich eingeschränkt sein kann. Jede Patientin mit einem schweren hämorrhagischen Schock sollte daher intubiert und beatmet werden.

# 6.3 Septischer Schock

## 6.3.1 Definition

Schock, hervorgerufen durch Infektionen vorwiegend mit gram-negativen oder grampositiven Bakterien bzw. deren Toxine, aber zunehmend auch durch Anaerobier. Die Bakteriämie bzw. die Endotoxine (bakterielle Zerfallsprodukte) können zu Endothel-läsionen führen, die eine Thrombozytenaggregation (Thrombozy-tensturz!) und Fibrinniederschläge zur Folge haben (sogenannte Verbrauchskoagulopathie), so daß der Zustand der Patientin sowohl vom Kreislaufversagen wie auch von den nachfolgenden Gerinnungsstörungen abhängt. Wichtig ist daher die frühzeitige Erkennung der Schwere des Krankheitsbilds und seine sofortige Behandlung. Da aber die Übergänge zwischen Sepsis und septi-schem Schock fließend sind, ist diese Schockform häufig schwer zu diagnostizieren.

## 6.3.2 Ätiologie

Fast immer handelt es sich um im Krankenhaus erworbene (noso-komiale) Infektionen, wobei in der Gynäkologie perioperative Infektionen im Vordergrund stehen wie Wundheilungsstörungen, Abszeßbildungen, harnstauungsbedingte Fälle von Urosepsis, selte-ner die septische Thrombophlebitis der Ovarial- und Becken-venenphlebitis oder phlegmonöse Infektionen der Bauchwand, der Parametrien und der Vulva. In 40% der Fälle von Bakteriämie ent-wickelt sich ein bakterieller Schock, der auch heute noch eine Mor-talität um 50% aufweist (Graeff 1984).

Im Gegensatz zu den meisten anderen Schockformen wird der septische Schock primär nicht in der Makro-, sondern in der Mikrozirkulation ausgelöst. Daher müssen *zusätzlich* zu den oben genannten klinischen Zeichen und Laborparametern des Schocks (s. S.233) beim bakteriellen Schock folgende Besonderheiten beachtet werden: Charakteristisch ist der 2-Phasenverlauf: In der Frühphase besteht zumeist eine hyperdynamische Reaktion mit warmen Akren durch eine arterielle Vasodilatation in der Periphe-

242

rie („warme Hypotension"). Erst in der fortgeschrittenen Spätphase folgt durch eine zunehmende Hypovolämie (Proteinverlust in den extravasalen Raum) eine hypodynamische Reaktion mit Verminderung des Herzzeitvolumens und des Blutdrucks sowie ein Anstieg des peripheren Gefäßwiderstands. Meist bestehen septische Temperaturen über 39°C (mehrmalige Messung pro Tag), Schüttelfrost usw.

Eine Sonderform ist das Toxinschocksyndrom (TSS), welches erst in den letzten Jahren beschrieben wurde (s. S. 92). Es steht in Verbindung mit der Menstruation und tritt vorwiegend bei Frauen auf, die Tampons benutzen. Heute weiß man, daß die Besiedelung von Schleimhäuten mit toxinproduzierenden Stämmen von Staphylococcus aureus (Endotoxin-Typ-C) für die Entwicklung dieses klinischen Syndroms notwendig ist.

### 6.3.3 Laboruntersuchungen

Da beim septischen Schock das Gerinnungs- und Fibrinolysesystem besonders stark betroffen sind, müssen *zusätzlich* zu den oben angeführten Laboruntersuchungen (s. S. 234) bei dieser Schockform besonders auf die Veränderungen der Gerinnungsparameter geachtet werden: Thrombozytensturz, Antithrombin-III-Abfall, Anstieg von TAT und DD-Dimer.

Leukozytose über 20000/mm$^3$ bzw. Leukopenie unter 6000 mm$^3$. Ultraschall bzw. CT zum Ausschluß lokaler Abszesse bzw. entzündlicher Infiltrate.

### 6.3.4 Therapie

Im Vordergrund aller therapeutischen Bemühungen steht die Herdsanierung. Unabhängig davon ist das Therapiefrühziel die Beseitigung bzw. Verhinderung der Malperfusion der Organe und die Maldistributation von Blutfluß und Blutvolumen. Die therapeutischen Ansätze sind daher

-   Flüssigkeitszufuhr,
-   Antibiotika,
-   vasoaktive Medikamente.

*Flüssigkeitszufuhr*

Im Gegensatz zur Volumentherapie beim hypovolämischen Schock (s. S. 235 ff.) sollte beim septischen Schock keine „blinde" Volumentherapie ausgeführt werden, da hierdurch das Risiko eines Lungenödems und einer Rechtsherzüberlastung besteht. Eine bilanzierte intravasale Volumentherapie richtet sich daher nach dem zentralen Venendruck, besser sogar nach dem Pulmonalarteriendruck und den respiratorischen Parametern.

*Antibiotika*

Da die Untersuchungsergebnisse von Blutproben (nur bei 20–30% von Sepsisfällen sind positive Blutkulturen nachweisbar) oder von Abszeßmaterial meist erst nach einigen Tagen vorliegen, wird zuerst immer eine „blinde" Antibiotikatherapie durchgeführt. Dabei hat sich zur Zeit folgende Antibiotikakombination bewährt (s. S. 110):
*Dosierung:* Ampicillin 3mal 5 g/die, Clindamycin 3mal 600 mg/die, Gentamycin 2- bis 3mal 80 mg/die.

Hierbei können Ampicillin durch Penicillin G, Clindamycin durch Metronidazol (3mal 500 mg/die) und Gentamycin durch Tobramycin (3mal 80 mg/die) ersetzt werden (siehe auch Tabelle 49). Auch die Kombination von $\beta$-Laktaseantibiotika (Ampicillin oder Lamoxatam) untereinander wird empfohlen, von Penicillinen mit Zephalosporinen oder die Kombination von Breitspektrumpenicillin oder von Zephalosporin mit Aminoglykosiden (Clindamycin, Humatin).

Bei der Dosierung dieser hochpotenten Antibiotika ist sowohl auf die Nierenfunktion zu achten (Oligo-/Anurie) wie auf die Gerinnungsparameter.

*Vasoaktive und zusätzliche Medikamente*

Diese sind beim septischen Schock nur als unterstützende Maßnahmen anzusehen:

*Dopamin*
Dopamin ist ein Sympathikomimetikum, welches dosisabhängig die $\alpha$- und $\beta$-Rezeptoren stimuliert. Dadurch kommt es zu einer

Zunahme des Herzzeitvolumens und des peripheren Gefäßwiderstands bei Anstieg des Blutdrucks und Verbesserung der Nierendurchblutung. Dopamin ist beim septischen Schock vor allem dann indiziert, wenn durch die Basistherapie der Schock nicht behoben werden kann, bei Zeichen einer kardialen Insuffizienz oder einem drohenden Nierenversagen.

*Dosierung:* Wegen seiner kurzen Halbwertszeit muß Dopamin in Form einer pumpengesteuerten kontinuierlichen Infusion in ansteigender Dosis 2-5-8 ng/kg KG/min appliziert werden.

*Indikation:* Vorwärtsversagen des Herzens mit Blutdruckabfall oder bei einem drohenden Nierenversagen.

*Dosierung:* Niedrige Dosierung: 2-3 g/kg KG/min = 1,6-2,5 ml/h bei 70 kg KG.

Mittlere Dosis (z. B. beim septischen Schock): 10 g/kg KG/min = 8,4 ml/h bei 70 kg KG.

*Wirkungsdauer:* 1 min.

*Nebenwirkungen:* Tachykardie, Arrhytmie, Angina pectoris.


*Kortikosteroide*

Die Frage nach dem Nutzen der Steroide im klinischen Schock ist nach wie vor ungeklärt. Sie werden beim septischen Schock wie beim anaphylaktischen Schock empfohlen, dagegen ist ihre Wirkung beim hypovolämischen Schock (zur Prophylaxe einer Schocklunge) umstritten.

*Dosierung:* Kortison wird z. B. in Form von Solu-Decortin initial als Bolus von 250-500 mg i. v. injiziert und in Abständen von 6-8 h bis zu einer Tagesdosis von 2-3 g gegeben.


*Heparin*

Die Applikation von Heparinen beim septischen Schock ist heute umstritten. Wenn überhaupt, so stellt Heparin meist nur eine prophylaktische Maßnahme bei einem beginnenden septischen Prozeß dar, wodurch die Bildung von Mikrothromben in der Peripherie verhindert werden soll. Durch Hemmung der Plättchenfunktion beeinflußt Heparin weiterhin die Bildung und Freisetzung von vasoaktiven Substanzen wie Thromboxan und Serotonin.

Der Einsatz von Heparin sollte beim septischen Schock nicht mehr routinemäßig angewandt werden. Auch ist die Gabe von Heparin nur initial in der Phase der gesteigerten Gerinnung sinnvoll und nur dann wirksam, wenn der AT-III-Spiegel hoch ist. Hieraus ergibt sich die Notwendigkeit einer frühzeitigen Kontrolle der AT-III-Aktivität im septischen Schock sowie die Substitution von AT III bei erniedrigten Werten durch AT-III-Konzentrat oder durch „fresh frozen plasma".

Bei drohendem Nierenversagen sollten auch 100–150 ml einer 20%igen Mannitlösung plus Kochsalz (Osmofundin 20%) innerhalb von 20–30 min zur Erzeugung einer osmotischen Diurese infundiert werden (bei längerdauernder Oligurie oder Anurie ohne Wirkung).

## 6.4 Anaphylaktischer Schock

### 6.4.1 Definition

Es ist die schwerste Erscheinungsform einer allergischen Reaktion auf Medikamente, Blut, Seren und kolloidale Lösungen. Voraussetzung für die Auslösung einer anaphylaktischen Reaktion ist ein früherer Kontakt mit dem auslösenden Agens, der zur Bildung spezifischer Antikörper geführt hat, die bei einem Zweitkontakt mit dem auslösenden Agens aktiviert werden. Somit ist der anaphylaktische Schock „eine durch exogene Substanzen ausgelöste und durch endogene Faktoren (Histamin, Prostaglandine, Leukotriene usw.) fortgeführte Reaktion des Organismus" (Dick 1987). Für einen anaphylaktischen Schock spricht daher der unmittelbare zeitliche Zusammenhang seines Auftretens zu der Verabreichung z. B. von Medikamenten. Bei dieser Schockform steht die periphere Vasodilatation und die erhöhte Kapillarpermeabilität, die zu großen Flüssigkeitsverlusten aus der Blutbahn in den extrazellulären Raum führt, im Vordergrund des pathophysiologischen Geschehens.

## 6.4.2 Therapie

Zum Volumenausgleich durch die Erweiterung der peripheren Blutstrombahn ist meist die Zufuhr von kristalloiden Lösungen ausreichend, eventuell in Kombination mit 5%iger Albuminlösung (siehe S. 236 ff.).

Im Gegensatz zu den zuvor genannten Schockformen ist beim anaphylaktischen Schock die Verabreichung von *Adrenalin* und *Kortikoiden* notwendig, wobei die Reihenfolge Adrenalin vor Kortikoiden lauten sollte.


*Adrenalin*

Suprarenin (Epinephrin) als Injektionslösung (1:1000).
*Dosierung:* 1 Amp. = 1 mg in 10 ml 0,9%iger NaCl-Lösung verdünnen und fraktioniert langsam i. v. applizieren oder mittels Perfusor: 0,1–0,2 ng/kg KG.
Oder Novadral-Amp.: 1 Amp. (5 ml) = 10 mg Norfenefrin pro Infusion.


*Kortikosteroide (Glukokortikoide)*

Beim hypovolämischen Schock ist die Anwendung von Kortikoiden (zur Prophylaxe einer Schocklunge) heute sehr umstritten, beim septischen Schock wegen der Verschlechterung des Infektionsgeschehens nur bei gleichzeitiger Anwendung einer Antibiotikatherapie unter Umständen indiziert, beim anaphylaktischen Schock dagegen absolut indiziert.
*Dosierung:* Z. B. Prednisolon (Solu-Decortin-H): 1 Amp. = 10/25/50/250 mg
*Äquivalenzdosen:* Prednisolon 5 mg, Dexamethason 0,75 mg, Kortisol 20 mg.
*Dosierung im Schock:* 500 mg–750 mg Prednison i. v. als Bolus und dann in Abständen von 6–8 h bis zu einer Tagesdosis von 2–3 g.
*Nebenwirkungen:* Ödeme, Pankreatitis und Verschlechterung von bakteriellen und viralen Infektionen. Bei Einmalanwendung praktisch keine Risiken.

*Euphyllin*

Bei dem oft gleichzeitig bestehenden Bronchospasmus wird häufig auch *Euphyllin* i. v. als Infusion gegeben (1 Amp. = 0,24 g in 10 ml).
*Dosierung:* Initial 1 Amp. (0,24 g) langsam i. v. über 30 min verabreichen (Cave: schnelle Injektion kann zu kardialen Nebenwirkungen führen).
*Nebenwirkungen:* Tachykardie, Krampfanfall, gastrointestinale Störungen.

Zusammenfassend soll in Tabelle 49 nochmals ein differenzierter Stufenplan für eine Schocktherapie dargestellt werden:

**Tabelle 49.** Zusammenfassung der Behandlungsmaßnahmen bei den verschiedenen Schockformen

| Schockform | Behandlungsmaßnahmen |
| --- | --- |
| Hypovolämie | Volumensubstitution mit kristalloiden, kolloidalen und Albuminlösungen. Plasma- und Bluttransfusionen |
| Sepsis | Volumensubstitution mit kristalloiden Lösungen, Antibiotika, Dopamin |
| Anaphylaxie | Kristalloide Lösungen, Steroide, Dopamin, eventuell Adrenalin |
| Alle Schockformen | Sauerstoff, Azidoseausgleich, Intubation/Beatmung, eventuell Gerinnungsfaktoren |

# Literatur


Burchardi H (1988) Akute Notfälle, 3. Aufl. Thieme, Stuttgart
Cowley RA (1982) Pathophysiology of shock, anosia and ischemia. William & Wilkins, Baltimore
Dick W (1987) Neurogener und Anaphylaktischer Schock. In: Kilian J, Messmer K, Ahnefeld FW (Hrsg) Der Schock. Springer, Berlin Heidelberg New York Tokyo (Klinische Anästhesiologie u. Intensivtherapie, Bd 33, S 137)
Gersmeyer EF (1978) Schock und hypotone Kreislaufstörungen, 2. Aufl. Thieme, Stuttgart

Graeff H (1984) Der bakterielle Schock. Gynäkologe 17: 88
Gruber UF (1984) Nutzen und Gefahren einer Volumenersatztherapie. Internist 23: 450
Herhahn U, Iren H (1989) Intensivmedizinische Arzneimitteltherapie. Marseille, München
Janssen HF, Barnes CD (1985) Circulatory shock: basic and clinical implication. Academic Press, Orlando
Kilian H, Messmer K, Ahnefeld FW (1987) Schock. In: Klinische Anästhesiologie und Intensivtherapie, Bd 33. Springer, Berlin Heidelberg New York Tokyo
Lasch HG (1978) Klinik und Pathophysiologie des Schocks. Verh Dtsch Ges Pathol 62: 2
Ledingham JMcA (1986) Hypovolemic shock. Br J Anaesth 58: 169
Riecker G (1984) Schock. Springer, Berlin Heidelberg New York Tokyo
Spilker D, Kilian J (1987) Der hämorrhagisch-traumatische Schock. In: Kilian J, Messmer K, Ahnefeld FW (Hrsg) Schock. Springer, Berlin Heidelberg New York Tokyo (Klinische Anästhesiologie u. Intensivtherapie, Bd 33, S 101)

# Gynäkologische Urologie

*E. Petri*

## 1 Entzündliche Erkrankungen

Nachdem die entzündlichen Erkrankungen des Genitalsystems in den entsprechenden vorangegangenen Kapiteln abgehandelt wurden, sollen hier die Infektionen des Harntrakts mit ihren Wechselbeziehungen zum Genitalsystem dargestellt werden.

Das Spektrum reicht von der symptomlosen Bakteriurie bis zur bedrohlichen Schwangerschaftspyelonephritis, von der unscharf definierten „Reizblase" bis zum hartnäckig rezidivierenden Infekt mit deutlicher Beeinträchtigung der Lebensqualität, z. B. der Vita sexualis.

### 1.1 Ätiologie

Bei etwa 1% aller Mädchen im Vorschulalter ist eine asymptomatische Bakteriurie nachweisbar. Mit dem Einsetzen der sexuellen Aktivität steigt die Inzidenz an und liegt bei 20jährigen Frauen bei 4%, in jeder weiteren Lebensdekade nimmt sie um 1% weiter zu. E. coli stellt mit 90% der Primärinfekte den häufigsten Erreger dar. Neben dem primär urologischen Problem der Urolithiasis führen kongenitale Fehlbildungen oder durch Operationen erworbene Anomalien zu einer erhöhten Infektrate. Die Kürze der Harnröhre, die in verschiedenen Lebensabschnitten unterschiedliche Östrogenisierung der Scheide, die Kontamination mit Fäkalkeimen, bis hin zu dem schon bei Kleinkindern beschriebenen vagino-urethro-vesikalen Reflux sind mögliche Begleitfaktoren (Hohenfellner 1972; Raez 1977; Roberts 1967).

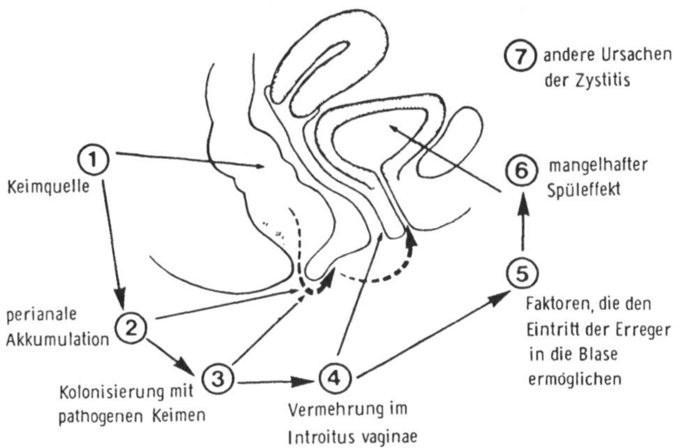


**Abb. 3.** Ätiologie von Infektionen des weiblichen Harntrakts

Komplizierte Harnwegsinfekte entstehen im Regelfall durch Aszension aus der Darmflora (Abb. 3). Die Erreger von Harnwegsinfektionen, welche normale Komponenten der Darm- oder Hautflora darstellen, wandern vom Darm über den Damm zum Introitus vaginae. Nach einer Kolonisation des Introitus kann es aus diesem Reservoir zu einer Aszension der Keime in die Urethra kommen. Erste Symptome sind dysurische Beschwerden, welche vor allem nach der Kohabitation angegeben werden. Typisches Beispiel dieses Urethralsyndroms ist die „Honey-moon-Zystitis". Allerdings konnten Cox (Cox u. Hinman 1961; Cox et al. 1968) unter anderem zeigen, daß normale und infektanfällige Frauen in nahezu 100% der Fälle eine Besiedelung der distalen Harnröhre mit gramnegativen Keimen zu jedem Zeitpunkt haben. Aus diesem Befund kann man schließen, gestützt durch neuere immunologische Untersuchungen, daß der nichtinfizierte Zustand der gesunden Frau nicht dadurch aufrechterhalten wird, daß keine Keime präsent sind, sondern vielmehr dadurch, daß die normale Blase eine natürliche Abwehr gegen diese Keime besitzt. Im Vordergrund steht offenbar ein biologisch-immunologisches Problem, wobei unklar ist, ob die erhöhte Bakterienadhärenz am Vaginalepithel oder Urothel Ausdruck eines Wirtsdefekts oder Zeichen einer besondern Virulenz bestimmter E. coli-Keime ist (Huland u. Busch 1985).

## 1.2 Terminologie

Eine Vielzahl von Begriffen umschreiben das Problem der Kontamination bzw. Infektion des unteren Harntrakts. Bakteriologische und klinische Begriffe werden häufig vermischt, die Angabe von Keimzahlen in unzulässiger Weise mit klinischen Diagnosen kombiniert.

Auch die klassische Unterscheidung zwischen der asymptomatischen und symptomatischen signifikanten Bakteriurie (über 100 000 Bakterien pro ml Urin) ist im klinischen Alltag letztlich wenig brauchbar. Aus klinischer Sicht hat sich die Unterscheidung zwischen einem unkomplizierten und einem komplizierten Harnwegsinfekt als günstig erwiesen. Diese Differenzierung wird nach dem Erfolg einer Einmal- oder Kurzzeittherapie vorgenommen (s. unten).

## 1.3 Diagnostik

Bei der typischen akuten Verlaufsform mit Pollakisurie, Dysurie, imperativem Harndrang und Schmerzen im Unterbauch fehlen bei den Laboruntersuchungen sowohl eine BSG-Beschleunigung und Leukozytose als auch ein Anstieg der harnpflichtigen Substanzen. Das Harnsediment ist zur Diagnostik des Harnwegsinfekts wenig geeignet. Eine Pyurie von mehr als 5 Leukozyten pro Gesichtsfeld im frischen Harn kann z. B. auch durch eine Tuberkulose, Steinerkrankung, Glomerulonephritiden, Phenazetinnieren und interstitielle Zystitiden verursacht sein. Die Zahl der ausgeschiedenen Leukozyten im Harn hängt darüber hinaus mit dem Ausmaß der Urethral- und Vaginalkontamination bei Gewinnung durch Mittelstrahltechnik, mit dem Grad der Urinverdünnung, der Technik der Aufarbeitung und dem Ausmaß der vorhandenen Entzündung eng zusammen, so daß eine hohe Rate falsch-positiver Befunde resultiert (Tabelle 50). Im Regelfall genügt der Mittelstrahlurin, wobei der Morgenurin zur Untersuchung gelangen sollte. Steriler Einmalkatheterismus oder suprapubische Blasenpunktion bleiben nur ausgewählten Problemfällen vorbehalten. Bei allen Verfahren können

**Tabelle 50.** Aussagekraft verschiedener Verfahren zur Diagnose von Harnwegsinfekten

|  | Bakteriurie erfaßt [%] | Falsch - - positiv [%] |
|---|---|---|
| Bakterioskopische Verfahren |  |  |
| Sediment | 90- 98 | 4  -24 |
| Grampräparat | 80- 97 | 5  -15 |
| Chemische Verfahren |  |  |
| Teststreifen | 50- 95 | 0,1- 8 |
| Transportmedien |  |  |
| Urikult, Urotube, Uripret | 95-100 | 1 |

Keime der physiologischen Flora der vorderen Harnröhre (Staphylococcus epidermidis, vergrünende Streptokokken usw.) in niedrigen Zahlen gefunden werden. Zur korrekten Diagnostik ist weiter von Bedeutung, den Urin möglichst innerhalb von 2 h auf Nährböden aufzubringen. Ist diese Möglichkeit aus organisatorischen Gründen nicht gegeben, empfiehlt sich die Verwendung von Eintauchnährböden.

Die Basis der Harnwegsinfektdiagnose ist nach wie vor die Urinkultur. Dabei sollte weder auf die Bestimmung der Keimzahl noch auf die präzise Austestung der Erreger und Erstellung eines Antibiogramms verzichtet werden.

## 1.4 Therapie

Für die Behandlung des Harnwegsinfekts ist die Unterteilung in 5 verschiedene Krankheitsbilder von Bedeutung:

1. asymptomatische Bakteriurie,
2. manifester Harnwegsinfekt,
3. Rezidivprophylaxe bei rezidivierendem Harnwegsinfekt,
4. Infektsanierung bei persistierender Bakteriurie,
5. Bakteriurie in der Schwangerschaft.

### 1.4.1 Asymptomatische Bakteriurie

Als asymptomatische Bakteriurie wird der Nachweis von mehr als 100000 Keimen/ml Urin bezeichnet, bei dem klinische Zeichen einer Harnwegsinfektion nicht bestehen. Ihre Häufigkeit wird in vielen Studien mit 2–8% aller Mädchen und Frauen angegeben. Nach allgemeiner Auffassung kommt diesem Befund keine klinische Bedeutung zu, eine antibiotische Therapie kann deshalb unterbleiben. Es empfiehlt sich, häufigere Kontrollen des Urinbefunds durchzuführen, um das Auftreten von sicheren Infektzeichen frühzeitig zu erkennen. Eine Ausnahme ist die asymptomatische Bakteriurie in der Schwangerschaft, die an entsprechender Stelle nochmals besprochen wird.

### 1.4.2 Therapie des manifesten Harnwegsinfekts

Die Untersuchungen der letzten Jahre haben gezeigt, daß eine relativ kurze Behandlung von z. B. 3 Tagen ausreichend ist. Jüngere Arbeiten weisen darauf hin, daß möglicherweise auch eine 1tägige Therapie oder sogar eine Einmaldosis gleiche Erfolge zeigen. Dabei sollten nur solche Antibiotika eingesetzt werden, die keine Resistenzen in der Darmflora hervorrufen, da andernfalls der nächste Infekt durch solche Keime erzeugt werden könnte, die gegen die üblichen Antibiotika resistent sind.

Antibiotische Substanzen, die eine Resistenz in der Darmflora verursachen, bewirken auch eine Resistenzbildung der vaginalen Flora, welche dann wiederum einen Harnwegsinfekt mit einem resistenten Keim verursacht. Dazu gehören Sulfonamide, Tetracycline, Ampicillin, Amoxycillin, die sämtlich bei sonst sensiblen E. coli-Keimen eine Resistenzbildung oder Verdrängung mit überwiegend pathogener Flora bewirken. Diese Substanzen sind deshalb als prophylaktische Gabe ungeeignet. Für viele neue Medikamente ist deren Wirkung auf die Darmflora noch unbekannt, so daß auch sie nur mit Zurückhaltung eingesetzt werden sollten.

Grundsätzlich ist zu überlegen, ob der akute banale Harnwegsinfekt überhaupt behandelt werden muß. Bei der akuten Zystitis mit plötzlicher Dysurie ohne Fieber und Nierenschmerzen kann man davon ausgehen, daß unter reichlicher Flüssigkeitszufuhr und einer lokalen Wärmeapplikation etwa 30% der Infekte ohne Therapie abklingen.

Die Tatsache, daß eine Reihe von sehr beliebten spasmoanalgetisch-antibiotischen Kombinationspräparaten in der Praxis bei zusätzlicher Steigerung der Diurese so prompt Linderung verschaffen, ohne daß zum Teil ein spezifischer Keim nachgewiesen wird, läßt bei einer derartigen Kurzzeittherapie „ins Blaue" fragen, ob nicht auch ohne Behandlung eine Symptomfreiheit erreicht worden wäre. Zudem muß kritisch festgestellt werden, daß es praktisch keine antibiotisch wirksame Substanz gibt, für die nicht eine Wirksamkeit bei der Kurzzeittherapie von Harnwegsinfekten nachgewiesen worden wäre (Stille 1983). Einen wesentlichen Fortschritt stellt die in den letzten Jahren propagierte „Einzeitbehandlung" des akuten unkomplizierten Harnwegsinfekts der Frau dar. Es hat sich gezeigt, daß die Einmaldosis der konventionellen Therapie vergleichbar ist, gleichzeitig aber, daß dem therapeutischen Erfolg einer Einmaldosis eine wesentliche diagnostische und prognostische Bedeutung zukommt (Luthy 1983). Alte vorliegende Studien dokumentieren eine vergleichbare Wirksamkeit einer 1- bis 3tägigen Behandlung im Vergleich mit einer 10- bis 14tägigen Therapie.

Persistierende Beschwerden nach einer Einzeittherapie helfen Frauen mit einem komplizierten Harnwegsinfekt zu identifizieren.

Bei erwachsenen Frauen ohne anamnestische oder klinische Hinweise für urologische Abnormitäten, hohes Fieber und Lendenschmerzen sowie in der Schwangerschaft sind Therapieversager bei höchstens 5% der Patientinnen zu erwarten.

Zur Therapie- und Rezidivprophylaxe haben sich 5 Substanzgruppen als nützlich erwiesen: Trimetroprim-Sulfmetoxazol, Nitrofurantoin, Cephalexin, Cinoxacin, Trimetoprim.


*Trimetoprim (TMP)-Sulfmetoxazol (SMX)* (z. B. Bactrim,
Co-Trimoxazol, Drylin, Eusaprim, Omsat, Sulfotrimin, TMS-480)

Für den unkomplizierten akuten Harnwegsinfekt ohne nachweisbare Nierenparenchymbeteiligung sollte eine 1- bis maximal 2tägige Behandlung mit 40 mg TMP und 200 mg SMX oder TMP alleine von 2mal 2 Tbl. der gängigen Präparate (1mal 1 Tbl. der Forte-Version) eingesetzt werden.

Ein wichtiger Wirkmechanismus ist offenbar die Diffusion durch die Vaginalwand, wobei eine höhere Konzentration im Vaginalsekret nachgewiesen werden kann als im Serum. Bei 70% der Frauen verschwinden E. coli und andere Enterobakterien komplett aus dem fäkalen Reservoir.

*Nitrofurantoin* (z. B. Cystit, Furadantin, Ituran, Phenurin, Urotablinen)

Die Nitrofurantoinbehandlung hängt ausschließlich von ihrer Urinkonzentration ab, da sie keinen Effekt auf die Darmflora und auf die vaginale Bakterienkolonisation hat. Bei Darmresistenzen von weniger als 2% bleiben die vaginalen E. coli sensibel gegen Furantoin und werden, sobald sie die Blase erreichen, stets durch eine prophylaktische Dosis mit der dabei erreichten Urinkonzentration abgetötet.

*Cephalexin* (z. B. Ceporexin, Oracef)

Eine Cephalexinbehandlung hat einen ähnlichen Effekt wie die Nitrofurantointherapie, insbesondere fehlen fäkale Resistenzen. Bei fehlender Diffusion in das Vaginalsekret beruht die Wirkung darauf, daß adäquate Urinkonzentrationen vorliegen, wenn sensible Bakterien in die Blase gelangen.

*Cinoxacin* (z. B. Cinobactin)

Eine Cinoxacinbehandlung ist durch die geringe Rate fäkaler Resistenzbildung und durch adäquate Urinkonzentrationen bei Keimaszension wirksam.

*Trimetoprim* (z. B. Trimanyl, Trimono, Uretrim)

Die Trimetoprimbehandlung hat den gleichen Vorteil wie TMP-SMX. Sie ist vor allem bei Patientinnen mit Sulfonamidallergie nützlich.

### 1.4.3 Rezidivprophylaxe rezidivierender Harnwegsinfekte

Da unsere Kenntnisse über die Bakterienadhärenz noch lückenhaft sind, bleibt keine andere Wahl, als bei Patientinnen, die mehr als 3–5 Harnwegsinfekte pro Jahr haben, eine Rezidivprophylaxe durchzuführen. Bei Frauen, die nur 3 und weniger Infekte pro Jahr aufweisen, ist es einfacher, jeden einzelnen Infekt jeweils neu zu behandeln. Sinn der Rezidivprophylaxe ist es, nach Therapie des manifesten Infekts und nach kompletter Sterilisierung des Harns neue Infekte zu verhindern. Eine erfolgreiche Prophylaxe hängt von mehreren Faktoren ab (Huland 1985; Huland u. Busch 1985):

1.  Anerkennung der Tatsache, daß die grundsätzliche Ursache der Reinfektion biologisch-immunologischer Natur ist und nicht durch mechanische oder chirurgisch korrigierbare Faktoren bedingt ist.
2.  Erfolgreiche Anwendung antibiotischer Substanzen ist abhängig von der Kenntnis über ihren Effekt auf die Darmflora.
3.  Für eine adäquate Prophylaxe ist nur 1 Tbl. pro Abend nötig, d. h. eine Low-dose-Therapie, die nur einen Bruchteil dessen bedeutet, was gewöhnlich als Tagesdosis bei der Behandlung eines akuten Harnwegsinfekts empfohlen wird.
    Zur Rezidivprophylaxe kommen die gleichen Substanzen zur Anwendung, die bei der Therapie des akuten Harnwegsinfekts beschrieben wurden. Die Prophylaxe kann über ein halbes Jahr und länger gegeben werden.
    Nach Absetzen der Rezidivprophylaxe nach 6 Monaten ist bei 50% der Fälle eine Remission im Hinblick auf die Infektanfälligkeit zu erreichen. Bei persistierender Bakteriurie kann eine neuerliche Rezidivprophylaxe für 6 Monate durchgeführt werden. Bei sexuell aktiven Frauen mit dem typischen postkoitalen Urethralsyndrom hat sich eine nach dem Koitus eingenommene Einzeldosisprophylaxe bewährt. Die Blase sollte vorher entleert werden, um die Konzentration der antibiotischen Substanz im Blasenurin zu erhöhen.

## 1.4.4 Infektsanierung bei persistierender Bakteriurie

Persistierende Bakteriurien bedürfen einer subtilen urologischen
Diagnostik, da ihre Ursache bzw. Keimquelle häufig chirurgisch
saniert werden muß. Klassisches Beispiel ist die Urolithiasis, bei
der häufig Proteus mirabilis als Erreger gefunden wird.

Kongenitale Harnwegsanomalien, höhergradiger ureterorenaler
Reflux und interstitielle Nephritiden bedürfen einer urologischen
bzw. nephrologischen Abklärung (s. oben).

## 1.4.5 Bakteriurie in der Schwangerschaft

Schwangerschaft und Perinatalperiode stellen einen besonders
gefährdeten Zeitraum für die Entstehung bzw. Exazerbation von
Harnwegsinfekten dar (Tabelle 51). Besondere Bedeutung hat die
frühzeitige Erkennung auch einer asyptomatischen Bakteriurie,
nachdem diese aufgrund verschiedener schwangerschaftsspezifi-
scher Veränderungen im Bereich der ableitenden Harnwege zur
Entstehung eines klinisch symptomatischen Harnwegsinfekts bis
hin zur akuten Pyelonephritis führen kann. Schwangere mit primär
negativer Urinkultur entwickeln nur extrem selten einen Neuinfekt
im Verlauf der weiteren Schwangerschaft. Aus diesen Gründen
sollte in der Gravidität eine asymptomatische Bakteriurie im
Gegensatz zum sonst üblichen Verhalten gezielt therapiert werden
(siehe S. 254). Dabei muß man in Betracht ziehen, daß viele Anti-

Tabelle 51. Bakteriurien in der Schwangerschaft. (Nach Lindheimer u. Katz
1977)

| | Patientinnen n | Davon symptomatischer Infekt | |
|---|---|---|---|
| | | n | [%] |
| Unbehandelte Bakteriurien | 1609 | 464 | 28,8 |
| Behandelte Bakteriurien | 421 | 15 | 3,6 |
| Steril | 13742 | 246 | 1,8 |

biotika wegen möglicher Fruchtschädigung nicht gegeben werden können: so scheiden Trimetoprim-Sulfmetoxazol-Kombinationen im 1. Trimenon aus, die Sulfonamide sind wegen des bekannten Kernikterus und der Anämie und Trimetroprim ist als Folsäureantagonist zumindest theoretisch kontraindiziert.

In den angloamerikanischen Ländern ist man dieser Substanzgruppe gegenüber weitaus weniger zurückhaltend, sie ist dort für die Schwangerschaft zugelassen. Ähnliches gilt für Nitrofurantoinpräparate. Als unbedenklich bleiben die Cephalosporine, Penicilline und, trotz der oben genannten Einschränkungen, vor allem die Ampicillinpräparate. Wegen der Persistenz der auslösenden, zumindest unterhaltenden Veränderungen im Bereich der ableitenden Harnwege während der Schwangerschaft wird man sich zu einer 8- bis 10tägigen Behandlung mit einem Ampicillin- oder Amoxycillinpräparat entschließen. Bei einer Erregerpersistenz bzw. einem Rezidiv sollte im 2. und 3. Trimenon eine Nitrofurantoinprophylaxe in der oben angegebenen Form erfolgen (Lindheimer u. Katz 1977; Petri u. Klippel 1980).

# 2 Blasenentleerungsstörungen

Der Darstellung der medikamentösen Behandlung von Blasenentleerungsstörungen soll hier nicht die Klassifikation der International Continence Society, sondern eine eher funktionelle Einteilung zugrunde gelegt werden. Dabei können Störungen der Speicherfunktion der Harnblase von Störungen der Entleerungsfunktion unterschieden werden. Diese können entweder blasenbedingt oder durch den Verschlußmechanismus verursacht sein. Das komplexe System der Blasenfüllung und -entleerung unter zentraler willentlicher Kontrolle ist durch parasympathische, sympathische und somatische Innervation gesteuert (Jonas et al. 1980).

Die motorische Innervation des M. detrusor vesicae erfolgt über die parasympathischen N. pelvici aus den intermediolateralen Kernen des sakralen Miktionszentrums. Die Umschaltung erfolgt im Plexus pelvicus oder den Ganglien im Bereich der Blasenwand. Die sympathischen Nn. hypogastrici entspringen den intermediolateralen Kernen der Segmente TH 10–L2. Die präganglionären Axone verlaufen über die ventralen Spinalwurzeln zum Grenzstrang, wobei der Sympathikus den M. detrusor vesicae mit $\beta$-adrenergen Nerven (motorische Inhibition) versorgt. Trigonum, Blasenhals und hintere Harnröhre werden motorisch durch $\alpha$-Rezeptoren innerviert. Der somatische N. pudendus innerviert den quergestreiften M. sphincter urethrae externus sowie die übrige Beckenbodenmuskulatur. Er entspringt den Vorderhornzellen des Sakralmarks der Segmente S2–S4. Die Reservoirfunktion der Harnblase entsteht durch zentrale Hemmungen der motorischen Aktivitäten des M. detrusor vesicae, wobei der Tonus des Blasenhalses und der proximalen Harnröhre und des quergestreiften M. sphincter urethrae externus in der Speicherphase ungehemmt bleibt. Die physiologische Miktion führt zu einer Umkehr dieses Innervationsmusters.

## 2.1 Reizzustände der Harnblase

Reizzustände der Harnblase sind durch gesteigerte sensible Impulse (sensorische Dranginkontinenz) oder durch eine gesteigerte Motorik des Detrusors (motorische Dranginkontinenz) charakterisiert. Die Schweregrade führen von Pollakisurie über imperativen Harndrang bis zur Dranginkontinenz. Die Diagnose wird durch Zystomanometrie gesichert, wobei ein verfrühter 1. Harndrang eine reduzierte Blasenkapazität und – bei den motorischen Formen – unwillkürliche Detrusorkontraktionen nachgewiesen werden. Idiopathische Formen müssen ätiologisch streng von symptomatischen (sekundären) Reizzuständen der Harnblase unterschieden werden (Tabelle 52).

**Tabelle 52.** Reizzustände der Harnblase

| |
|---|
| Idiopathisch |
| Unspezifisch entzündlich |
| Interstitielle Zystitis |
| Spezifisch entzündlich (Tbc, Bilharzia) |
| Fremdkörper (intravesikal, vaginal) |
| Tumoren (Blase, Urethra, Vagina, Uterus) |
| Hormonell (Östrogenmangel) |
| Obstruktiv (mechanisch, funktionell) |
| Neurogen (obere motorische Läsion) |
| Psychogen |

## 2.1.1 Therapie

Bei idiopathischen Reizzuständen der Harnblase sowie zur Unterstützung einer kausalen Therapie von symptomatischen Formen ist eine medikamentöse Harnblasensedierung angezeigt. Hierzu kommen Präparate aus der Gruppe der Parasympathikolytika (Anticholinergika), Spasmoanalgetika und Kalziumantagonisten in Frage.

### *Anticholinergika*

*Methantheliniumbromid* (Vagantin) und *Emepronium* (Uro-Ripirin) wirken als Parasympathikolytika durch kompetitive Hemmung von Acetylcholin an der neuromuskulären Synapse und am Ganglion (ganglienblockierender Effekt).

*Dosierung:* Vagantin 3mal 50 mg/die, 3mal 200 mg/die bis 4mal 200 mg/die.

*Nebenwirkungen:* Systematische anticholinerge Effekte wie Mundtrockenheit, Akkomodationsstörungen, Mydriasis, Obstipation und Tachykardie können auftreten.

*Kontraindikationen* ergeben sich aus Erkrankungen, bei denen ein anticholinerger Effekt unerwünscht ist: ein Glaukom muß ebenso wie eine Tachyarrhythmie ausgeschlossen sein. Bei mechanischen Stenosen im Gastrointestinaltrakt sowie im Bereich der ableitenden Harnwege (Blasenhals- oder Harnröhrenstriktur) kann es unter parasympathikolytischer Therapie zur Dekompensation kommen. Gleiches gilt für Innervationsstörungen (Megakolon, Achalasie).

### *Spasmoanalgetika*

*Flavoxat*
Flavoxat (Spasuret) greift direkt an der glatten Muskelzelle des Detrusors an (Abb. 4); eine papaverinähnliche spasmolytische Wirkung mit analgetischer Komponente erklärt die gute Wirksamkeit bei hyperaktivem Detrusor.

*Dosierung:* Sie beträgt üblicherweise 3mal 200 mg/die – maximal 4mal 200 mg/die.

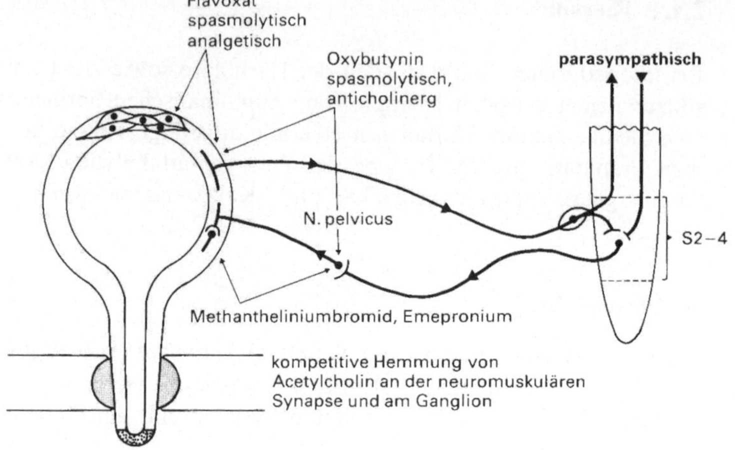


**Abb. 4.** Wirkungsweise der Harnblasensedativa

*Nebenwirkungen* sind seltener als in der Gruppe der Anticholinergika; es werden vorwiegend gastrointestinale Begleiterscheinungen beschrieben.

## Oxybutynin

Oxybutynin (Dridase) besitzt 2 unterschiedlich relaxierende Wirkungen auf die glatte Muskulatur:

1. Es wirkt spasmolytisch direkt an der glatten Muskulatur.
2. Es hemmt die Wirkung von Acetylcholin an der glatten Muskulatur.

Darüber hinaus ist aufgrund der pharmakodynamischen Untersuchungen eine analgetische und lokalanästhetische Wirkung anzunehmen.

*Dosierung:* 2- bis 3mal 5 mg/die.

*Nebenwirkungen:* Anticholinerge Effekte stehen ebenfalls im Vordergrund. Der maximale Effekt anticholinerger Therapie kann bis zur Harnverhaltung führen, die durch i.v.-Applikation von 150 mg Methantheliniumbromid bei gesunden Personen ausgelöst werden kann. In vergleichbaren Studien konnte bei der neurogenen

262

Blase (z. B. Multiple Sklerose) eine Überlegenheit von Methantheliniumbromid gegenüber Flavoxat nachgewiesen werden. Bei der Urge-Inkontinenz war Flavoxat wirksamer als Emepronium.

## Kalziumantagonisten

### Terodilin

Terodilin (Mictrol) weist anticholinerge, kalziumantagonistische, spasmolytische und lokalanästhetische Eigenschaften auf. Die kalziumantagonistische Wirkung von Terodilin ist weitaus selektiver als die auf Herz- und Gefäßmuskulatur und der anderer Antagonisten, z. B. Verapamil, deutlich überlegen. Der kalziumantagonistische Effekt von Propanthelin, Emepronium und Oxybutynin ist sehr gering und mit etwa 1% ihrer anticholinergen Wirksamkeit zu veranschlagen. Die Wirkung von Terodilin ist ungleich höher und beträgt etwa 20-30% der anticholinergen Wirksamkeit.

*Dosierung:* bei Erwachsenen werden 2mal tägl. 1-2 Tbl. empfohlen.

*Nebenwirkungen:* anticholinergen Effekte stehen im Vordergrund: Mundtrockenheit, Akkommodationsstörungen (Cave! Aufklärung bei Autofahrern); in seltenen Fällen sind bei disponierten Personen epileptische Anfälle ebenso zu beobachten wie gastrointestinale Beschwerden, Schwindelgefühl und Tachykardie.

Die pharmakokinetischen Eigenschaften der verschiedenen Substanzen sind im Hinblick auf Resorption und Bioverfügbarkeit sehr unterschiedlich. Hieraus erklären sich die verschiedenen empfohlenen Dosierungsintervalle, letztlich auch die unterschiedliche Patientencompliance (Tabelle 53). Die in der Literatur sehr unterschiedlich angegebenen Behandlungsergebnisse (bis zu 70% Erfolge) lassen sich stabilisieren oder sogar verbessern, wenn die Pharmakotherapie von einem Miktionstraining begleitet wird. Ein wesentlicher Teil des Behandlungserfolgs dürfte der „Droge Arzt" zuzuschreiben sein. Eine Reihe von Untersuchungen belegen die psychosomatische Komponente der idiopathischen Dranginkontinenz (Meyhoff et al. 1981). Eine blasenspezifische Pharmakotherapie der Drangsymptomatik kann deshalb immer nur als begleitende Maßnahme verstanden werden. Die hohe Rate an Behandlungsabbrüchen und Versagern der Langzeittherapie sind so verständlich.

**Tabelle 53.** Medikamentöse Therapie von Blasenentleerungsstörungen

| | |
|---|---|
| *Streßinkontinenz* | |
| 1. Sympathomimetika | |
| Midodrin *(Gutron)* | 3mal 1 Tbl. oder 3mal 10 Trpf. |
| 2. Cholinesterasehemmer | |
| Distigminbromid *(Ubretid)* | 3mal 2,5 oder 1mal 10 mg |
| 3. Hormonpräparate, vor allem natürliche Ostrogene | |
| *Dranginkontinenz* | |
| 1. Anticholinergika | |
| Oxybutynin *(Dridase)* | 2- bis 3mal 1 Tbl. |
| Propanthelinbromid *(Corrigast)* | 4- bis 6mal 1–2 Drg. |
| Imipramin *(Tofranil)* | 3mal 1 Tbl. (25 mg) |
| Butylscopolaminiumbromid *(Buscopan)* | 3- bis 5mal 1–2 Drg. |
| 2. Direkt muskelwirkende Relaxanzien | |
| Flavoxat *(Spasuret 200)* | 3- bis 4mal 1 Drg. |
| 3. Polysynaptische Inhibitoren | |
| Methantheliniumbromid *(Vagantin)* | 3mal 1–2 Drg. |
| Emopronium *(Uro-Ripirin)* | 3- bis 4mal 1 Tbl. |
| Trospiumchlorid *(Spasmex)* | 1- bis 3mal 1–2 Tbl. |
| 4. $\beta$-Adrenergika | |
| Terbutalin *(Bricanyl)* | 2- bis 3mal 1–2 Tbl. |
| Clenbuterol *(Spiropent)* | 2mal 1–2 Tbl. |
| 5. Kalziumantagonisten | |
| Terodilin *(Mictrol)* | 2mal 1–2 Tbl. |
| *Detrusorschwäche* | |
| Cholinergika | |
| 1. Bethanechol *(Myocholine)* | 4mal 25–4mal 50 mg |
| Carbachol *(Doryl)* | 0,25 s. c. oder 3mal 2–4 Tbl. |
| 2. Indirekte Parasympathikomimetika | |
| Distigminbromid *(Ubretid)* | 3mal 2,5 mg oder 1mal 10 mg |
| *Blasenentleerungsstörungen* | |
| 1. $\alpha$-Sympathikolytika | |
| Phenoxybenzamin *(Dibenzyran)* | 1- bis 3mal 10 mg |
| Prazosin *(Minipress)* | 3mal 1 mg |
| 2. Antispastika | |
| Baclofen *(Lioresal)* | 3mal 5–3mal 25 mg |
| Dantrolen *(Dantamacrin)* | 100–200 mg |

Einige Psychopharmaka aus der Gruppe der trizyklischen Antidepressiva (Thymoleptika) sind geeignet, die Blase ruhig zu stellen.

Imipramin (Tofranil) ist bei der Behandlung der Enuresis von Bedeutung. Therapieerfolge werden einem anticholinergen Effekt und einer $\alpha$-adrenergen Stimulation der hinteren Harnröhre zugeschrieben. Auch Neuroleptika (z. B. Melleril, Haloperidol, Lyogen) können die Harnblase ruhigstellen. Bei der Verabreichung von Neuroleptika und Thymoleptika aus neurologischer oder psychiatrischer Indikation ist die Blasenhypotonie mit Restharnbildung bis zur Harnverhaltung eine typische Komplikation. Tranquilizer (z. B. Valium, Librium, Nobrium, Demetrin) bewirken zentral eine „psychovegetative Entkopplung" und haben zugleich einen muskelrelaxierenden Effekt. Am unteren Harntrakt können sie wiederum eine Sedierung der Blase bewirken. Diese „Nebenwirkungen" der Psychopharmaka auf den unteren Harntrakt können deshalb auch für die Ruhigstellung der Blase genutzt werden. Als alleinige Indikation zum Einsatz dieser Präparate kann dies allerdings nur für z. B. Tofranil oder Valium empfohlen werden.

Bei Therapieresistenz mit ausgeprägter aktiver Inkontinenz und Versagen begleitender Maßnahmen des Blasentrainings kommen schließlich chirurgische Maßnahmen in Betracht.


## 2.2 Streßinkontinenz

Die Streßinkontinenz ist durch einen passiven Harnverlust unter Belastung bei insuffizientem Blasenverschlußmechanismus gekennzeichnet. Pathologische Veränderungen der Topographie bedürfen primär einer operativen Korrektur, ebenso die höheren Grade der Streßinkontinenz. Bei der Urethralhypotonie sowie bei niedrigen Graden der Streßinkontinenz ist ein medikamentöser Therapieversuch indiziert.

Ansatzpunkte sind entweder die pharmakologische Beeinflussung der glattmuskulären Anteile des Verschlußmechanismus, oder aber die hormonelle Beeinflussung der lokalen Durchblutung und Verbesserung der Proliferation des Urethralepithels.

α-Adrenergika mit Wirkung auf die Urethra bei kurzer Wirkungsdauer sind Ephedrin und Sympatol. Sie wurden schon 1948 durch Rashbaum und Mandelbaum zur Behandlung der Streßinkontinenz eingesetzt. In *Dosierungen* von 25–50 mg 4mal/die wurden auch in Doppelblindstudien Steigerungen des Urethraruhedrucks und des Urethraverschlußdrucks bei streßinkontinenten Frauen nachgewiesen.

Ähnliche Behandlungserfolge wurden mit Norephedrin, Phenylpropanolamin und Ornade beschrieben. Wegen der kurzen Wirkungsdauer und der vielfältigen Nebenwirkungen, die sich als kardiovaskulärer α-adrenerger Effekt verstehen, sind diese Substanzen jedoch nur selten zu einer Langzeittherapie einsetzbar. Tachykardie, Herzrhythmusstörungen und pektanginöse Beschwerden, dazu als Kontraindikation alle Erkrankungen, die zur funktionellen oder organfixierten Veränderung des kardiovaskulären Systems geführt haben, schränken den Einsatz dieser Substanzgruppe wesentlich ein.

## Midodrin (Gutron)

Als α-Sympathomimetikum mit längerer Wirkdauer hat Midodrin (Gutron) in einer *Dosierung* von 3mal 5 mg/die in Form von Tabletten oder Tropfen über eine Anhebung des glattmuskulären Harnröhrentonus die Symptomatik der Streßinkontinenz günstig beeinflußt. Auch bei dieser Substanz stehen Blutdrucksteigerungen und eine sehr störende Gänsehaut einer Langzeittherapie zumeist im Wege. Sie hat sich jedoch bei der Streßinkontinenz im Wochenbett als sehr effektiv bewährt.

## Distigminbromid

Der Cholinesterasehemmer *Distigminbromid* (Ubretid) wird in einer *Dosierung* von 1mal 10 mg/die oder 3mal 2,5 mg/die zur Therapie der Streßinkontinenz empfohlen.

Die günstige Beeinflussung der Symptomatik mit diesem indirekten Cholinergikum wird durch eine Tonisierung der Urethra durch cholinerge Stimulation und gleichzeitige Stimulation am sympathischen Ganglion erklärt. Auch hier ist die Halbwertzeit nur kurz, so daß eine effektive Dosierung wegen der unangenehmen Begleiterscheinungen (vor allem ausgeprägte Diarrhöen) nur selten erreicht werden kann.

## 2.2.2 Hormontherapie

Der günstige Einfluß von Östrogenen bei der Behandlung der Streßinkontinenz ist seit den 40er Jahren bekannt. Embryologisch überwiegend dem Genitalsystem entstammend und mit Östrogenrezeptoren besetzt, reagiert die Harnröhre auf eine entsprechende Substitutionsbehandlung mit einer gesteigerten Epithelproliferation und einer Steigerung der periurethralen Durchblutung, wobei der Kongestion der periurethralen Venenplexus wohl die größte Bedeutung zukommt.

Es wird auch eine $\alpha$-adrenerge Wirkung am Blasenhals beschrieben. Gleichzeitig besteht ein günstiger Effekt bei der sensorischen und motorischen Dranginkontinenz und Reizblase. Die vorliegenden Untersuchungen zur Östrogentherapie sind schwer zu beurteilen, da die Patientenzahlen klein sind und objektive Parameter entweder fehlen oder widersprüchlich ausfallen. So wurde von einigen Autoren ein Anstieg des Urethraverschlußdrucks beschrieben, andere konnten keine meßtechnische Veränderungen nachweisen (Petri 1988 b).

Angewendet werden sollten nur die sogenannten natürlichen Östrogene wie die konjugierten Östrogene, das Östradiolvalerat, das Östriol oder das Östriolsuccinat. Eine lokale Behandlung in Form von Vaginalsuppositorien oder Cremes hat wegen der hohen Resorptionsrate dabei eine fast vergleichbare proliferative Wirkung auf das urethrale und vaginale Epithel. Nachdem zumeist andere klimakterische Ausfallerscheinungen mitbehandelt werden müssen, sollten Östrogen-Gestagen-Kombinationspräparate zur Anwendung kommen. Bei der oralen Therapie kann lediglich das Östriol aufgrund des zu vernachlässigenden proliferierenden Effekts auf das Endometrium kontinuierlich gegeben werden, alle anderen Östrogene müssen zyklisch oder besser in 2-Phasenpräparaten zusammen mit einem Gestagenanteil über 10 Tage eingenommen werden.

# 2.3 Blasenentleerungsstörungen

Ein nachlassender Harnstrahl, steigende Miktionsfrequenz, die Notwendigkeit des Einsatzes der Bauchpresse und die Ausbildung von Restharn können durch infravesikale Obstruktionen oder durch eine primäre oder sekundäre Detrusorschwäche verursacht sein:

1. Mechanische infravesikale Obstruktion: Blasenhalssklerose; Urethrastriktur; Meatusstenose.
2. Funktionelle infravesikale Obstruktion: Idiopathisch; („mitigierte neurogene Blase"); neurogen; psychogen.
3. Detrusorschwäche: Habituell; neurogen (untere motorische Läsion); psychogen; sekundär (Dekompensations bei infravesikaler Obstruktion).

## 2.3.1 Infravesikale Obstruktion

Infravesikale Obstruktionen können mechanisch oder funktionell bedingt sein. Mechanische Obstruktionen werden operativ durch Beseitigung des subvesikalen Hindernisses behandelt.

Die Diagnose der funktionellen Obstruktion wird durch urodynamische, röntgenologische und elektromyographische Funktionsuntersuchungen gestellt.

*α-Sympatholytika*

Liegt das funktionelle subvesikale Hindernis am glattmuskulären Blasenhals (Detrusor-Blasenhals-Dyssynergie), der $\alpha$-adrenerg innerviert ist, werden *α-Sympathikolytika* ($\alpha$-Blocker) mit Erfolg eingesetzt (Abb. 5).

*Phenoxybenzamin*

Hervorragend geeignet ist trotz der Warnhinweise *Phenoxybenzamin* (Dibenzyran).

*Dosierung:* 1mal 10 mg/die–3mal 10 mg/die.

Die Therapie sollte einschleichend mit 1mal 5 mg/die–2mal 5 mg/die begonnen werden und kann bei voller Wirkung von

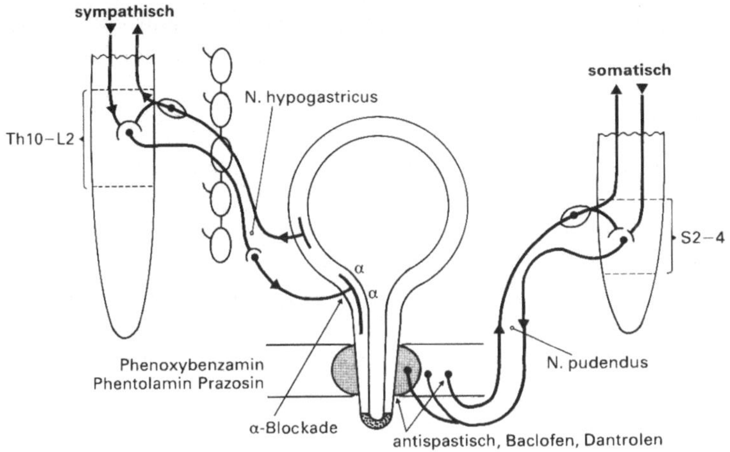


**Abb. 5.** Wirkungsweise von α-Sympathikolytika und Antispastika bei Blasenentleerungsstörungen

30 mg auf eine Erhaltungsdosis von 10 mg/die, am besten am Abend, reduziert werden.

*Nebenwirkungen:* Der Sedierungseffekt sowie orthostatische Dysregulationen mit reflektorischer Tachykardie können zur Dosisreduktion zwingen, eine Schwellung der Nasenschleimhaut und Menstruationsstörungen können auftreten.

*Kontraindikationen:* Sind sämtliche Erkrankungen, bei denen eine Blutdrucksenkung unerwünscht ist: Koronarsklerose und Zerebralsklerose.

Die i. v.-Applikation von 5–10 mg des α-Blockers *Phentolamin* (Regitin) erlaubt eine schnelle Einschätzung des Effekts einer oralen Therapie mit Dibenzyran. Auch das Antihypertonikum *Prazosin* (Minipress) kann über seine α-Rezeptorenblockade bei dieser Indikation in Dosierungen von bis zu 3mal 1 mg/die eingesetzt werden.

*Antispastika*

Liegt die funktionelle Obstruktion in Höhe des Beckenbodens (Detrusor-Beckenboden-Dyssynergie), so handelt es sich um eine

Dysregulation des quergestreiften externen Sphinkters. Ursache sind meistens neurologische Erkrankungen oder im Kindesalter anerzogene Verhaltensstörungen.

### Baclofen

Medikamentös werden Antispastika eingesetzt (Abb. 5), von denen sich vornehmlich *Baclofen* (Lioresal) bewährt hat.

*Dosierung:* sollte einschleichend mit 3mal 5 mg/die erfolgen und bis 3mal 25 mg/die gesteigert werden.

*Nebenwirkungen* können Sedierung, Übelkeit, Schwindel, psychische Syndrome und allgemeine Muskelschwäche sein.

*Kontraindikationen:* sind Epilepsie und manifeste Psychosen sowie das Ulcus ventriculi.

### Dantrolen

Das Antispastikum Dantrolen (Dantamacrin) kann ebenfalls eingesetzt werden, ist aber wegen hepatotoxischer Nebenwirkungen nur unter regelmäßiger Kontrolle der Leberfunktionsparameter zu verabreichen.

*Dosierung:* bis zu 200 mg/die.

## 2.3.2 Detrusorschwäche

Die primäre Detrusorschwäche muß streng von der sekundären (Detrusordekompensation) unterschieden werden.

Bei letzterer handelt es sich um eine sekundäre Reaktion auf eine infravesikale Obstruktion. Die medikamentöse Therapie der primären Detrusorschwäche bezweckt die Stimulation durch Parasympathikomimetika (Cholinergika).

### Parasympathomimetika

Die direkten Parasympathikomimetika *Bethanechol* (Myocholine) und *Carbachol* (Doryl) greifen an der neuromuskulären Synapse stimulierend an und sind geeignet, den Blasentonus zu erhöhen. Der intravesikale Druckanstieg nach s.c.-Injektion von 0,25 mg Carbachol kann zur Diagnose einer peripheren Nervenläsion (Denervierungs-Hypersensibilitäts-Test) verwendet werden (Abb. 6).

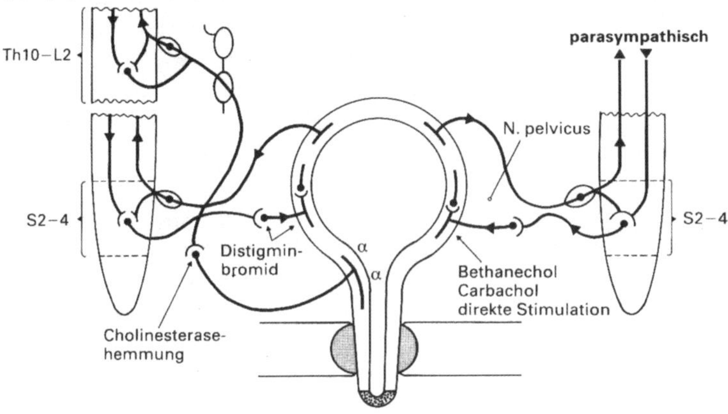


**Abb. 6.** Wirkungsweise von Cholinergika bei Detrusorschwäche

Für die *atone Blase* gilt folgende Behandlung: s. c.-Injektionen von 3mal 10 mg/die *Bethanechol* in sukzessiver bis 3mal 2,5 mg/die absteigender Dosierung, bis die Restharnmenge bei regelmäßigen intermittierendem Katheterismus oder sonographisch unter 30 ml liegt. Die orale Dosis beträgt für *Myocholine* 4mal 25 mg/die–4mal 50 mg/die, für *Doryl* 3mal 2 mg/die–3mal 4 mg/die.

Das indirekte Parasympathomimetikum *Distigminbromid* (Ubretid) wirkt durch Cholinesterasehemmung an der neuromuskulären Synapse sowie am parasympathischen und sympathischen Ganglion. Dadurch kann es zu einer unerwünschten Mitstimulation des glatten muskulären Sphinkters kommen. Dieser Effekt wird andererseits zur Therapie der Streßinkontinenz genutzt.

*Dosierung:* beträgt 1mal 10 mg/die oder 3mal 2,5 mg/die.

*Nebenwirkungen:* der medikamentösen Stimulation des Detrusors erklären sich als systemische cholinerge Effekte: Übelkeit, Hypersalivation, Schweißausbrüche, Bradykardie, Magen-Darm-Krämpfe und Diarrhö.

*Kontraindikationen:* ergeben sich aus Grunderkrankungen, bei denen die Induktion einer Vagotonie unerwünscht ist: Asthma bronchiale, Myokardinfarkt, dekompensierte Herzinsuffizienz, Hyperthyreose, Ulcus ventriculi, Epilepsie und M. Parkinson.

Die durch cholinerge Stimulation induzierte infravesikale Drucksteigerung führt oftmals nicht zu einer effektvollen Miktion, weil unerwünschte dyssynerge Mitreaktionen des externen Sphinkters auftreten. Aus diesem Grund empfiehlt sich die gleichzeitige Gabe eines $\alpha$-Blockers (z. B. Dibenzyran), um den infravesikalen Widerstand herabzusetzen. Als flankierende Maßnahme ist immer die konsequente Restharnentleerung, am besten mit intermittierendem sterilen Einmalkatheterismus oder die Dauerdrainage einer suprapubischen Zystostomie notwendig. Auch hier muß man realistisch sehen, daß die Nebenwirkungen der Präparate bei effektiver Dosierung so schwerwiegend sind, daß der Patient eine Langzeitbehandlung meistens nicht toleriert.

## 2.4 Zusammenfassung

Die alleinige Pharmakotherapie des unteren Harntrakts führt nur selten zu einem bleibenden Erfolg. Da sie überwiegend nur symptomatisch wirksam ist, muß sie entweder als Langzeitbehandlung fortgeführt werden, was wegen der schweren Nebenwirkungen meistens an der Compliance scheitert, oder aber durch flankierende Maßnahmen, die die Ursache angehen, begleitet werden. Bei Reizzuständen der Harnblase ist ein geeignetes Miktionstraining unter Nutzung eines Bio-feed-Back notwendig, einzelne Autoren versprechen sich vom zusätzlichen Einsatz einer Elektrostimulation bessere Resultate. Zur konservativen Therapie einer Streßinkontinenz gehört die Kräftigung der quergestreiften Muskulatur durch entsprechende Physiotherapie, gegebenenfalls eine operative Korrektur. Bei Blasenentleerungstörungen müssen morphologisch fixierte Obstruktionen beseitigt und eine chronisch überdehnte Blase zusätzlich regelmäßig durch Einmalkatheterismus oder suprapubische Dauerdrainage entleert werden.

# Literatur


Cox CE, Hinman F Jr (1961) Experiments with induced bacteriuria, vesical emptying and bacterial growth on the mechanism of bladder defense to infection. J Urol 86: 739

Cox CE, Lacy SS, Hinman F Jr (1968) The urethra and its relationship to urinary tract infection II. The urethral flora of the female with reccurrent urinary infection. J Urol 99: 632

Hohenfellner R (1972) Harninfektion und Menarche. Aktuel Urol 3: 41

Huland H (1985) Der bakterielle Harnwegsinfekt. In: Hohenfellner R, Thüroff JW (Hrsg) Gynäkologische Urologie. Fort- und Weiterbildungsseminar, Urol. Klinik Mainz

Huland H, Busch R (1985) Ätiologie von Harnwegsinfekten. In: Bichler KH, Altwein JE (Hrsg) Der Harnwegsinfekt. Springer, Berlin Heidelberg New York Tokyo, S 9

Jonas U, Heidler H, Thüroff JW (1980) Urodynamik. Enke, Stuttgart

Lindheimer MD, Katz AJ (1977) Kidney function and disease in pregnancy. Lea & Febiger, Philadelphia

Lüthy R (1983) Neue diagnostische und therapeutische Möglichkeiten bei Harnwegsinfektionen. In: Fortschritt und Fortbildung in der Medizin – Jahrbuch 1983/84. Deutscher Ärzteverlag, Köln, S 127

Meyhoff HH, Gerstenberg TC, Nordling J (1981) Placebo- drug of choice in female motor urge incontinence? Proc. XI. Ann Meeting ICS. Skogs, Trelleborg, p 49

Petri E, Klippel KF (1980) Pyelonephritis und Schwangerschaft. Nieren Hochdruckkrankht 9: 73

Petri E (1988a) Medikamentöse Behandlung bei Harnwegsinfektionen. Gynäkologe 21: 46

Petri E (1988b) Hormontherapie des weiblichen unteren Harntraktes. Aktuel Urol 19: 251

Petri E (1989) Konservative Behandlung von Funktionsstörungen des unteren Harntraktes – Pharmakotherapie. Gyn Prax 13: 289

Raez M (1977) Zur Ätiologie der Cystitis granularis. Aktuel Urol 8: 151

Rashbaum M, Mandelbaum CC (1948) Non-operative treatment of urinary incontinence in women. Am J Obstet Gynecol 56: 777

Roberts HJ (1967) Bubble-bath cystitis. JAMA 201: 125

Ryd-Kjellen E, Setterberg G, Alm A, Diener L, Hallen B, Bogentoft S (1985) Pharmacokinetic properties and tolerance of terodiline in geriatric patients. Scientific report 85-99-046 Kabi Vitrum AB, Stockholm

Stille W (1983) Kurzzeittherapie von Harnwegsinfektionen. Zuckschwerdt, München

Thüroff JW, Petri E (1983) Pharmakotherapie des unteren Harntraktes. In: Petri E (Hrsg) Gynäkologische Urologie. Thieme, Stuttgart, S 249

Wein AJ (1984) Pharmacological treatment of non-neurogenic voiding dysfunktion. In: Caine M (ed) The pharmacology of the urinary tract. Springer, Berlin Heidelberg New York Tokyo, p 100

# Schmerztherapie
# bei gynäkologischen Erkrankungen

*H. von Matthiessen*

## 1 Einleitung

In der Gynäkologie treten Schmerzen akut oder chronisch, zyklusabhängig und zyklusunabhängig sowie im Zusammenhang mit benignen oder malignen Erkrankungen auf.

Akuten Schmerzzuständen im Unterleib liegen zumeist Erkrankungen zugrunde, die einer eingehenden Diagnostik, häufig auch einer operativen Therapie bedürfen. Als Ursachen genital bedingter pelviner oder abdominaler Schmerzen kommen in Betracht: Aszendierende Infektionen, alle Formen der Extrauteringravidität, Rupturen, Stieldrehungen oder Einblutungen oder von Ovarialzysten, nekrotisierende Myome, Komplikationen im Zusammenhang mit IUPs sowie Kohabilitationsverletzungen.

Chronische Schmerzen im Bereich des Genitales können zyklusgebunden als primäre oder sekundäre Dysmenorrhö, Kryptomenorrhö, Mittelschmerz oder im Rahmen des prämenstruellen Syndroms auftreten. Erhebliche diagnostische Probleme bieten die nicht an den Zyklus gebundenen chronischen Unterleibsschmerzen, zu denen nach Eicher 1987 die Pelvipathie, Varicosis interna, Retroflexio uteri, das Allen-Masters-Syndrom, Folgezustände chronisch rezidivierender Adnexitiden, Adhäsionen, das Münchhausen-Syndrom und die Dyspareunie zu zählen sind.

Eine weitere Gruppe von Patienten sucht den Arzt aufgrund von Schmerzen im Zusammenhang mit fortgeschrittenen Tumorleiden auf. Für diese Patientinnen gelten wegen ihrer häufig limitierten Prognose einige Besonderheiten, auf die später eingegangen wird.

# 2 Schmerzentstehung und Therapie mit Analgetika

Für die Einleitung spezifischer analgetischer Maßnahmen sind neben der exakten Evaluierung der Schmerzursache Kenntnisse über die Schmerzentstehung und die pharmakologische Schmerzlinderung hilfreich.

Schmerzen können aufgrund thermischer, mechanischer oder chemischer Reize ausgelöst werden: Während thermische Reize bei der Schmerzentstehung in der Gynäkologie keine Bedeutung haben, können mechanische Reize bei der Überdehnung von Hohlorganen (Blase, Darm) oder durch Kompression infolge malignen Wachstums starke Schmerzempfindungen hervorrufen (Zimmermann 1986). Die häufigste Vermittlung von Schmerzen erfolgt jedoch über eine chemische Reizung der nahezu ubiquitären sensiblen Nervenendigungen, der sogenannten Nozizeptoren: Im perifokalen entzündlichen Saum malignen Gewebes kommt es wie im primär entzündlichen benignen Gewebe zu einem Abfall des pH-Werts, des Sauerstoffpartialdrucks und zu einer Anreicherung metabolischer Substanzen. Diese bewirken über die Freisetzung von Prostaglandinen eine Sensibilisierung der Nozizeptoren gegenüber schmerzauslösend wirkenden Substanzen wie Bradykinin, Histamin und 5-Hydroxytryptamin. Die Hemmung der Prostaglandinsynthese durch „peripher" wirkende Analgetika (Prostaglandinsynthesehemmer) stellt die 1. der Möglichkeiten der medikamentösen Analgesie dar.

Über afferente A-delta- oder C-Fasern werden die Impulse dem Rückenmark bzw. Hirnstamm zugeleitet und unter anderem an thalamische Kerne und das limbische System weitergegeben. Hier liegen die Angriffspunkte der 2. Gruppe von Analgetika, die „zentral" wirkend durch Besetzung der Opiatrezeptoren die Verarbeitung und Weiterleitung nozizeptiver Informationen hemmen.

Die Einteilung der Analgetika in peripher bzw. zentral wirksame Substanzen ist in der deutschsprachigen klinisch orientierten Literatur gebräuchlich und aus didaktischen Gründen vorteilhaft. Sie ist jedoch insofern nicht korrekt, als einige peripher angreifende Analgetika zusätzliche zentralnervöse Wirkungskomponenten aufweisen, von denen eine die antipyretische Wirkung darstellt. Es wäre daher pharmakologisch richtiger, zwischen antipyretischen Analgetika und solchen vom Morphintyp zu unterscheiden. Da sich diese Nomenklatur jedoch bisher in der Klinik nicht durchgesetzt hat, wird im folgenden Text im Bewußtsein der erwähnten Einschränkung die gebräuchlichere Terminologie benutzt.

**Tabelle 54.** Peripher angreifende Analgetika

| Wirkungs-Spektrum | Meta-mizol | Acetylsali-cylsäure | Para-cetamol | NSAID (z. B. Diclofenac) |
|---|---|---|---|---|
| Analgetisch | + | + | + | + |
| Antiphlogistisch | + | + | − | + |
| Antipyretisch | +! | + | + | − |
| Spasmolytisch | + | − | − | − |
| Wirkungsdauer [h] | 4 | 4 | 4 | 6–8 |
| Dosierung [g/Tag] | 4–6 | 4–6 | 4–6 | 0,15–0,2 |

### Peripher wirkende Analgetika

Als peripher wirkende Analgetika stehen heute 3 unterschiedliche Substanzen und die NSAIDs (nichtsteroidale antiinflammatorische Substanzen) zur Verfügung, die sich für die Therapie akuter und chronischer Schmerzen bewährt haben. Bei vergleichbarer analgetischer Wirkung unterscheiden sie sich in ihrem Wirkungsspektrum erheblich voneinander (Tabelle 54):

### Metamizol

Metamizol war aufgrund seiner guten analgetischen Potenz und seines breiten Wirkungsspektrums lange Zeit eines der meistbenutzten peripheren Analgetika. Es ist für jede Applikationsform verfügbar und weist eine Wirkungsdauer von etwa 4 h auf. Als wichtigste Nebenwirkungen werden genannt: Allergische Hautreaktionen, Leukopenie und die außerordentlich seltene Agranulozytose. Obwohl mit Metamizol in der Schmerztherapie sehr gute klinische Erfahrungen vorliegen, ist ein Einsatz durch die berichteten Agranulozytosen argumentativ gegenüber den Patienten, seinen Angehörigen und den mitbehandelnden Ärzten erschwert und daher in den Hintergrund getreten.

### Paracetamol

Paracetamol wird wegen seiner geringen Nebenwirkungen (sehr selten gastrointestinale Störungen, Lebernekrosen nur bei Überdosierung >6–8 g/Tag) gerade bei chronischen Schmerzen über lange Zeiträume eingesetzt. Die Wirkungsdauer beträgt 4 h, parenterale Darreichungsformen stehen nicht zur Verfügung.

*Acetylsalicylsäure*

Acetylsalicylsäure ist wegen ihrer hohen gastrointestinalen Nebenwirkungsrate zur Therapie akuter Schmerzen bedingt, zur Behandlung chronischer Schmerzen weniger geeignet. Auch für diese Substanz beträgt die Wirkungsdauer etwa 4 h, die orale Applikation muß 4 g/Tag zur Ausschöpfung der vollen analgetischen Wirksamkeit erreichen.

*NSAID*

Die NSAID (nichtsteroidalen antiinflammatorischen Substanzen) haben aufgrund ihrer guten analgetischen Wirkung sowie der ausgeprägten antiphlogistischen Eigenschaften weite Verbreitung in der Therapie akuter und chronischer Schmerzen gefunden. Sie eignen sich besonders für den Einsatz bei Schmerzen aufgrund entzündlicher Erkrankungen (z. B. Adnexitis) sowie bei Knochenmetastasen. Der guten analgetischen Wirksamkeit der NSAIDs stehen eine Reihe von Nebenwirkungen gegenüber, die ihre Anwendung im Einzelfall limitieren können. Sie variieren in Abhängigkeit von der gewählten Substanz und der individuellen Toleranz der Patientin. Bei Frauen mit gastrointestinalen Erkrankungen, Nieren- oder Leberschäden, Asthma bronchiale oder kardialer Dekompensation ist die Indikation zur Gabe von NSAIDs sorgfältig gegen andere Therapiemöglichkeiten abzuwägen. Blutbildkontrollen zur frühzeitigen Erkennung von Störungen in der Hämatopoese sind ebenso wichtig wie die ausführliche Aufklärung über die Symptome möglicher Nebenwirkungen, von denen hier in abnehmender Häufigkeit genannt seien (Übersicht bei Wörz 1986): Gastrointestinale Beschwerden (z. B. Magenschmerzen, Sodbrennen, Erbrechen), zentralnervöse Beschwerden (Kopfleere, Benommenheit, Schwindel, Depressionen), Hautveränderungen (Juckreiz, papulöse Veränderungen, Hyperhidrosis, Urtikaria), kardiovaskuläre Beschwerden (Ödeme, Herzklopfen, Dyspnoe).

Die Kombination peripher wirkender Analgetika bietet gegenüber der Ausschöpfung der zulässigen Maximaldosis einzelner Substanzen keine Vorteile, ist häufig jedoch mit einer höheren Nebenwirkungsrate belastet. Fixe Kombinationen jeweils eines peripher und zentral angreifenden Analgetikums, wie sie z. B. als Nedolon P oder

**Tabelle 55.** Nebenwirkungen peripherer Analgetika (überwiegend bei Langzeitanwendung)

| Substanzen | Relativ häufige Nebenwirkungen | Seltene Nebenwirkungen |
|---|---|---|
| Acetyl-salicylsäure | Übelkeit, Erbrechen, Magenirritation, geringfügige Magen-Darm-Blutung, Thrombozytenaggregationshemmung Unverträglichkeit: Nichtallergiker 2% Allergiker 6% | Urtikaria, Exanthem, Asthma bronchiale, Massive Magen-Darm-Blutung, Anämie |
| Metamizol | Hautallergien | Leukopenie, Agranulozytose |
| Paracetamol | Keine | Kopfschmerz, Hautallergien, hämolytische Anämie, Nierenschäden, Lebernekrosen |
| Diclofenac Indometacin (NSAID) | Gastrointestinale Störungen | Okkulte Magenblutungen, Störungen der Hämatopoese, Kopfschmerzen, Schwindel, Steigerung der Methotrexattoxizität |

Talvosilen angeboten werden, können hingegen gelegentlich von Nutzen sein. Abzulehnen sind Kombinationen von mehreren peripher wirkenden Substanzen mit zentral angreifenden Substanzen und Koffein. Sie führen bei enttäuschendem analgetischem Effekt zu nichtvorhersehbaren Nebenwirkungen. Nach der Erfahrung des Autors sind aus den Packungen dieser Kombinationspräparate als Zeichen schlechter Verträglich- bzw. Wirksamkeit jeweils nur wenige Tabletten verbraucht. Die Nebenwirkungen der peripher wirksamen Analgetika sind in Tabelle 55 zusammengefaßt.

### Zentral wirkende Analgetika

Die zentral angreifenden Analgetika werden ohne eine klare Trennung in schwach und stark wirksame Substanzen unterteilt. Die

278

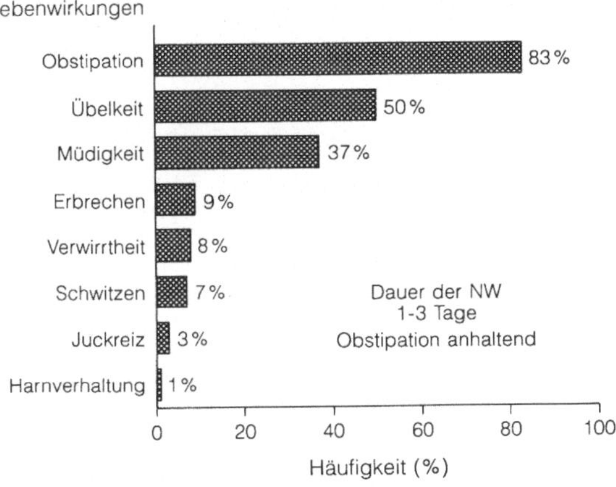


**Abb. 7.** Nebenwirkungen unter oraler Morphintherapie (n = 92)

Nebenwirkungen dieser Analgetika sind auf zentral dämpfende (Benommenheit, Müdigkeit, Sedierung) sowie zentral erregende Effekte (Übelkeit, Erbrechen, Halluzinationen) zurückzuführen, die jedoch in aller Regel nur 1–3 Tage anhalten (Abb. 7). Dauerhaft kann hingegen die Obstipation sein, die sich bei anhaltender Medikation einstellt und häufig therapiebedürftig wird. Wirkungsdauer, Applikationsart, Dosierung und Tagesmaximalgaben zentral angreifender Analgetika sind in Tabelle 56 dargestellt.

Die häufig befürchtete Atemdepression ist bei Einhaltung der aufgeführten Anfangsdosierungen, erhaltener Nierenfunktion und indiziertem Einsatz der aufgeführten Analgetika nicht zu erwarten. Tritt sie als Folge einer Überdosierung auf, so ist sie mit Naloxon (Narcanti) aufzuheben. Dies gilt nicht für Buprenorphin, das als Opiat-Agonist-Antagonist jedoch erst bei hohen Dosen Atemdepressionen hervorruft.

Physische und psychische Abhängigkeit stellen bei Patientinnen mit tumorbedingten Schmerzen aufgrund ihrer limitierten Prognose kein Problem dar. Dies kann jedoch nicht auf Frauen mit chronischen Schmerzen benigner Ursache übertragen werden. Erste Verlaufsbeobachtungen über langdauernde Behandlungen mit Opiaten bei Patienten mit chronischen Schmerzen haben zwar gezeigt, daß

**Tabelle 56.** Zentral wirkende Analgetika

| | Wirkungs-dauer [h] | Appli-kation | Dosierung/Intervall | Maximal-dosis/die [mg] | Analgetische Äquivalenz |
|---|---|---|---|---|---|
| *Schwach wirksam* | | | | | |
| Kodein | 4 | Oral | 30–100 mg/4stdl. | 600 | 0,1 |
| Tramadol | 4 | Oral/i. v. | 50–100 mg/4stdl. | 600 | 0,1 |
| Dextropropoxyphen | 8–12 | Oral | 150–300/8- bis 12stdl. | 600 | 0,1 |
| *Stark wirksam* | | | | | |
| Tilidin-Naloxon | 2–4 | Oral | 50–100/4stdl. | 600 | 0,2–0,1 |
| Pentazozin | 2–3 | I. v./or | I. v.: 30 mg/3- bis 4stdl. | I. v.: 300 | 0,2 |
| Piritramid | 6–8 | I. m./i. v. | I. m.: 15–30, iv: 8–23 mg/6stdl. | | 0,7–1 |
| Buprenorphin | 6–8 | Subl. | 0,2–1 mg/6- bis 8stdl. | 4 | 10–20 |
| Morphinhydrochlorid | 4 | Sc, iv | 5–10 mg/4stdl. | – | 1 |
| Morphin-Lösung | 4 | Oral | 5–10 mg/4stdl. | – | 1 |
| MST-Tabletten | 8–12 | Oral | 10–30 mg/8- bis 12stdl. | – | 1 |

ein schrittweises Absetzen der zentralen Analgetika nach Beseitigung der Schmerzursache ohne Entzugssymptome möglich war. Dennoch sollte die Indikation zur langfristigen Therapie mit Opiaten zurückhaltend gestellt werden.

# 3 Therapie akuter und chronischer Schmerzen

Neben der Kenntnis der Schmerzursache ist für die Einleitung einer Schmerztherapie wichtig, ob akute oder chronische, d. h. zumeist tumorbedingte Schmerzen zu behandeln sind. Die Therapie chronischer Schmerzen unterscheidet sich von der Behandlung kurz anhaltender, akuter Beschwerden in einigen grundsätzlichen Aspekten (Tabelle 57), ohne deren Berücksichtigung keine befriedigenden Resultate erreicht werden können.

Während es bei *akuten Schmerzen* sinnvoll sein kann, eine i. v.-Applikation zu wählen, sollte bei der Behandlung chronischer Schmerzen immer die orale Medikation angestrebt werden. Nur dadurch wird der Patient unabhängig von ärztlichen oder pflegerischen Hilfen und kann sich in seiner häuslichen Umgebung schmerzfrei halten.

**Tabelle 57.** Unterschiede in der Analgetikatherapie akuter und chronischer Schmerzen. (Nach Twycross 1978)

| | Schmerzen | |
| --- | --- | --- |
| | Akut | Chronisch |
| Ziel | Schmerzlinderung | Schmerzverhinderung |
| Rascher Wirkungseintritt | Wichtig | Selten erforderlich |
| Applikation | Parenteral | Oral |
| Sedierung | Häufig erwünscht | Überwiegend unerwünscht |
| Dosis | Zumeist standard | Individuell |
| Gabe | Bei Bedarf | Nach Zeitplan |
| Zusatztherapie | Selten erforderl. | Häufig erforderl. |

Die Dosierung eines Analgetikums wird im akuten Schmerzzustand standardmäßig gewählt, bei der Behandlung chronischer Schmerzen jedoch sehr sorgfältig individuell ermittelt. Periphere Analgetika sollten mit dem Ziel rascher Schmerzfreiheit initial hoch dosiert werden, um das Vertrauen der Patienten in die gewählte Therapie zu festigen. Eine nach Erreichen der Schmerzfreiheit langsam einsetzende Reduzierung der Dosis bis zum mindesterforderlichen Maß ist sinnvoller, als eine im subtherapeutischen Bereich beginnende Dosierung, die erst nach 2–3 Tagen die therapeutische Schwelle überschreitet. In diesem Zeitraum verliert der Patient häufig nicht nur zu der Substanz, sondern auch zu dem behandelnden Arzt das Vertrauen und sucht anderweitig Rat und Hilfe.

Chronischer Schmerz erfordert eine chronische Medikamenteneinnahme. Unter kontinuierlicher Einnahme eines Analgetikums nach einem festen Zeitplan in Intervallen, die der Wirkungsdauer der Substanz entsprechen, wird bei gegebener Schmerzintensität pro Zeiteinheit eine geringere Gesamtdosis als bei Einnahme derselben Substanz lediglich bei Bedarf benötigt. Es muß daher schon in der 1. Konsultation darauf hingewirkt werden, daß Patienten mit chronischen Schmerzen tatsächlich auch dann ihre Analgetika schon einnehmen, wenn sie noch schmerzfrei sind.

Eine Schmerztherapie ist in der Gynäkologie nur bei einigen der eingangs aufgeführten Schmerzursachen indiziert. Die Ursachen akuter Schmerzzustände bedürfen in aller Regel einer raschen und zuverlässigen Abklärung. In diesen Fällen würde eine medikamentöse Analgesie vor Diagnosestellung zu einer Verschleierung des Krankheitsbilds führen und eine Gefahr für die Patientin bedeuten. Nach Abschluß der Diagnostik und Einleitung der Therapie sind analgetische Maßnahmen jedoch angebracht, da Schmerzen dann ihren Sinn als Warnfunktion verloren haben.


## 3.1 Zyklusabhängige Schmerzen

Rezidivierende, **zyklusabhängige Schmerzen** erfordern gelegentlich zusätzlich zu hormonellen Therapiemaßnahmen den Einsatz von Analgetika.

*Dysmenorrhö*

Die primäre Dysmenorrhö tritt häufig schon kurz nach der Menarche erstmals auf. Bei ausgeprägter Symptomatik führen starke krampfartige Unterbauchschmerzen, die wenige Stunden vor der Periode einsetzen und 1–3 Tage anhalten können, gelegentlich bis zur Arbeitsunfähigkeit oder verhindern den Schulbesuch.

*Therapie*

Zur *hormonellen Therapie* dieser Beschwerden werden die zyklische Gabe von Gestagenen in der 2. Zyklushälfte (z. B. 10 mg Medroxyprogesteron/die Tag 15–26), monophasische Ovulationshemmer oder Dopaminantagonisten bei Frauen mit Hyperprolaktinämie empfohlen.

Als *Analgetika* haben sich bei der primären Dysmenorrhö besonders die Prostaglandinsynthesehemmer aus der Gruppe der NSAIDs bewährt, z. B. 50–100 mg Diclofenac (unter anderem Voltaren) alle 8–12 h oder das kürzlich für die Therapie der Dysmenorrhö zugelassene Ibuprofen (unter anderem Tabalon, Brufen) 400 mg alle 4–6 h. Die gute Wirksamkeit dieser Substanzen ist wahrscheinlich auf die Ursache der Dysmenorrhö zurückzuführen, die heute mehr in einer Prostaglandinausschüttung im Myometrium als in Spasmen gesehen wird. Spasmolytika sollten daher in der Behandlung der Dysmenorrhö nur noch zurückhaltend eingesetzt werden. Sie sind überdies mit einer höheren Nebenwirkungsrate belastet als die NSAIDs.

Die sekundäre Dysmenorrhö tritt überwiegend erst Jahre nach der Menarche auf. Als Ursachen kommen Endometriose, Polypen, Myome oder eine Adenomyosis uteri in Betracht. Die Therapie richtet sich nach der im Einzelfall vorliegenden Ursache. Als lediglich begleitend einzusetzende Analgetika kommen auch hier die schon genannten NSAIDs in Betracht.

*Mastodynie*

Die zyklusabhängige **Mastodynie** ist ebenfalls ein primär hormonell zu behandelndes Krankheitsbild.

*Therapie*

Lokal aufzutragende *Gestagene* (z. B. Progestogel) sind bei starken Beschwerden häufig nicht ausreichend schmerzlindernd, systemisch gegebene Gestagene zwar effektiv, aber durch Nebenwirkungen belastet. Mastodynon hat sich in einer Dosierung von 2mal 40 Trpf. häufig als ausreichend erwiesen. Da Patientinnen mit Mastodynie in der Regel einer Kontrazeption bedürfen, bietet sich die Auswahl des *Kontrazeptivums* unter Berücksichtigung der zyklusabhängigen Brustschmerzen an: Die Dreimonatsspritze (z. B. Depot-Clinovir) wird wegen der Blutungsstörungen zwar nicht von allen Patientinnen akzeptiert, bietet jedoch eine effektive Linderung der Mastodynie. Alternativ wäre auch die zyklische Gabe von Gestagenen (siehe oben) in Verbindung mit einer intrauterinen Kontrazeption möglich. Werden Ovulationshemmer bevorzugt, so sind die günstigsten Auswirkungen auf die Mastopathie von monophasischen Präparaten zu erwarten. Der Einsatz von Analgetika sollte bei der Mastodynie auf Ausnahmen beschränkt bleiben, in diesen wenigen Fällen kämen wiederum NSAIDs oder Paracetamol in Betracht.

## Mittelschmerz

Der **Mittelschmerz** ist auf die präovulatorische Spannung des Follikels und gelegentlich auf eine peritoneale Reizung durch eine Ovulationsblutung zurückzuführen. Nur selten erreichen diese Schmerzen eine Ausprägung, die von den Patientinnen nicht mehr toleriert werden kann.

*Therapie*

In diesen Fällen bieten sich die peripher wirkenden *Analgetika* oder – kausal – die *Ovulationshemmung* an.

## Prämenstruelles Syndrom

Unter dem Begriff **prämenstruelles Syndrom** werden eine Reihe von Symptomen zusammengefaßt, die ein generelles Unwohlsein bedingen: Neben Spannungsgefühl in den Mammae und im Unterleib werden Völlegefühle, Übelkeit, Magenbeschwerden sowie Reizbarkeit, Depression und Nervosität geschildert. Auch bei diesem vorwiegend hormonell gesteuerten Geschehen, das meist erst im 3.-4. Lebensjahrzehnt auftritt und bis zur Menopause andauert, stehen hormonelle Therapiemaßnahmen an 1. Stelle.

*Therapie*
Hier werden *Gestagene* in der 2. Zyklushälfte, monophasische *Kontrazeptiva* oder auch *Dopaminantagonisten* (z. B. 1-2 Tbl. Pravidel oder Dopergin Tag 15-25) empfohlen. Stehen Schmerzen im Vordergrund, so können auch hier peripher wirkende Analgetika eingesetzt werden.


# 3.2 Zyklusunabhängige Schmerzen

Bei akuten entzündlichen Erkrankungen bietet sich der Einsatz von Analgetika mit ausgeprägter antiphlogistischer Wirkung an. Hier haben sich insbesondere die nichtsteroidalen antiinflammatorischen Substanzen bewährt: Initial höhere Dosierungen von z. B. 3mal 100 mg Diclofenac, nach 1-2 Tagen auf die Tageshöchstdosis von 150 mg reduziert, führen bei akuter Adnexitis oder Mastitis rasch zu einer deutlichen Schmerzreduzierung.

Schmerzen im Zusammenhang mit akuten Erkrankungen, die operativ behandelt werden müssen, können nach Abschluß der Diagnostik bis zum Beginn der Operation mit zentral wirkenden, parenteral applizierten Analgetika gelindert werden. Da die schwach wirksamen zentral angreifenden Analgetika in dieser Situation meist nicht ausreichen, sollten z. B. Pentazozin oder Piritramid intravenös gegeben werden.

*Chronische zyklusunabhängige Schmerzen* stellen den behandelnden Arzt häufig vor erhebliche diagnostische und therapeutische Probleme. Da sie nicht zu einer chronischen Schmerztherapie mit allen Möglichkeiten der Nebenwirkungen, gegebenenfalls auch der Abhängigkeit führen sollten, sind Analgetika allenfalls überbrückend bis zur Abklärung und kausalen Therapie indiziert.

# 4 Schmerztherapie bei Karzinomen

**Tumorbedingte** Schmerzen sind nur zu etwa 80% durch malignes Wachstum bedingt (Foley 1979). Sie werden durch Knochenmetastasen (39%), Nervenkompression bzw. -infiltration (27%) oder Infiltration der Hohlorgane (12%) hervorgerufen. In etwa 20% der Fälle ist mit therapiebedingten Schmerzen zu rechnen, die in der Folge operativer Eingriffe (13%), einer Chemo- (2%) oder Strahlentherapie (4%) auftreten.

## 4.1 Tumorbedingte Schmerzen

Die Bedeutung der Therapie tumorbedingter Schmerzen für die Frauenheilkunde ergibt sich aus dem hohen Anteil gynäkologischer Malignome an der Krebsmortalität und deren überdurchschnittlich häufiger Verknüpfung mit schweren Schmerzzuständen.

Schmerzen haben für die Patientin sehr konkrete physische, psychische und soziale Folgen: Unbehandelt tragen sie als ein Symptom maligner Erkrankung ursächlich oder verstärkend zu Begleiterscheinungen wie Schlaflosigkeit, Schwäche, Inappetenz, Gewichtsverlust, Übelkeit und Erbrechen bei. Die fehlende Kontrolle über die Dauer und Intensität der Schmerzen führt zu gravierenden psychischen Veränderungen: Hilfs- und Hoffnungslosigkeit schlagen sich bei vielen Patientinnen in einer reaktiven Depression, sinkendem Selbstwertgefühl sowie hypochondrischen Reaktionen nieder. Zusätzlich geraten sie in eine tiefe soziale Isolation, weil die Hilflosigkeit der Freunde und Angehörigen, Schwestern und Ärzte allzuoft deren Abwendung zur Folge hat.

Die Situation der Patientinnen kann entscheidend verbessert werden, wenn es gelingt, eine möglichst vollständige Schmerzfreiheit ohne Hinnahme gravierender Nebenwirkungen bei weitgehender Unabhängigkeit der Patientin von ärztlicher oder pflegerischer Hilfe zu erreichen. Nur wenn diese Ziele erreicht sind, kann die Patientin in ihrer gewohnten Umgebung bleiben und ist in ihren sozialen Beziehungen geringstmöglich beeinträchtigt.

**Tabelle 58.** Prinzipien der Therapie tumorbedingter Schmerzen

1. Sorgfältige Krankheits- und Schmerzanamnese
2. Ausschöpfung onkologischer Behandlungsmöglichkeiten
3. Bei medikamentöser Analgesie
   - hohe Anfangsdosierung des *peripheren* Analgetikums
   - regelmäßige Einnahme (oral), nicht „bei Bedarf"
   - Begleitmedikation (Neuroleptika, Laxantien)
4. Gegebenenfalls antidepressive Therapie
5. Regelmäßige Überwachung
6. Berücksichtigung anästhesiologischer und neurochirurgischer Behandlungsmöglichkeiten zur Schmerzausschaltung

Während chronische Schmerzen nur in 30–40% der Fälle befriedigend zu beheben sind, lassen sich tumorbedingte Schmerzen nach eigenen und den Erfahrungen anderer Schmerzzentren in 70–90% der Fälle nachhaltig lindern. Diese Resultate lassen sich unter Beachtung der in Tabelle 58 dargestellten Prinzipien erreichen. Aus dieser Aufstellung wird deutlich, daß einzelne Disziplinen allein den vielfältigen diagnostischen und therapeutischen Aufgaben, die sich im Rahmen einer Schmerztherapie bei Tumorpatienten ergeben, nicht in allen Fällen gewachsen sein können. Es ist daher mit Gerbershagen (1986) zu fordern, daß Schmerztherapie interdisziplinär praktiziert wird.

Die Therapie tumorbedingter Schmerzen setzt umfangreiche onkologische Erfahrungen voraus, wenn es um die Frage der Ausschöpfung weiterer zytostatischer, endokriner, radiologischer oder operativer Behandlungsmaßnahmen geht. Ihr Erfolg ist zudem entscheidend von der Exaktheit der Erkennung der den Schmerz auslösenden Ursache abhängig. Die hierfür erforderliche Erstellung eines Schmerzausbreitungsmusters ist häufig nur dem Neurologen bzw. Neurochirurgen möglich, der auch die Indikation zu den Verfahren der Nervendurchtrennung stellen kann.

Nach subtiler Erstellung des Schmerzausbreitungsmusters sowie der onkologischen Ananmnese erfolgt die Abwägung der therapeutischen Möglichkeiten. Noch nicht ausgeschöpfte onkologische Therapiemodalitäten soltlen umgehend eingeleitet, jedoch nicht zum Anlaß genommen werden, eine effektive Schmerzlinderung mit spezifischen Maßnahmen aufzuschieben.

Hinsichtlich der Schmerztherapie sind die medikamentösen, anästhesiologischen und neurochirurgischen Verfahren nicht als konkurrierend, sondern einander ergänzend zu betrachten. Als Hauptstütze der Therapie tumorbedingter Schmerzen hat sich jedoch die medikamentöse Analgesie erwiesen (Übersichten bei Foley 1985, Levy 1985). Sie bietet bei überschaubaren Risiken und Nebenwirkungen in der Mehrzahl der Fälle auch über lange Zeiträume eine befriedigende und gut zu steuernde Schmerzlinderung und ist zudem für Ärzte wie Patienten leicht zu handhaben. Demgegenüber erfordern die anästhesiologischen und neurochirurgischen Maßnahmen zur Schmerzausschaltung, die sich überwiegend bei lokalisiertem Schmerz anbieten, spezifische Kenntnisse, Erfahrungen und Einrichtungen, die nicht überall zur Verfügung stehen. Mit ihnen lassen sich ebenfalls eindrucksvolle Schmerzausschaltungen erreichen, die jedoch gelegentlich mit Risiken einhergehen und gegen die Möglichkeiten einer medikamentösen Schmerztherapie sorgfältig abgewogen werden müssen. Sowohl anästhesiologische wie auch neurochirurgische Maßnahmen zur Schmerzlinderung sind bisher überwiegend in kleinen Studien publiziert worden. Berichte über Langzeitergebnisse stehen ebenso wenig zur Verfügung wie prospektiv randomisierte Vergleiche zu den Resultaten der medikamentösen Analgesie. Der Anteil der Patienten mit anästhesiologischen bzw. neurochirurgischen Maßnahmen zur Schmerzlinderung liegt in interdisziplinär geführten Schmerzambulanzen zwischen 5–8%.

Die medikamentöse Analgesie beginnt bei tumorbedingten Schmerzen wegen der geringen Nebenwirkungen vorteilhaft mit Paracetamol (z. B. Ben-u-ron), nur in Ausnahmefällen mit Acetylsalicylsäure (z. B. Aspirin) oder Metamizol (Novalgin) – in einer Dosierung von 500 mg alle 4–6 h (Tabelle 59). Dies entspricht einer Tagesdosis von 2000–3000 mg und läßt die Möglichkeit offen, vor dem Einschlafen – unabhängig von der letzten Gabe – zusätzlich 500–1000 mg einzunehmen.

Ist die Analgesie unbefriedigend, so hat sich das Umsetzen auf nichtsteroidale antiinflammatorische Substanzen bewährt. Insbesondere bei ossärer Metastasierung wird mit Diclofenac (z. B. Voltaren) in einer Dosierung von 50 mg alle 8–12 h eine deutliche Schmerzlinderung erzielt. Diese Substanzen sollten jedoch wegen

**Tabelle 59.** Stufenplan zur medikamentösen Analgesie tumorbedingter Schmerzen

1. Paracetamol (eventuell Acetysalicylsäure oder Metamizol[a])
   bis 4000 mg/die
   a) Nur geringe Schmerzlinderung:
      - zusätzlich Neuroleptika (Haldol, Neurocil)
      - und/oder Umsetzen auf nichtsteroidale antiinflammatorische Substanzen (z. B. Diclofenac bis 150 mg/die)
   b) Keine Schmerzlinderung:
      eventuell zusätzlich Kodein 30-50 mg alle 4-6 h

2. Therapie unter 1) ohne hinreichende Wirkung:
   Ersatz des Kodeins durch Morphin *oder* Buprenorphin
   - Morphinhydrochloridtropfen (1 Tropfen = 1 mg)
     Anfangsdosis 5-10 mg alle 4 h
     (Steigerung bis zur wirksamen Dosis, gut geeignet zur Dosis-ermittlung)
   - oder: MST-Mundipharma-Tabletten (10/30/60/100 mg)
     in 2 Tagesdosen (für Dauermedikation)
     Anfangsdosis: 1 Tbl. MST 30 morgens u. abends
   oder:
   - Buprenorphin Anfangsdosis 1-2 Sublingualtabletten alle 6-8 h

---

[a] Vgl. Hinweis des BGA, Deutsches Ärzteblatt 83; 1986, S. 3267.

der nicht unerheblichen Beeinflussung des Knochenmarks nur unter engmaschigen Blutbildkontrollen und Beachtung möglicher gastrointestinaler Nebenwirkungen gegeben werden.

Bei weiter bestehenden Schmerzen wird das peripher wirksame Analgetikum durch eine zentral angreifende Substanz ergänzt, überwiegend zunächst durch Kodein 30-50 mg alle 4-6 h. Alternativ sind auch Tramadol oder Dihydrocodein-Hydrogentartrat (DHC 60 Mundipharma) möglich.

Zusätzlich werden spätestens in diesem Stadium - häufig auch schon früher - Neuroleptika gegeben, die durch Anheben der Schmerzschwelle dosisreduzierend wirken. Morgens und mittags empfiehlt sich die Gabe des wenig sedierenden Haldol (5-8 Trpf.), zur Nacht des eher schlafanstoßenden Neurocil (5-15 Trpf.).

Ist auch mit dieser Medikation keine befriedigende Analgesie zu erreichen, so sollte mit dem Einsatz potenter, zentral angreifender Analgetika wie Buprenorphin (Temgesic) oder Morphin nicht gezögert werden.

Buprenorphin wird in einer Anfangsdosis von 1–2 Sublingualtabletten alle 6–8 h gegeben, Morphin im stationären Bereich bis zur Ermittlung der zur Schmerzfreiheit erforderlichen Dosis als Lösung (1 Trpf. = 1 mg, siehe unten), beginnend mit 5–10 mg alle 4 h. Dann erfolgt die Umstellung auf Morphin-Sulfat-Tabletten (MST Mundipharma), die aufgrund ihrer besonderen galenischen Zubereitung das Morphin über einen Zeitraum von 12 h kontinuierlich freisetzen. Dies ist für die Patientinnen weniger belästigend als der bei Einnahme von Morphintropfen notwendige Applikationsrhythmus von 4 h, der zwangsläufig zu einer Unterbrechung der Nachtruhe führt. Bei ambulanten Patienten hat sich die Gabe von Morphin-Sulfat-Tabletten (MST-Mundipharma) in einer Anfangsdosis von 2mal 1 Tbl. MST 30 bewährt. Die im weiteren Verlauf der Erkrankung erforderlichen Dosierungen sind von der Geschwindigkeit der Progression des Tumors abhängig, restriktive Verordnung von Opiaten wird den Bedürfnissen der Patienten nicht gerecht. Eigenen Erfahrungen zufolge beeinträchtigen auch Dosierungen von mehr als 1500 mg Morphin/die die Kommunikationsfähigkeit der Patienten nicht.

Da Opiate Obstipation hervorrufen bzw. verstärken können, ist auf die Stuhlregulation besonders zu achten. Laxantien sind häufig erforderlich. Zudem sollten die Patienten und ihre Angehörigen über eine nach einsetzender Schmerzlinderung auftretende Schläfrigkeit aufgeklärt werden, die 1–2 Tage anhalten kann und auf dem Nachholbedarf der vorangegangenen schmerzbedingten Schlaflosigkeit beruht. Gelegentlich machen Übelkeit und Erbrechen in den ersten Tagen der Gabe zentral wirkender Analgetika den Einsatz von Antiemetika erforderlich.

Anästhesiologische und neurochirurgische Verfahren der Schmerzausschaltung können angewandt werden, wenn sich die Schmerzentstehung im Ausbreitungsgebiet einzelner Nervenplexus, -wurzeln oder peripherer Nerven lokalisieren läßt. Die Vor- und Nachteile dieser Verfahren in Abwägung gegenüber der medikamentösen Analgesie wurden bereits diskutiert. Deshalb werden die zur Verfügung stehenden anästhesiologischen und neurochirurgischen Verfahren der Schmerzausschaltung hier

**Tabelle 60.** Anästhesiologische Möglichkeiten der Schmerzausschaltung. (Nach Foley 1985)

| Verfahren | Indikation |
| --- | --- |
| *Nervenblockade* | |
| Peripher | Umschriebener Schmerz im Bereich eines oder mehrerer Dermatome am Körperstamm |
| Epidural | Unilateraler lumbaler oder sakraler Schmerz<br>Perinealer Schmerz<br>Bilateraler lumbosakraler Schmerz |
| Intrathekal | Perinealer Schmerz<br>Bilateraler lumbosakraler Schmerz |
| *Autonomes Nervensystem* | |
| Ganglion stellatum | Schmerzen im Arm<br>Reflektorische sympathische Dystrophie |
| Plexus coeliacus | Viszerale Schmerzen im Mittelbauch |

**Tabelle 61.** Neuroablative, neurostimulierende und neuropharmakologische Verfahren zur Ausschaltung tumorbedingter Schmerzen

| | Vorgehen | | |
| --- | --- | --- | --- |
| Lokalisation | Neuroablativ | Neurostimulierend | Pharmakologisch |
| Periph. Nerv | Durchtrennung | Transkut. und perkutane Stimulation | Lokalanästhetikum |
| Nervenwurzel | Rhizotomie | | Lokalanästhetikum |
| Rückenmark | Hohe perkutane oder offene Chordotomie | Hinterstrangstimulation | Epidurale bzw. intrathekale Lokalanästhetika bzw. Opiate |

lediglich tabellarisch dargestellt (Tabellen 60 und 61 nach Foley 1985).

Die Bedeutung der Akupunktur in der Therapie tumorbedingter Schmerzen ist derzeit, auch wenn sich hoffnungsvolle Ansätze ergeben haben (Wen 1977; Übersicht bei Richardson 1986), noch nicht definiert.

**Tabelle 62.** Nichtsteroidale antiinflammatorische Substanzen zur Analgesie von Knochenmetastasen

| Substanz<br>Freiname | Handelsname<br>(Beispiel) | Dosis (oral)<br>[mg] | Intervall<br>[h] |
| --- | --- | --- | --- |
| *1) Initialtherapie* | | | |
| Diclofenac | Voltaren | 50 | 8–12 |
| Ibuprofen | Brufen | 400 | 4–6 |
| Naproxen | Proxen | 400 | 8–12 |
| Diflunisal | Fluniget | 500 | 8–12 |
| *2) Bei nicht ausreichender Wirksamkeit* | | | |
| Indomethazin | Amuno | 25– 50 | 6–8 |
| Butazolidin | Butazolidin | 100–200 | 6–8 |

## 4.2 Schmerzen aufgrund von Metastasen

### Knochenmetastasen

Ossäre Metastasen verursachen häufig schwere Schmerzen, die wahrscheinlich durch Prostaglandine vermittelt werden (Twycross 1983). Da Bewegungen von den Patientinnen vermieden werden, kommt es zu einer weitgehenden Immobilisation, als deren Folge Muskelspasmen auftreten können, die ihrerseits die Schmerzen verstärken. Für die medikamentöse Analgesie ossärer Metastasen eignen sich nichtsteroidale antiinflammatorische Substanzen besonders. Sie sind mit Dosierungsangaben in Tabelle 62 dargestellt.

Zu den nichtmedikamentösen Therapieformen ossärer Metastasen gehören radiologische und operative Maßnahmen. Mit einer Strahlentherapie lassen sich auch schwere, durch Knochenmetastasen hervorgerufene Schmerzen innerhalb von 1–2 Wochen so wirkungsvoll lindern, daß Dosisreduktionen der Analgetika möglich sind. Orthopädische Eingriffe zur Stützung oder Überbrückung osteolytischer Skelettanteile oder zur Prävention pathologischer Frakturen sollten immer erwogen werden (Braun u. Rohe 1984).

### Muskelspasmen

Sie treten insbesondere bei Patientinnen mit ausgedehnter ossärer Metastasierung aufgrund von Schonhaltungen zur Schmerzvermeidung auf. Häufig gelingt es, die Schonhaltung allein durch eine effektive Schmerztherapie aufzuheben und die Spasmen der Muskulatur mittels physiotherapeutischer Maßnahmen zu lindern. Führt dies nicht zum Erfolg, so ist die Gabe von muskelrelaxierenden Substanzen angezeigt, die allerdings zum Teil zusätzlich zu einer Sedierung beträchtliche Nebenwirkungen aufweisen. Bewährt hat sich hier Diazepam (2–10 mg, 6- bis 12stündlich), Chlormezanon (Muskel-Trankopal, 2- bis 3mal 200 mg), Dantrolen (z. B. Dantamacrin Kps. beginnend mit 2mal 25 mg bis zu 4mal 50 mg (Nebenwirkungen beachten!) und Baclofen (z. B. Lioresal beginnend mit 3mal 5 mg langsame Steigerung bis zu Tagesdosen von 50–75 mg, Nebenwirkungen beachten).

*Nervenkompressionsschmerzen*

Schmerzen durch Infiltration oder Kompression von Nerven treten häufig bei lokoregionären Rezidiven des Mammakarzinoms im Verlauf des Plexus brachialis und bei fortgeschrittenen Karzinomen im kleinen Becken auf. In dieser Situation ist die Gabe von Kortikosteroiden (Dexamethason 2–8 mg 8- bis 12stündlich oder Prednison 5–10 mg 8stündlich) indiziert, die sich in hohen Dosen auch zur Linderung von Kopfschmerzen bei intrakraniellen Metastasen bewährt haben (Twycross 1980). Positiv wirken sich Kortikosteroide auch auf Schmerzen als Folge malignen Wachstums in der Leber aus.

*Schmerzen durch Weichteilinfiltration*

Neben den entzündlichen Reaktionen werden Schmerzen bei viszeraler Infiltration durch ödematöse Aufquellung des Gewebes hervorgerufen. Zusätzlich zur medikamentösen Analgesie hat sich daher der Einsatz von niedrigdosierten Kortikoiden, gelegentlich auch die Gaben von Diuretika bewährt. Die Schmerzreduzierung erfolgt bei diesem Vorgehen über eine Minderung der entzündlichen Begleitreaktion und Abschwellung des unter Spannung stehenden Gewebes.

Bei progredienten Karzinomen des Uterus und des Ovars kann es zu Darmpassagestörungen kommen, die für die Patientin mit erheblichen kolikartigen Schmerzen einhergehen. Durch die Kombination eines Antidiarrhoikums mit einem Laxans lassen sich diese Schmerzzustände häufig beheben. Bewährt hat sich hier Diphenoxylat (2,5 mg) in Kombination mit Atropin (0,025 mg) (z. B. Reasec 1–2 Tbl. 4- bis 6stündlich.

Wird diese Therapie durch entsprechende diätetische Maßnahmen wie die begrenzte Gabe von flüssiger Kost unterstützt, so lassen sich eine intravenöse Flüssigkeitszufuhr oder eine Magensonde häufig vermeiden.

Rektale Spasmen sprechen gut auf Chlorpromazin (Megaphen 10–25 mg 4- bis 6stündlich) an. Im angelsächsischen Sprachraum werden B&O-Suppositorien empfohlen, die Belladonna (0,2 mg) und Opium (30–60 mg) enthalten und in 4- bis 6-h-Intervallen eingeführt werden. Sie sind in der Bundesrepublik nicht im Handel, können jedoch vom Apotheker angefertigt werden.

# 5 Patientenführung

Die Erfahrungen in der ambulanten Versorgung von Patientinnen mit tumorbedingten Schmerzen haben gezeigt, daß die für den Therapieerfolg wesentlichen Hinweise zur Einnahme der Medikation selten in der 1. Konsultation erfaßt und befolgt werden. Dies führt häufig zu einer ineffektiven Analgesie mit der Folge, daß die Patientin sich aus Enttäuschung über die ausbleibende Schmerzlinderung in der Meinung zurückzieht, ihr könne nicht geholfen werden. Die Ursachen für die begrenzte Aufnahmefähigkeit sind teils in der durch Angst und Befürchtungen geprägten Haltung der Patientin, teils in der Medikation zu suchen, unter der viele Frauen stehen. Man sollte die Patientinnen daher dazu ermutigen, ihren Ehemann oder eine Bezugsperson zur Konsultation mitzubringen, die ihr auch zu Hause beisteht.

Hinsichtlich der Stellung der Schmerztherapie im gesamten Behandlungsplan entsteht der Eindruck, daß zahlreiche Frauen in der Erkenntnis ihrer Unheilbarkeit weitergehenden onkologischen Therapieformen zurückhaltender gegenüberstehen, wenn sie eine effiziente Schmerzlinderung erfahren haben. Dadurch kann für viele Patientinnen die Suche nach immer neuen Therapieformen mit zunehmend schlechterem Nutzen-Nebenwirkungs-Verhältnis vermieden werden, deren Motiv häufiger die Hoffnung auf Schmerzfreiheit als das Verlangen nach Lebensverlängerung ist.

# 6 Hinweise zur Verschreibung von Morphin und Buprenorphin

Morphin und Buprenorphin unterliegen dem Betäubungsmittelgesetz und dürfen nur auf speziellen Betäubungsmittelrezepten verschrieben werden, die bei der Bundesopiumstelle, Postfach 33 00 13, 1000 Berlin 33, angefordert werden können. Die Erstanforderung erfolgt unter Vorlage einer beglaubigten Kopie der Approbationsurkunde.

Das Betäubungsmittelrezept besteht aus Teil I, II und III. Während Teil I und II zur Vorlage in der Apotheke bestimmt sind, verbleibt Teil III (gegebenenfalls Teil I–III der fehlerhaft ausgefüllten Rezepte) beim Arzt, der es für 3 Jahre aufbewahren muß. Die hier angesprochenen Betäubungsmittel können für einen Patienten an *1 Tage* im nachstehenden Umfang verordnet werden.

*Im Normalfall*

- Buprenorphin (-hydrochlorid) *bis zu 10 mg*
- Morphin (-hydrochlorid bzw. -sulfat) *bis zu 200 mg*

*Im besonders schweren Krankheitsfall*

(Wenn die Schwere der Krankheit eines in Dauerbehandlung stehenden Patienten es erfordert.)

–   Buprenorphin (-hydrochlorid) bis zu *insgesamt 20 mg* (d. h. bis
    zu 92 Temgesic 0,216 mg Subltbl. oder bis zu 60 Temgesic
    0,324 mg Amp.)
    für einen Bedarf von 1, 2, 3 bis zu 7 Tagen oder
–   Morphin (-sulfat) nur zur oralen Anwendung
    als Tabletten mit verzögerter Wirkstofffreigabe *bis zu 1000 mg je
    Anwendungstag*
    (d. h. bis zu 100 Tbl. MST 10 oder 33 Tbl. MST 30 oder 16 Tbl.
    MST 60 oder 10 Tbl. MST 100 oder Kombinationen davon
    unter Berücksichtigung der Höchstverschreibungsmenge)
    für einen Bedarf von 1–7 Tagen oder
–   Morphin (-hydrochlorid) nur zur oralen Anwendung
    als Lösung bis zu einem Gehalt von 4% (mit einem Zusatz von
    mindestens 1% Carboxymethylcellulose-Natrium) *bis zu
    2000 mg je Anwendungstag*
    für einen Bedarf von 1–7 Tagen
    In diesen Fällen ist neben dem Vermerk „Menge ärztlich
    begründet" anzugeben, für wie viele Anwendungstage ver-
    schrieben wird. Die Angaben zur Tages- und Einzeldosierung
    müssen in Beziehung zur Gesamtverschreibungsmenge stehen.

Während die Angaben über den Patienten und den Verschreiben-
den (Name, Berufsbezeichnung, Anschrift einschließlich Telefon-
nummer) auch von einer anderen Person mit Schreibmaschine, mit
Stempel oder handschriftlich eingetragen werden können, ist vom
Arzt handschriftlich einzutragen: Ausstellungsdatum, Bezeichnung,
Darreichungsform, Gewichtsmenge je Packungseinheit, Stückzahl,
Gebrauchsanweisung mit Einzel- und Tagesgabe, die eventuell
erforderlichen Vermerke „Menge ärztlich begründet" bzw. „Bedarf
für maximal 7 Tage" und die ungekürzte Unterschrift. Das Rezept
muß der Apotheke innerhalb von 7 Tagen vorgelegt werden.

Als Morphinlösung, bei der unter Verwendung eines geeigneten
Tropfeinsatzes ein Tropfen 1 mg Morphin entspricht, hat sich
bewährt:

| | |
|---|---|
| Morphinhydrochlorid | 1,0 |
| Carboxymethylcellulose-Na | 0,5 |
| Aqua conservans | 50,0 |

# Literatur


Albinus M, Hempel V (1988) Analgetika und Schmerztherapie. Wissenschaftliche Verlagsanstalt mbH, Stuttgart

Bonica JJ (1984) Managment of cancer pain. Recent Results Cancer Res 89: 13–27

Braun A, Rohe K (1984) Orthopedic surgery for mangement of tumor pain. Recent Results Cancer Res 89: 157–170

Brune K, Kobal G (1986) Pharmakologie peripher wirkender Analgetika. Internist 27: 433–441

Eicher W (1987) Gynäkologie. In: Martius G (Hrsg) Differentialdiagnose in Geburtshilfe und Gynäkologie. Bd. II. Thieme, Stuttgart, S 170–176

Foley KM (1979) The management of pain of malignant origin. In: Tyler HR, Dawson DM (eds) Current neurology. Houghton Mifflin, Boston pp 279–302

Foley K (1985) The treatment of cancer pain. N Engl J Med 313: 84–95

Gerbershagen U (1986) Organisierte Schmerzbehandlung. Internist 27: 459–469

Hanemeier U, Bowdler I, Zech D (Hrsg) (1989) Tumorschmerztherapie. Springer, Berlin Heidelberg New York Tokyo

Levy MH (1985) Pain management in advanced cancer. Semin Oncol 12: 394–410

Richardson PH (1986) Chronic pain. Pain 24: 15–40

Schindler AE, Schindler EM (1989) Gynäkologie und Geburtshilfe für die Praxis. Hardinghaus W, Schneider H In: ZFA-Praxis-Bücher Hippokrates, Stuttgart, S 105–118

Twycross RG (1978) Relief of pain. In: Saunders CM (ed) The management of terminal disease. Edward Arnold, London, p 65

Twycross RG (1980) Non-narcotic, corticosteroid and psychotropic drugs. In: Twycross RG, Ventafridda V (eds) The continuing care of terminal cancer patients. Pergamon, Oxford

Twycross RG, Lack SA (1983) Symptom control in far advanced cancer pain relief. Pitman, London

Wen HL (1977) Cancer pain treated with acupuncture and electric stimulation. Mod Med Asia 13: 12–16

Wörz R (1986) Pharmakotherapie bei Schmerz. Edition Medizin, Weinheim

Zimmermann M (1986) Mechanism der Schmerzentstehung und der Schmerzbehandlung. Internist 27: 405–411

# Sachverzeichnis


**A**

Abbruchblutung, hormonelle 12
Amenorrhö
- primäre 2
- - Diagnostik 4
- - Therapie 5
- sekundäre 5
- - Diagnostik 5
- - Therapie 6
Analgetika 275-281
anaphylaktischer Schock (siehe
  auch Schock) 246-248
- Therapie 247
Antiöstrogene 29-31

**B**

bakterielle Vaginose 94-96
- Ätiologie 95
- Diagnostik 95
- Therapie 95, 96
Bakteriurie
- asymptomatische 254
- in der Schwangerschaft 258
Blasenentleerungsstörungen 259,
  268-272
- Detrusorschwäche 270
- Reizzustände der Harnblase 260
- - Therapie 261-265
Blutungsstörungen 2-13

**C**

Cervicitis (siehe Zervizitis)
Cervixkarzinom (siehe Zervixkarzi-
  nom)
Chemotherapie 152-162

- Hyperkalzämiebehandlung 160
- Infektionsbehandlung 157
- Keimzellentumore 192
- Korpuskarzinom 202
- Mammakarzinom 170-174
- Nephrotoxizität 160
- Ovarialkarzinom 185
- Sarkome 221
- Trophoblasttumoren 215-219
- Tubenkarzinom 205
- Urotoxizität 161
- Vaginalkarzinom 211
- Vulvakarzinom 208
- Zervixkarzinom 197
Corpuskarzinom (siehe Korpuskar-
  zinom)

**D**

Dermatitis herpetiformis Duhring
  65
Dermatosen 61-67
Detrusorschwäche 270
Dysmenorrhö
- primäre 14, 283
- - Ätiologie 14
- - Therapie 14
- sekundäre 17
- - Ätiologie 17
- - Therapie 18

**E**

Ekzeme 66
- Symptome 66
- Therapie 67
Emesis 156

Endometriose 113–124
- Ätiologie 113
- Diagnose 114
- Empfehlungen zur Behandlung
  122, 123
- Therapie 116–123
Endometritis 102, 103
- Ätiologie 102
- Diagnostik 103
- Therapie 103
Endometriumkarzinom (siehe Kor-
  puskarzinom)
entzündliche Erkrankungen des
  Harntrakts (siehe auch Harn-
  trakt) 250
Entzugsblutung 12
Erytheme/Exantheme 62–63
- Ätiologie 62
- Klinik 62
- Therapie 63

F
fibrozystische Mastopathie 141
- Ätiologie 141
- Pathologie 143
- Therapie 145–148
fokale Vulvitis 69

G
Gonadotropinbehandlung 31, 32

H
Harnblase, Reizzustände 260
- Therapie 261–265
Harntrakt, entzündliche Erkrankun-
  gen 250
- Ätiologie 250
- Bakteriurie
- - asymptomatische 254
- - in der Schwangerschaft 258
- Diagnostik 252
- Therapie 253–256
hormonale Kontrazeptiva 36
- Nebenwirkungen 37–42
Hormontherapie, onkologische
  162–165
- Korpuskarzinom 203
- Mammakarzinom 174, 179
- Nebenwirkungen 164
- Ovarialkarzinom 190
- Sarkome 222
- Tubenkarzinom 206
- Vaginalkarzinom 212
- Zervixkarzinom 199
Hypermenorrhö 9
- Ätiologie 9
- Therapie 10
Hyperprolaktinämie 25
- Diagnostik 25
- Therapie 26
Hyperstimulationssyndrom 33
Hypomenorrhö 11
- Ätiologie 11
- Therapie 11
hypovolämischer Schock (siehe
  auch Schock) 235–241

I
Infektionsbehandlung bei Chemotherapie 157
IUP (Intrauterine Antikonzeption)
  47

K
Keimzellentumore, Chemothera-
  pie 192
Kinderwunsch, unerfüllter 20
- Therapie 24–35
Klimakterium 50
- Physiologie und Pathologie 50
- Therapie 52–58
Knochenmarkdepression bei Che-
  motherapie 156
Kolpitis 86–94
- Ätiologie 86
- Diagnostik 87
- Therapie 88–94
Kontrazeption
- (siehe Kontrazeptiva, hormona-
  le) 36ff.
- Nebenwirkungen 37–42
Korpuskarzinom 199–204

Korpuskarzinom
- Behandlungsstrategie  201
- Chemotherapie  202
- Diagnostik und Klinik  200
- Hormontherapie  203

**M**

Mammakarzinom  165–181
- Diagnostik und Klinik  166
- Therapie  169
- - adjuvante  169
- - Chemotherapie  170–174
- - Hormontherapie  174, 179
- - zytostatische  178
Mastitis
- nonpuerperale  127–130
- - Ätiologie  128
- - Diagnose  130
- - Therapie  130
- puerperale  125–127
- - Ätiologie  125
- - Diagnose  126
- - Therapie  126
Mastodynie  132, 284
- Ätiologie  132
- Diagnose  133
- Therapie  135–141
Mastopathie, zystische  141
- Ätiologie  141
- Pathologie  143
- Therapie  145–148
Menorrhagie  13
Metrorrhagie  11
- Ätiologie  11
- Therapie  12
Minipille  42
Mittelschmerz  285

**N**

Nephrotoxizität  160
nonpuerperale Mastitis  127–130
- Ätiologie  128
- Diagnose  130
- Therapie  130

**O**

Oligomenorrhö  8
Ovarialinsuffizienz
- (WHO I)  27
- - Diagnostik  27
- - Therapie  27
- (WHO II)  28
- - Diagnostik  28
- - Therapie  29–34
- (WHO III)  34
- (WHO IV)  34
Ovarialkarzinom  181–193
- Chemotherapie  185
- Diagnostik und Klinik  182
- Hormontherapie  190

**P**

Pelveoperitonitis  108–112
- Ätiologie  108
- Diagnostik  109
- Therapie  110–112
Pemphigus  64
Pilzkolpitis  90
Polymenorrhö  8
prämenstruelles Syndrom  285
primäre Amenorrhö  2
- Diagnostik  4
- Therapie  5
Prolaktinom  25
- Diagnostik  25
- Therapie  26
puerperale Mastitis  125–127
- Ätiologie  125
- Diagnose  126
- Therapie  126

**R**

Regeltempostörungen  2–9
Regeltypusstörungen  9–13
Reizzustände der Harnblase  260
- Therapie  261–265

**S**

Salpingitis  103–108
- Ätiologie  103
- Diagnostik  104

- Therapie 105–108
Sarkome 219–222
- Behandlungsstrategien 221
- Chemotherapie 221
- Diagnostik und Klinik 220
- Hormontherapie 222
Schmerz
- akuter 281
- Analgetika 275–281
- chronischer 281
- Dysmenorrhö 283
- Entstehung 275
- Mastodynie 284
- Mittelschmerz 285
- prämenstruelles Syndrom 285
- Therapie 274–296
- tumorbedingter 286–296
- zyklusabhängiger 283
- zyklusunabhängiger 285
Schock 232–248
- anaphylaktischer 246–248
- - Therapie 247, 248
- Ausgleich des Säure-Basen-Haushalts 240
- Diagnostik 233
- Ersatz von Gerinnungsfaktoren 240
- hypovolämischer 235–241
- klinisches Bild 233
- septischer 242–246
- - Therapie 243–246
- - Toxinschocksyndrom 243
- Therapie 235
- - medikamentöse 241
- - Volumenersatz 236–240
Schocksyndrom, toxisches 92
Schwangerschaftsverhütung 35
- IUP 47
- Kontrazeptiva, hormonale 36–47
- - Nebenwirkungen 37–42
- Minipille 42
- postkoitale Kontrazeption
septischer Schock 242–246
- Therapie (siehe auch Schock) 243–246

Streßinkontinenz 265–267
- Hormontherapie 267

T
Toxinschocksyndrom 92, 243
Trichomonadenkolpitis 89
Trophoblasttumoren 212–219
- Chemotherapie 215–219
- Diagnostik und Klinik 213
- Hormontherapie 219
Tubenkarzinom 204–206
- Behandlungsstrategien 205
- Chemotherapie 205
- Diagnostik und Klinik 204
- Hormontherapie 206
Tuboovarialabszeß (siehe auch Pelveoperitonitis) 108–112

U
unerfüllter Kinderwunsch 20
- Therapie 24–35
unspezifische Vulvitis 67–69
Urotoxizität 161

V
Vaginalkarzinom 209–212
- Behandlungsstrategie 211
- Chemotherapie 211
- Diagnostik und Klinik 210
- Hormontherapie 212
Vaginitis (siehe Kolpitis)
Vaginose, bakterielle 94–96
- Ätiologie 95
- Diagnostik 95
- Therapie 95, 96
Volumenersatz beim Schock 236–240
Vulvaatrophie/Vulvadystrophie 80–83
- Definition 80
- Klinik 81
- Therapie 82
Vulvakarzinom 206–209
- Behandlungsstrategie 208
- Chemotherapie 208
- Diagnostik und Klinik 207

Vulvakarzinom
- Hormontherapie 209
Vulvavestibulitis 69
Vulvitis 69-79
- fokale 69
- spezifische 69-79
- - bakteriell 69
- - mykotisch 73
- - Protozoen 75
- - viral 76
- unspezifische 67-69
Vulvodynie 67-68

**Z**
Zervixkarzinom 194-199
- Behandlungsstrategie 196
- Chemotherapie 197
- Diagnostik und Klinik 194
- Hormontherapie 199
Zervizitis 97-101
- Ätiologie 97
- Diagnostik 97
- Therapie 98-101
Zytostatika 223-226

O. R. Köchli, B. U. Sevin, J. Benz, E. Petru,
U. Haller

# Gynäkologische Onkologie

## Manual für Klinik und Praxis

1991. Etwa 540 S. 38 Abb. 58 Tab.
Geb. DM 198,–  ISBN 3-540-52957-8

Dieses aktuelle Manual der gynäkologischen Onkologie wendet sich an Ärzte in Klinik und Praxis, die Patientinnen mit bösartigen gynäkologischen Tumoren behandeln. Im Mittelpunkt des Buches steht deshalb die Therapie, wobei neben europäischen auch amerikanische Behandlungskonzepte dargestellt werden. Der einheitliche Aufbau der Kapitel über die verschiedenen Genitalmalignome und das Mammakarzinom erleichtert die Orientierung. Wichtige offene Fragen und Studien sind jeweils am Kapitelende dargestellt. Für den Leser kommt damit klar zum Ausdruck, was als klinisch gesichert betrachtet werden kann und welche Fragestellungen noch Gegenstand klinischer Studien sind.

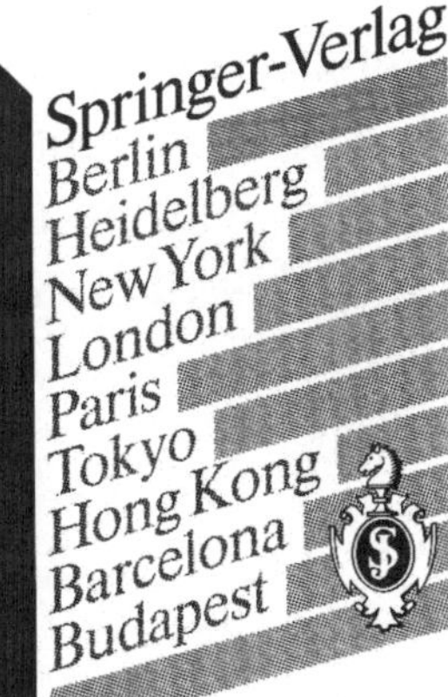